M. Cajetan, J. Danz-Volmer, S.-M. Steffens

Lehrbuch Behandlungspflege für Pflegehilfe

Martina Cajetan, Janina Danz-Volmer,
Sabrina-Maxi Steffens

Lehrbuch Behandlungspflege für Pflegehilfe

3. Auflage

ELSEVIER

Elsevier GmbH, Bernhard-Wicki-Str. 5, 80636 München, Deutschland
Wir freuen uns über Ihr Feedback und Ihre Anregungen an kundendienst@elsevier.com

ISBN 978-3-437-28731-2
eISBN 978-3-437-05424-2

3. Auflage 2023

Wichtiger Hinweis
Die medizinischen Wissenschaften unterliegen einem sehr schnellen Wissenszuwachs. Der stetige Wandel von Methoden, Wirkstoffen und Erkenntnissen ist allen an diesem Werk Beteiligten bewusst. Sowohl der Verlag als auch die Autorinnen und Autoren und alle, die an der Entstehung dieses Werkes beteiligt waren, haben große Sorgfalt darauf verwandt, dass die Angaben zu Methoden, Anweisungen, Produkten, Anwendungen oder Konzepten dem aktuellen Wissensstand zum Zeitpunkt der Fertigstellung des Werkes entsprechen.
Der Verlag kann jedoch keine Gewähr für Angaben zu Dosierung und Applikationsformen übernehmen. Es sollte stets eine unabhängige und sorgfältige Überprüfung von Diagnosen und Arzneimitteldosierungen sowie möglicher Kontraindikationen erfolgen. Jede Dosierung oder Applikation liegt in der Verantwortung der Anwenderin oder des Anwenders. Die Elsevier GmbH, die Autorinnen und Autoren und alle, die an der Entstehung des Werkes mitgewirkt haben, können keinerlei Haftung in Bezug auf jegliche Verletzung und/oder Schäden an Personen oder Eigentum, im Rahmen von Produkthaftung, Fahrlässigkeit oder anderweitig übernehmen.

Für die Vollständigkeit und Auswahl der aufgeführten Medikamente übernimmt der Verlag keine Gewähr.
Geschützte Warennamen (Warenzeichen) werden in der Regel besonders kenntlich gemacht (®). Aus dem Fehlen eines solchen Hinweises kann jedoch nicht automatisch geschlossen werden, dass es sich um einen freien Warennamen handelt.

Bibliografische Information der Deutschen Nationalbibliothek
Die Deutsche Nationalbibliothek verzeichnet diese Publikation in der Deutschen Nationalbibliografie; detaillierte bibliografische Daten sind im Internet über https://www.dnb.de abrufbar.

25 26 27 28 5 4 3 2

In ihren Veröffentlichungen verfolgt die Elsevier GmbH das Ziel, genderneutrale Formulierungen für Personengruppen zu verwenden. Um jedoch den Textfluss nicht zu stören sowie die gestalterische Freiheit nicht einzuschränken, wurden bisweilen Kompromisse eingegangen. Selbstverständlich sind **immer alle Geschlechter** gemeint.

Planung: Julia Lux, München
Projektmanagement: Dagmar Wiederhold, München; Andreas Rumpf, München
Redaktion: Ute Villwock, Heidelberg
Bildredaktion und Rechteklärung: Lisa Neulinger, Ottobrunn
Herstellung: Dietmar Radünz, Leipzig
Satz: Thomson Digital, Noida/Indien
Druck und Bindung: Drukarnia Dimograf Sp. z o. o., Bielsko-Biała/Polen
Umschlaggestaltung: SpieszDesign, Neu-Ulm
Titelfotografie: SpieszDesign, Neu-Ulm auf Grundlage von Zeichnungen von Janina Danz-Volmer

Aktuelle Informationen finden Sie im Internet unter **www.elsevier.de**

Vorwort

Gute Pflege hat die Ganzheitlichkeit eines Menschen zur Grundlage und das Wahrnehmen seiner Bedürfnisse, Fähigkeiten und Probleme im Gesamtzusammenhang seines Lebens. Da dies eine vielschichtige Aufgabe ist, haben die Autorinnen in diesem Lern- und Lehrbuch die Inhalte des Curriculums in möglichst verständlicher Weise dargestellt, erklärt und ergänzt.

Es ist wichtig, theoretische Grundlagen zu verstehen und sie in den Bezug zu den praktischen Tätigkeiten der Grund- und Behandlungspflege setzen zu können. Nur wer die Zusammenhänge im Körper und den Sinn einer Maßnahme begreift, kann diese fachlich einwandfrei durchführen. Nur wer eine sorgfältige Krankenbeobachtung durchführen kann und mögliche Komplikationen und Fehlerquellen kennt, kann bei ihrem Auftreten oder im Notfall angemessen reagieren.

Um diese Aspekte zusammenzuführen und Pflegehilfskräften notwendiges Wissen für die Durchführung behandlungspflegerischer Maßnahmen der Leistungsgruppen I und II an die Hand zu geben, haben die Autorinnen dieses Lernbuch verfasst, welches allen Menschen, die sich gemeinsam mit dem Thema beschäftigen, von Nutzen sein kann. Die Autorinnen haben sich bemüht, ihre persönliche Sichtweise zu den Themen dieses Buches auf Basis der aktuellen Erkenntnisse und des Standes von Wissenschaft und Technik darzustellen. Aus diesem Grund halten Sie gerade schon die 3. aktualisierte Auflage in den Händen.

Die zusätzlichen praktischen Übungen im geschützten Raum des Unterrichts bilden die Grundlage, auf der die Teilnehmer in der Praxis die erworbenen Fähigkeiten und ihre Sicherheit in der Durchführung weiter ausbauen können.

Ergänzend bietet der Prüfungstrainer Ihnen die Möglichkeit, auch zuhause die Inhalte zu vertiefen und Ihr Wissen zu überprüfen.

Essen, Solingen, Herdecke,
im September 2022
Martina Cajetan, Janina Danz-Volmer,
Sabrina-Maxi Steffens

Die Autorinnen

Martina Cajetan (geb. 1969)
Krankenschwester, Fachkrankenschwester für den Operationsdienst, Heilpraktikerin, freiberufliche Dozentin
Janina Danz-Volmer (geb. 1981)
Krankenschwester, Diplom Pflegewissenschaftlerin (FH), systemischer Coach, freiberufliche Dozentin
Sabrina-Maxi Steffens (geb. 1979)
Altenpflegerin, Diplom Pflegewissenschaftlerin (FH), M. A. Erwachsenenbildung, systemischer Coach, freiberufliche Dozentin

Die App

Die Autorinnen haben zu den Behandlungspflegebüchern eine App entwickelt:
- Mobil lernen
- Prüfungsvorbereitung mal anders
- Selbstkontrolle

Die App kann auf www.qualitasvitae.de angesehen und erworben werden.

Benutzerhinweise

In diesem Buch werden die neutralen Bezeichnungen „Pflegeperson“, „Pflegehelfer“, „Pflegekraft“ als Synonym für alle pflegerischen Hilfskräfte verwendet. Die Bezeichnungen wurden wegen der leichteren Lesbarkeit gewählt, meinen jedoch immer Pflegekräfte jeden Geschlechts. Dies gilt auch für alle anderen Bezeichnungen, die korrekterweise auf alle Geschlechter angewendet werden müssten. Als Pflegefachkräfte werden all jene Personen bezeichnet, die eine dreijährige Ausbildung in einem Pflegeberuf mit einer staatlichen Prüfung abgeschlossen haben.

Die Kapitel folgen einem logischen Aufbau, der es ermöglicht, das bereits erworbene Wissen mit neuem Wissen zu verknüpfen. Auch gibt es in den einzelnen Kapiteln Querverweise zu anderen Kapiteln, um komplexe Zusammenhänge zwischen den einzelnen Themen zu verdeutlichen.

Am Ende eines jeden Kapitels ist zum einen die Literatur angeführt, auf welche die Autorinnen bei ihren Recherchen zurückgegriffen haben. Zum anderen finden die Leser dort Hinweise auf weiterführende Literatur.

Auf Zitate wurde weitgehend verzichtet, da diese den Lese- und Lernfluss beeinträchtigen. Diejenigen Zitate, welche die Autorinnen verwendet haben, sind kenntlich gemacht. Bei den Zitaten wurden Fehler in der Rechtschreibung von den Autorinnen wie im Original übernommen und nicht korrigiert. Fremd- und Fachworte werden innerhalb der Themen erklärt oder übersetzt.

Merksätze und wichtige Informationen zu den einzelnen Themenbereichen sind farblich hinterlegt und können so auf einen Blick erfasst werden.

DEFINITION

Definitionen und Worterklärungen finden Sie in diesen Kästen.

ACHTUNG!

Aspekte, auf die Sie besonders achten sollten, sind in diesen Kästen zu finden.

Weitere wichtige Aspekte sind durch eine fette oder kursive Schreibweise im Fließtext optisch hervorgehoben.

Neu ist in dieser Auflage, dass wir mit Bildern und grafischen Darstellungen die Inhalte verdeutlichen. Damit kommen wir dem vielfach geäußerten Wunsch der Lernenden nach.

Gängige fachliche Abkürzungen werden jeweils dem Wort in Klammern nachgestellt. Im Folgenden mischt sich die Verwendung des vollständigen Wortes mit der Verwendung der Abkürzungen. Beispiel: Sozialgesetzbuch (SGB). Zudem findet sich im Buch ein Abkürzungsverzeichnis, in dem alle verwendeten Abkürzungen nachgeschlagen werden können.

Hinweis des Verlags

Dieses Buch ist als Begleitliteratur und Nachschlagewerk für Teilnehmende von Qualifizierungsmaßnahmen zur Durchführung der Behandlungspflege LG I und II gedacht. Grundsätzlich gilt, dass die in diesem Buch beschriebenen Tätigkeiten nur von entsprechend der gesetzlichen und vertraglichen Regelungen ausgebildeten Personen durchgeführt werden dürfen.

Fehler gefunden?

An unsere Inhalte haben wir sehr hohe Ansprüche. Trotz aller Sorgfalt kann es jedoch passieren, dass sich ein Fehler einschleicht oder fachlich-inhaltliche Aktualisierungen notwendig geworden sind.
Sobald ein relevanter Fehler entdeckt wird, stellen wir eine Korrektur zur Verfügung. Mit diesem QR-Code gelingt der schnelle Zugriff.

https://else4.de/978-3-437-28731-2

Wir sind dankbar für jeden Hinweis, der uns hilft, dieses Werk zu verbessern. Bitte richten Sie Ihre Anregungen, Lob und Kritik an folgende E-Mail-Adresse: kundendienst@elsevier.com

Abkürzungsverzeichnis

Sonderzeichen

°	Grad
°C	Grad Celsius
>	größer als, über
<	kleiner als, unter
®	Registered Trade Mark
µm	Mikrometer

A

A.	Arterie
ACE	Angiotensin Converting Enzyme
AEDL	Aktivitäten und essenzielle Erfahrungen des Lebens
AMG	Arzneimittelgesetz
AS	Augensalbe
ASS	Acetylsalicylsäure
AST	Alternate Side Testing (alternative Entnahmestellen)
AT	Augentropfen
AV-Knoten	Atrio-Ventrikularknoten
AZM	Arzneimittel

B

BTM	Betäubungsmittel
BtMG	Betäubungsmittelgesetz
BtMVV	Betäubungsmittel-Verschreibeverordnung
BZ	Blutzuckerwert
BZgA	Bundeszentrale für gesundheitliche Aufklärung
BZK	Blutzuckerkontrolle
bzw.	beziehungsweise

C

ca.	circa
ccm	Kubikzentimeter
CO_2	Kohlenstoffdioxid
CVI	chronisch-venöse Insuffizienz

D

DBfK	Deutscher Berufsverband für Pflegeberufe
DDG	Deutsche-Diabetes-Gesellschaft
DDZ	Deutsches-Diabetes-Zentrum
DGKH	Deutsche Gesellschaft für Krankenhaushygiene e. V.
DIN	Deutsches Institut für Normung
DNQP	Deutsches Netzwerk für Qualitätsentwicklung in der Pflege

E

EPUAP	European Pressure Ulcer Advisory Panel
EN	Europäische Norm
et al.	lateinisch et alii: und andere
etc.	et cetera
e. V.	eingetragener Verein
evtl.	eventuell

G

g	Gramm
ggf.	gegebenenfalls
GKV	Gesetzliche Krankenversicherung
griech.	griechisch

H

h	Stunde (lat. hora)
HF	Herzfrequenz
HIV	humanes Immundefizienz-Virus
Hrsg.	Herausgeber
HRSt.	Herzrhythmusstörungen
HWZ	Halbwertszeit

I

i. a.	intraarteriell
i. c.	intrakutan
I. E.	Internationale Einheit
IGAP	Institut für Innovation im Gesundheitswesen und angewandte Pflegeforschung e. V.
i. m.	intramuskulär
INN	International Nonproprietary Name/internationaler Freiname
i. v.	intravenös

J

Jahrg.	Jahrgang

K

kg	Kilogramm
KHK	Koronare Herzkrankheit

L

l	Liter
lat.	lateinisch

M

m^2	Quadratmeter
MDS	Medizinischer Dienst des Spitzenverbandes Bund der Krankenkassen e. V.

MDK	Medizinischer Dienst der Krankenkassen
mg	Milligramm
mg/dl	Milligramm pro Deziliter
MKS	Medizinische Kompressionsstrümpfe
ml	Milliliter
mm	Millimeter
mm/Hg	Millimeter auf der Quecksilbersäule
mmol	Millimol

N

NPG	Nüchtern-Plasma-Glukose
NPUAP	National Pressure Advisory Panel
NRW	Nordrhein-Westfalen
NW	Nebenwirkung
NYHA	New York Heart Association

O

oGGT	oraler Glukose-Toleranz-Test
OP	Operation
O/W	Öl in Wasser

P

pAVK	periphere arterielle Verschlusskrankheit
PEG	perkutane endoskopische Gastrostomie
PEJ	perkutane endoskopische Jejunostomie
PFK	Pflegefachkraft
p. o.	per os
PPPIA	Pan Pacific Pressure Injury Alliance
PRIND	prolongiertes reversibles ischämisches neurologisches Defizit
PsychKG	Psychisch-Kranken-Gesetz

Q

QPR	Qualitätsprüfungsrichtlinien

R

RR	Riva-Rocci (Blutdruckmessung nach Riva Rocci, Namensgeber dieser Methode)
RKI	Robert Koch-Institut

S

s. c.	subkutan
SGB	Sozialgesetzbuch
SIS	strukturierte Informationssammlung
s. l.	sublingual
SPK	suprapubischer Dauerkatheter
StGB	Strafgesetzbuch

T

TIA	transitorische ischämische Attacke
TTS	transdermales therapeutisches System

U

UV	ultraviolett

V

VUG	vorlesen und genehmigen lassen
VHF	Vorhofflimmern

W

WHO	World Health Organization (Weltgesundheitsorganisation)
W/O	Wasser in Öl
WW	Wechselwirkung

Z

z. B.	zum Beispiel
ZNS	Zentrales Nervensystem

Abbildungsnachweis

Der Verweis auf die jeweilige Abbildungsquelle befindet sich bei allen Abbildungen im Werk am Ende des Legendentextes in eckigen Klammern. Alle nicht besonders gekennzeichneten Grafiken und Abbildungen © Elsevier GmbH, München.

A400 Reihe Pflege konkret, Elsevier/Urban & Fischer
E922 Thomas, G., Schofield, P. M., Grace, A.: Cardiology in Focus. Churchill Livingstone, 1st edition, 2005
J747 Thomas Engbert, Design&Kommunikation, Kronsgaard
J787 Colourbox.com
K115 Andreas Walle, Hamburg
K157 Werner Krüper, Steinhagen
K183 Eckhard Weimer, Würselen
L126 Dr. med. Katja Dalkowski, Erlangen
L138 Martha Kosthorst, Borken
L143 Heike Hübner, Berlin
L157 Susanne Adler, Lübeck
L190 Gerda Raichle, Ulm
L231 Stefan Dangl, München
L234 Helmut Holtermann, Dannenberg
L264 Claudia Flüss, München
L275 Martin Hoffmann, Neu-Ulm
M291 Kerstin Protz, Hamburg
U151 Russka, Ludwig Bertram GmbH, Laatzen
U223 B. Braun Melsungen AG, Melsungen
V101 Schulte Elektronik GmbH, Olsberg
V220 PAUL HARTMANN AG, Heidenheim

Inhaltsverzeichnis

KAPITEL

1

Sabrina-Maxi Steffens

Recht

Im ersten Kapitel dieses Buches ist aufgrund des thematischen Schwerpunktes nur ein eingeschränkter Blick auf den umfassenden Themenbereich „Recht" in Verbindung mit behandlungspflegerischen Tätigkeiten möglich. Es soll ein kurzer, informativer Überblick zu wichtigen Themenbereichen gegeben werden.

1.1 Behandlungspflege

DEFINITION

Unter **Behandlungspflege** werden ärztliche Tätigkeiten verstanden, die vom Arzt oder der Ärztin an Pflegefachkräfte/Pflegepersonal delegiert werden (lat. *delegare:* anvertrauen, übertragen, hinschicken). Diese Tätigkeiten dienen dazu, Verschlimmerungen von Krankheiten zu verhüten, Krankheiten zu lindern oder zu heilen.

In der häuslichen Versorgung verordnet der behandelnde Arzt bzw. die behandelnde Ärztin Behandlungspflege dann, wenn diese zu seinem Behandlungsplan gehört und die Betroffenen nicht mehr selbstständig in der Lage sind, Hilfestellung bei der Therapie zu leisten. Leistungen und Inhalt von behandlungspflegerischen Maßnahmen sind in der Richtlinie des Gemeinsamen Bundesausschusses über die Verordnung von häuslicher Krankenpflege geregelt (Richtlinien des Bundesausschusses über die Verordnung von „häuslicher Krankenpflege" [6]).

Die Tätigkeiten, welche zur Behandlungspflege gehören, unterliegen darüber hinaus weiteren rechtlichen Regelungen, wie dem Berufsrecht, Straf- und Zivilrecht und den von den Einrichtungen geschlossenen Pflege-, Behandlungs-, Heim- und Rahmenverträgen. Die rechtlichen Verordnungen und gesetzlichen Regelungen sind vielschichtig und diffizil. Sie ergeben sich in der Praxis aus Verordnungen und einzelnen geschlossenen Verträgen.

Zudem ist Behandlungspflege durch die Veränderung des Begriffs der „Pflegebedürftigkeit“ Bestandteil der Richtlinien des GKV-Spitzenverbandes zur Feststellung der Pflegebedürftigkeit nach dem XI. Buch des Sozialgesetzbuches (Begutachtungsrichtlinien [BRi] des Medizinischen Dienstes der Krankenkassen [MDK]) und findet sich im vierten Themenfeld (Selbstversorgung) der Strukturierten Informationssammlung (SIS) wieder. Überdies sind Fragen zur Behandlungspflege in den Qualitätsprüfungsrichtlinien (QPR) (die Richtlinien des GKV-Spitzenverbandes über die Prüfung der in Pflegeeinrichtungen erbrachten Leistungen und deren Qualität nach § 114 SGB XI) enthalten.

Die Qualifikation zur Durchführung behandlungspflegerischer Tätigkeiten, der sogenannten „speziellen Krankenpflege“, ist in Deutschland unterschiedlich geregelt.

Für NRW gilt ein einheitliches Lehrcurriculum mit folgenden Inhalten:

- Die theoretischen Inhalte werden in mindestens 160 Präsenzunterrichtsstunden vermittelt. Mindestens weitere 26 Unterrichtsstunden werden vom Teilnehmer durch eigenständige Vor- und Nachbereitung der Unterrichtsinhalte und Prüfungsvorbereitung erbracht.
- Die Schulung wird mit einer schriftlichen, mündlichen und praktischen Abschlussprüfung beendet. Nach erfolgreichem Abschluss erhalten die Teilnehmer ein Zertifikat.
- Inhalt der Schulung sind theoretische und praktische Grundlagen zu den behandlungspflegerischen Tätigkeiten der Leistungsgruppen I und II.

Behandlungspflege als Leistung häuslicher Krankenpflege darf durch die im Folgenden aufgeführten Personenkreise erbracht werden:

- **Pflegefachkräfte,** das heißt all jene Fachkräfte, welche eine dreijährige pflegerische Ausbildung mit staatlichem Abschluss absolviert haben.
- **Arzthelfer/innen** mit abgeschlossener Berufsausbildung, wenn diese dem Leistungsspektrum der Behandlungspflege entsprechende Beschäftigungszeiten vorweisen können.
- **Altenpflegehelfer/innen,** die den Nachweis einer Schulung (entsprechend curricularer Vorgaben) und eines mindestens dreimonatigen Praktikums, welches der Anleitung und Einarbeitung dient, erbringen können.
- **Rettungsassistent/-in** mit Qualifikationsnachweis und einem mindestens dreimonatigen Praktikum.
- **Ambulante/r Pflegeassistent/-in** mit Schulungsnachweisen entsprechend der Vertragsvorgaben 140 Stunden Weiterbildung als Ambulante/r Pflegeassistent/-in und 186 Stunden LGI/LGII. Zudem ein Nachweis über drei jeweils vierwöchige Praxiseinsätze, bei Teilzeit entsprechend länger.
- **Sonstige geeignete Personen,** die einen Beschäftigungszeitraum dem Leistungsspektrum der Behandlungspflege entsprechend (ein Jahr in Vollzeit) und den Nachweis einer Schulung (entsprechend curricularer Vorgaben) vorweisen können.

Leistungsgruppen der Behandlungspflege

Die einzelnen Verrichtungen, die zur Behandlungspflege gehören, sind in Leistungsgruppen untergliedert. Die Einteilung ergibt sich aus dem für die Durchführung benötigten Zeitaufwand und der für die Tätigkeit benötigten Qualifikation des Durchführenden. Die folgende Aufstellung soll als exemplarische Übersicht dienen. Es gelten immer die Bestimmungen, die im Rahmenvertrag der jeweiligen Einrichtung vereinbart wurden.

Leistungsgruppe 1

Zu den Verrichtungen der „Leistungsgruppe 1" gehören die Messung von Vitalzeichen, Blutdruck und Blutzucker sowie die Medikamentengabe, das Richten von Medikamenten ohne Wochendispenser und der Bereich der Injektionen. Hierunter werden das Richten und Verabreichen von subkutanen (s. c.) Injektionen und das Abnehmen einer s. c.-Infusion gezählt. Das Verabreichen von Augentropfen, Inhalationen, das Auflegen von Kälteträgern und das Ausziehen von Kompressionsstrümpfen/-strumpfhosen ab der Kompressionsklasse I, das Abnehmen eines Kompressionsverbandes, das Ablegen von ärztlich verordneten Bandagen und Orthesen sowie die interstitielle Glukosemessung ohne Kalibrierung und/oder Sensorwechsel gehören ebenso in diese Leistungsgruppe.

Leistungsgruppe 2

Zu den Verrichtungen der „Leistungsgruppe 2" gehören das Verabreichen von Klistieren und Klysmen ebenso wie die ärztlich verordnete Flüssigkeitsbilanzierung, Durchführung lokaler Therapien, wie medizinische Einreibungen und dermatologische Bäder. Die Versorgung von suprapubischen Blasenkathetern und die Versorgung von und der Umgang mit PEG-Anlagen sind ein weiterer Bestandteil. Des Weiteren beinhaltet diese Leistungsgruppe die Versorgung von bis zu zwei Dekubiti mit Grad II und den Positionswechsel zur Dekubitusbehandlung, weiterhin das Anziehen von Kompressionsstrümpfen/-strumpfhosen (ab Kompressionsklasse I). Zudem Ablegen von ärztlich verordneten Bandagen und Orthesen, das Ablegen von stützenden oder stabilisierenden Verbänden und die interstitielle Glukosemessung, bei Bedarf auch die Kalibrierung.

Leistungsgruppe 3

Zu den Verrichtungen der „Leistungsgruppe 3" gehören die Bronchialtoilette, Wechsel und Pflege der Trachealkanüle und das Absaugen der oberen Luftwege. Des Weiteren Spülungen, wie die Blasenspülung oder die Augenhöhlenspülung. Außerdem beinhaltet diese Gruppe Instillationen, intramuskuläre (i. m.) Injektionen und die Stoma-Versorgung bei krankhaften Veränderungen (Urostoma, Anus praeter). Auch das Anlegen von stützenden oder stabilisierenden Verbänden und Kompressionsverbänden gehört hierzu. Weiterhin das Anlegen oder Wechseln von Wundverbänden und die Versorgung von mehr als zwei Dekubiti mit Grad II, zudem Ablegen von ärztlich verordneten Bandagen und Orthesen, das Ablegen von stützenden oder stabilisierenden Verbänden und die interstitielle Glukosemessung bei Bedarf auch die Kalibrierung. Zudem der Bereich der Katheterisierung; hiermit ist das Einlegen, Entfernen oder Wechseln eines Katheters zur Harnableitung gemeint. Auch die Versorgung und Überprüfung von Drainagen gehören in diese Leistungsgruppe. Das Richten von ärztlich verordneten Medikamenten im Wochendispenser zählt anders als das tägliche Richten und Verabreichen zur dritten Leistungsgruppe. Weiterhin das Legen, Anhängen und Wechseln einer s. c.-Infusion, interstitielle Glukosemessung (11a) (Kalibrierung und Sensorwechsel bei Bedarf).

Leistungsgruppe 4

Zu den Verrichtungen der „Leistungsgruppe 4" gehören der Wechsel oder das An- und Abhängen von intravenösen Infusionen, die Pflege von zentralen Venenkathetern und von Portsystemen. Außerdem zählen hierzu Techniken zur Darmentleerung, wie digitales Enddarmausräumen und der Hebe- und Senkeinlauf. Unter diese Leistungsgruppe fallen auch das Wechseln und Legen einer Magensonde. Auch die Überwachung, Überprüfung, Reinigung etc. und Bedienung eines Beatmungsgerätes gehören dazu. Weiterhin die Versorgung eines oder mehrerer Dekubiti III. und IV. Grades sowie die Versorgung einer chronischen und schwer heilenden Wunde.

Nach erfolgreich absolvierter Qualifizierungsmaßnahme dürfen ausschließlich die Leistungsgruppen I und II erbracht werden. Zudem gelten die Rahmenverträge und Einzelabsprachen der jeweiligen Einrichtungen.

1.2 Haftungsrecht und zivilrechtliche Haftung

Haftungsrecht ist jenes Recht, welches in Zusammenhang mit einer fehlerhaften Handlung Anwendung findet. Das Haftungsrecht wird in zivilrechtliche und strafrechtliche Delikte unterteilt. Das Zivilrecht tritt bei entstandenen Schäden in Kraft. Wohingegen das Strafrecht bei der Missachtung von Geboten oder Verboten in Kraft tritt. In der praktischen Anwendung kann es sein, dass bei entstandenem Schaden sowohl zivilrechtliche als auch haftungsrechtliche Schritte eingeleitet werden.

Strafrechtliche Haftung

Das Strafrecht findet immer dann Anwendung, wenn eine Person einen Verstoß im Sinne des Strafgesetzbuches (StGB) begangen hat. Da Strafverfolgung von „öffentlichem Interesse" ist, tritt dieses unabhängig vom Verhalten des Geschädigten ein. Dem Angeklagten muss sein Verschulden jedoch nachgewiesen werden. Gelingt dieser Beweis nicht, so ist der Betroffene von der Tat freizusprechen. Eine Verurteilung in einem Strafverfahren hat weitreichende Konsequenzen.

DEFINITION

„Eine **Straftat** *liegt vor, wenn drei Bedingungen erfüllt sind:*
- *Die Tat muss im Strafgesetzbuch oder einem anderen Gesetz als verbotene Tat beschrieben und mit einer Strafe bedroht sein.*
- *Der Täter muss schuldhaft, also bei vollem Bewusstsein, gehandelt haben.*
- *Der Täter muss rechtswidrig gehandelt haben, also ohne Rechtfertigungsgründe (z. B. Notwehr bei einer Tötung)"* ([9], S. 49)

Das Strafgesetzbuch ist eine Zusammenstellung des nationalen Strafrechts. Neben dem Strafgesetzbuch enthalten weitere Gesetze Strafandrohungen für bestimmte Vergehen, wie zum Beispiel das Straßenverkehrsgesetz. Dieses kann als Strafandrohung diejenigen Pflegekräfte betreffen, die in der häuslichen Alten- und Krankenpflege beschäftigt sind. Das Handeln, welches bestraft wird, kann in Form einer aktiven Handlung geschehen. Ein

Beispiel hierfür wäre die Körperverletzung. Doch auch Unterlassung kann strafbar sein. Ein Beispiel für Unterlassung ist die unterlassene Hilfeleistung, welche in ➤ Kap. 18.1 dieses Buches in Verbindung mit Notfällen näher dargestellt ist.

Auf den ersten Blick erscheint die Verknüpfung von pflegerischem Handeln mit Straftaten als befremdend, da es sich um einen helfenden, dem Menschen zugewandten Beruf handelt. Und doch lassen sich einige Handlungen ausmachen, die den Bestand einer Straftat erfüllen. Im Folgenden werden zwei Beispiele als Exkurs zur Verdeutlichung aufgeführt, damit das vielschichtige Thema praktisch verknüpft werden kann.

Freiheitsberaubung § 239 StGB

1. Wer einen Menschen einsperrt oder auf andere Weise der Freiheit beraubt, wird mit Freiheitsstrafe bis zu fünf Jahren oder mit Geldstrafe bestraft.
2. Der Versuch ist strafbar.
3. „*Auf Freiheitsstrafe von einem Jahr bis zu zehn Jahren ist zu erkennen, wenn der Täter*
   a) das *Opfer länger als eine Woche der Freiheit beraubt oder*
   b) *durch die Tat oder eine während der Tat begangene Handlung eine schwere Gesundheitsschädigung des Opfers verursacht.*
4. *Verursacht der Täter durch die Tat oder eine während der Tat begangene Handlung den Tod des Opfers, so ist die Strafe Freiheitsstrafe nicht unter drei Jahren.*
5. *In minder schweren Fällen des Absatzes 3 ist auf Freiheitsstrafe von sechs Monaten bis zu fünf Jahren, in minder schweren Fällen des Absatzes 4 auf Freiheitsstrafe von einem Jahr bis zu zehn Jahren zu erkennen.*“ [2]

Die Betreuung und Unterbringung von Menschen mit Hilfebedarf ist oft mit Eingriffen in die Freiheit des zu Betreuenden verbunden. Eingriffe in die Freiheit des Individuums bestehen durch Fixierung von zu pflegenden Menschen, durch das Anbringen von Bettgittern oder auch durch das Abschließen von Zimmern oder Wohnungen. Fixierungen bedürfen des Einverständnisses des Betroffenen. Auch ist das Wegnehmen von Hilfsmitteln (Bewegungshilfen wie zum Beispiel ein Rollstuhl) ein schwerwiegender Eingriff in die Freiheit eines Menschen. Arzneimittel, die Muskelschwäche oder Müdigkeit bewirken, die nur zum Zweck der Bewegungseinschränkung „*und ohne einen anderen therapeutischen Hintergrund gegeben wurden (die sogenannte pharmakologische Fixierung)*“, sind ebenfalls Freiheitsberaubung [3].

In einigen Ausnahmefällen gibt es jedoch Rechtfertigungsgründe, die zu Fixierungen in der Pflege in Erwägung gezogen werden können. Dies kann der Fall sein, wenn der Betroffene in eine freiheitsentziehende Maßnahme einwilligen kann oder diese wünscht.

Einwilligung bedeutet, dass der Betroffene Konsequenzen seiner Einwilligung verstehen und beurteilen kann, er also einwilligungsfähig ist. Bestehen Notwehr oder Nothilfe im Sinne des § 32 StGB oder auch der Notstand nach § 34 StGB, so sind dies Sonderfälle. Auch sind freiheitsentziehende Maßnahmen möglich, wenn eine gesetzliche Betreuung besteht (einschlägige Betreuung). Hier müssen sowohl die Einwilligung des gesetzlichen Betreuers als auch die Genehmigung durch das Vormundschaftsgericht (richterliche Genehmigung) vorliegen. Weiterhin gibt es die Unterbringung nach dem Gesetz über Hilfen und Schutzmaßnahmen bei psychischen Krankheiten (PsychKG). Eine freiheitsentziehende Maßnahme ist immer genau zu klären und abzustimmen.

Körperverletzung §§ 223, 229 StGB

Körperverletzung ist nicht nur strafbar, wenn diese vorsätzlich geschieht (§ 223 StGB), sie ist auch strafbar, wenn sie fahrlässig (§ 229 StGB) geschieht.

DEFINITION

„Eine ***Körperverletzung*** *begeht, wer einen anderen körperlich misshandelt oder gesundheitlich schädigt. Darunter fallen alle Handlungen, die die körperliche Unversehrtheit beeinträchtigen oder durch die Krankheiten herbeigeführt werden."* ([5], S. 37)

Aus dieser Definition ergibt sich, dass ein Mensch mit Hilfebedarf in jede Maßnahme, die in seinen Körper eingreift, seine Einwilligung geben muss, damit nicht der Tatbestand der Körperverletzung erfüllt ist.

Schon anhand der aufgeführten zwei Beispiele wird deutlich, wie eng pflegerische Arbeit mit dem Rechtssystem verknüpft ist.

Weitere Verantwortungen

Die weiteren Verantwortlichkeiten, die in das Tätigkeitsfeld der behandlungspflegerischen Maßnahmen fallen, werden im folgenden Abschnitt kurz erläutert.

Anordnungsverantwortung

Derjenige, der eine Maßnahme anordnet, trägt sowohl die Verantwortung für die Auswahl des richtigen Delegierungsadressaten (derjenige, der die Handlung durchführt) als auch die Anordnungsverantwortung (richtige Anordnung der Maßnahme). Die Anordnungsverantwortung trägt in jedem Fall der Arzt bzw. die Ärztin. Der Pflegeperson obliegt die Durchführungsverantwortung. Im pflegerischen Alltag bieten Standards, Dienst- und Verfahrensanweisungen sowie Befähigungsnachweise des Personals weitere Sicherheiten. Die Verantwortung für das interne Personalmanagement (der ordnungsgemäße und fachgerechte Einsatz von Personal) obliegt der verantwortlichen Pflegefachkraft. Es ist davon auszugehen, dass bei vorliegender formaler Qualifikation eine Tätigkeit delegiert werden kann.

Dem Pflegepersonal ist es gesetzlich nicht gestattet, therapeutische Maßnahmen eigenverantwortlich zu bestimmen. Die Anordnungsverantwortung obliegt dem Arzt oder der Ärztin!

Durchführungsverantwortung

Durchführungsverantwortung bedeutet, dass derjenige, welcher eine Handlung am Menschen mit Hilfebedarf durchführt, die Verantwortung für sein Tun trägt.

Der Durchführende ist verantwortlich für die korrekte Durchführung der pflegerischen Handlung.

Pflegerische Tätigkeiten müssen auf dem aktuellen Stand von Wissenschaft und Technik beruhen. Bei inkorrekter Durchführung und daraus für den Menschen entstehendem Schaden haftet die Pflegeperson unter Umständen persönlich.

Übernahmeverschulden

Das Übernahmeverschulden steht in Zusammenhang mit der Durchführungsverantwortung. Übernahmeverschulden bedeutet, dass eine Pflegeperson, wenn sie eine Aufgabe übernimmt, für die sie nicht ausgebildet wurde, also nicht die notwendigen Fachkenntnisse besitzt, und diese wider besseren Wissens durchführt, haftbar gemacht werden kann. Verantwortliches Handeln heißt in einem solchen Fall, die Durchführung der Tätigkeit abzulehnen.

> Bestehen berechtigte Bedenken bei der Durchführung einer übertragenen Tätigkeit, so ist diese vom Arbeitnehmer abzulehnen. Diese Ablehnung kann vom Arbeitgeber nicht als Arbeitsverweigerung gewertet werden.

Eine solche Handlungsweise von Pflegepersonen weist ein hohes Maß an Verantwortungsgefühl für die von ihnen gepflegten Menschen aus.

Zum Schutz vor Fehlern sollte jede Handlung im Vorfeld durchdacht werden. Führen Sie pflegerische Handlungen nur dann eigenverantwortlich durch, wenn Sie sich sicher sind, dass diese dem aktuellen Stand von Wissenschaft und Technik entsprechen. Reflektieren Sie, ob Sie die notwendigen Kenntnisse und Fähigkeiten besitzen, eine Tätigkeit durchzuführen. Bei bestehenden Unsicherheiten lassen Sie sich die Maßnahme von einer Pflegefachkraft Ihres Vertrauens erneut erklären und zeigen. Lehnen Sie Tätigkeiten, bei denen Zweifel bestehen, ab und erklären Sie Ihren Vorgesetzten die Gründe für die Ablehnung.

1.3 Exkurs: Dokumentation

Jeder Leistungserbringer ist verpflichtet, eine zeitnahe detaillierte Pflegedokumentation beim Patienten oder bei der Patientin zu führen. Diese dient der aktuellen Informationsvermittlung. Die geführte Dokumentation muss einen umfassenden und zuverlässigen Überblick über den Gesundheitszustand und die Entwicklung des Patienten/der Patientin sowie die erfolgte Versorgung gewähren.

Inhalte der Dokumentation

Die geführte Pflegedokumentation sollte folgende Daten beinhalten:

Stammdaten

Zu den Stammdaten gehören die persönlichen Angaben zum Patienten/zur Patientin. Dies sind Vorname, Name, Geburtsdatum, Angaben zur Krankenkasse, zum behandelnden Arzt/Ärztin, Angaben zu medizinischen Diagnosen etc.

Pflegeanamnese

Zur Pflegeanamnese gehört die Informationssammlung, die ihrerseits Probleme, Ressourcen und Bedürfnisse des Menschen mit Hilfebedarf enthält. Die Informationssammlung bildet die Grundlage für die Pflegeprozessplanung.

Pflegeprozessplanung

Die Pflegeplanung ist eine zusammenfassende Problem- und Ressourcenbeschreibung, die mit dem Menschen mit Hilfebedarf und ggf. dessen Angehörigen gemeinsam formulierte Pflegeziele enthält. In der Pflegeplanung sind die pflegerischen Maßnahmen, die zur Erreichung der Ziele durchgeführt werden, erfasst. Die Pflegeplanung wird in individuellen Abständen und bei Situations- oder Zustandsveränderung evaluiert (die Wirksamkeit der durchgeführten Maßnahmen wird bewertet). Die Pflegeprozessplanung ist ein stetiger Prozess, welcher den aktuellen Zustand des Patienten/der Patientin abbildet.

Pflegebericht

Der Pflegebericht enthält alle Besonderheiten, die im Verlauf der Pflege und Durchführung der Versorgung auftreten. Er beinhaltet Angaben zu Veränderungen des Zustandes, zum Befinden des Patienten bzw. der Patientin etc.

Durchführungsnachweis

Der Durchführungsnachweis enthält alle Daten, die zur Bestätigung der erbrachten Leistung dienen. Hierzu gehören die Art der Leistung, Datum, Uhrzeit der Leistung (Beginn) und Handzeichen desjenigen, welcher die Leistung durchgeführt hat (Bestätigung der erbrachten Leistung). Zusätzlich muss die Pflegedokumentation bei Bedarf und je nach verordneter Leistung weitere Informationen wie den Medikamentenplan, die gemessenen Vitalwerte etc. beinhalten.

> Eine sorgfältige Dokumentation von pflegerischen Tätigkeiten ist unerlässlich: Was nicht dokumentiert ist, ist nicht gemacht!

Ohne schriftliche Bestätigung kann kein Nachweis über die Leistung erbracht werden. Dokumentation dient nicht nur der Beweisführung gegen Dritte, sondern sie kann auch dem Einzelnen dazu dienen, seine fachlich und sachlich kompetente Pflege im Unternehmen auszuweisen. Eine gut geführte Dokumentation kann Sicherheit und Hilfestellung im pflegerischen Alltag bieten. Sie kann helfen, einen hilfebedürftigen Menschen besser zu verstehen und die pflegerische Hilfestellung an seinen Bedürfnissen auszurichten, da diese individuelle Vorlieben und Bedürfnisse erfasst. Nur eine geplante, organisierte Pflege ist als gute und fachkompetente Pflege zu werten.

Grundregeln der Dokumentation

Dokumentiert wird im Dokumentationssystem der Einrichtung entweder in schriftlicher oder digitaler Form. Eintragungen in eine Dokumentation müssen folgende Kriterien erfüllen:

- Persönlich mit Handzeichen (es dokumentiert derjenige, der eine Leistung erbracht oder eine Beobachtung gemacht hat)
- Zeitnahe Eintragungen
- Datum/Uhrzeit
- Dokumentenechter Stift, z. B. Kugelschreiber
- Keine Veränderungen von Eintragungen; Fehleintragungen werden lediglich mit einem Querstrich durchgestrichen, sodass sie noch lesbar sind
- Eintragungen müssen leserlich und verständlich sein
- Kurze, klare, vollständige Zustands- oder Situationsbeschreibungen
- Doppeldokumentation ist zu vermeiden
- Die Dokumentation ist wertfrei durchzuführen, sie beschreibt objektiv den Zustand des Patienten/der Patientin
- Die Dokumentation dient ausschließlich der Weitergabe von fachlichen Informationen

Kurz gesagt, müssen Eintragungen in einer Dokumentation sein: persönlich, dokumentenecht, eindeutig, exakt, genau, wertfrei, sachlich, objektiv.

VON DER AUTORIN VERWENDETE LITERATUR

[1] Bachstein, E.: Die Delegation von ärztlichen Aufgaben. Pflege Aktuell, 10/2005: 544–547, www.wernerschell.de/Medizin-Infos/Pflege/DelegationsartikelBachstein1005.pdf (letzter Zugriff: 16.01.2023)

[2] Bundesministerium der Justiz und für Verbraucherschutz: Strafgesetzbuch (StGB). www.gesetze-im-internet.de/stgb/index.html (letzter Zugriff: 16.01.2023).

[3] Henke, F.: Pflegekompakt. Fixierungen in der Pflege – Rechtliche Aspekte und praktische Umsetzung. Kohlhammer GmbH, Stuttgart 2006

[4] Hermann, A.; Palte, H. (Hrsg.): Leitfaden Häusliche Pflege. Elsevier/Urban & Fischer Verlag, 2. Auflage, München 2008

[5] Mürbe, M.; Stadler, A.: Gesetzes- und Staatsbürgerkunde Prüfungswissen für Pflegeberufe, Gustav Fischer Verlag, 5. Auflage, Lübeck 1997

[6] Richtlinien des Bundesausschusses der Ärzte und Krankenkassen über die Verordnung von „häuslicher Krankenpflege" nach § 92 Abs. 1 Satz 2 Nr. 6 und Abs. 7 SGB V, Bundesanzeiger 2005 Nr.96 S7969

[7] Richtlinien des GKV-Spitzenverbandes über die Prüfung der in Pflegeeinrichtungen erbrachten Leistungen und deren Qualität nach § 114 SGB XI (Qualitätsprüfungs-Richtlinien – QPR) vom 27.9.2017. https://www.gkv-spitzenverband.de/media/dokumente/pflegeversicherung/richtlinien__vereinbarungen__formulare/richtlinien_und_grundsaetze_zur_qualitaetssicherung/qpr_2021_stat/20190522_Pflege_QPR_vollstationaer.pdf (letzter Zugriff: 16.01.2023)

[8] Richtlinien des GKV-Spitzenverbandes zur Feststellung der Pflegebedürftigkeit nach dem XI. Buch des Sozialgesetzbuches, 3. aktualisierte Auflage Mai 2021. https://www.medizinischerdienst.de/fileadmin/MDK-zentraler-Ordner/Downloads/01_Pflegebegutachtung/21_05_17_BRi_Pflegebeduerftigkeit.pdf (letzter Zugriff: 16.01.2023)

[9] Thurich, E.: Pocket Politik. Demokratie in Deutschland. Bundeszentrale für politische Bildung/bpb, Bonn 2006

[10] Vertrag über häusliche Krankenpflege, häusliche Pflege und Haushaltshilfe gemäß §§ 132, 132 a Abs. 4 SGB V mit der VAG NW ab 01.09.2022

[11] Vertrag über häusliche Krankenpflege, häusliche Pflege und Haushaltshilfe gemäß §§ 132, 132 a Abs. 4 SGB V mit der VAG NW ab 01.09.2022, Anlage 11 Anforderungen für die Leistungserbringung in den Leistungsgruppen 1 und 2 durch Altenpflegehelfer/-in, Rettungsassistent/-in, sonstig geeignete Kräfte

[12] Vertrag über häusliche Krankenpflege, häusliche Pflege und Haushaltshilfe gemäß §§ 132, 132 a Abs. 4 SGB V mit der VAG NW ab 14.04.2021, Anlage 1 Vergütungsvereinbarung gemäß § 18 des Vertrages

WEITERFÜHRENDE LITERATUR

Hell, W.: Alles Wissenswerte über Staat, Bürger, Recht. Georg Thieme Verlag, 8.A., Stuttgart 2018.

Müller, Th.; Schabbeck, J. P.: Praxishandbuch Pflegerecht. medhochzwei Verlag GmbH, Heidelberg 2018.

Mürbe, M.; Stadler, A.: Gesetzes- und Staatsbürgerkunde Prüfungswissen für Pflegeberufe. Elsevier/Urban & Fischer Verlag, 12. Auflage, München 2016.

KAPITEL

2 Hygiene

Sabrina-Maxi Steffens

Das Wort Hygiene stammt von dem griechischen Wort *hygieia.* Die Göttin Hygieia wurde als Göttin der Gesundheit und der Flüsse und Quellen verehrt. Hygienische Regeln zur Lebensführung finden sich in allen Weltreligionen wieder, schon die alten Griechen wussten um Zusammenhänge von Krankheitsentstehung und unreinem Wasser. Die Hygiene stellt eine Lehre der Gesundheitsförderung und -erhaltung dar. Hygiene ist heute eine anerkannte Disziplin der Medizin, welche die Wechselbeziehung zwischen Umwelt und Organismus untersucht. Es sollen Bedingungen geschaffen werden, unter denen es gelingt, infektiöse und nicht-infektiöse Krankheiten zu verhindern. Hygiene teilt sich in verschiedene Arbeits- beziehungsweise Teilbereiche auf. Diese sind Kommunalhygiene, Sozial- und Umwelthygiene, Arbeitshygiene und Krankenhaushygiene. In diesem Buch wird nur der Einzelaspekt der Personalhygiene mit besonderem Schwerpunkt der Händehygiene dargestellt.

2.1 Personalbezogene Hygiene

Unabhängig vom gewählten Beruf erwarten Arbeitgeber ein gepflegtes Äußeres von ihren Mitarbeitern. Je nach Beruf und Position wird eine bestimmte Bekleidungsart gewählt oder vorgeschrieben. „Kleider machen Leute" weiß der Volksmund zu berichten und der erste Eindruck ist der wichtigste. Einen großen Teil unseres Erscheinungsbildes bestimmen unsere Bekleidung und ein gepflegtes Äußeres. Über spezielle Berufsbekleidung tragen wir die Zugehörigkeit zu einer Berufsgruppe zur Schau. Das Erscheinungsbild eines Mitarbeiters spiegelt in der Außenwirkung auch immer das Hygieneverständnis einer Institution wider. Einrichtungen haben in ihrem Qualitätsmanagement Regeln zur Personalhygiene festgeschrieben, um ihr Hygieneverständnis zu verdeutlichen und hygienisches Arbeiten in der Einrichtung sicherzustellen. Hierzu werden Verfahrensanweisungen und Hygienepläne vorgehalten, die allen in der Einrichtung tätigen Mitarbeitern bekannt sein müssen. Das Einhalten hygienischer Regeln sichert das Wohlbefinden und Wohlergehen von zu Pflegenden ebenso wie ihr Vertrauen. Eigenhygiene sollte für Mitarbeiter in pflegerischen Berufen eine Selbstverständlichkeit sein, da viele pflegerische Verrichtungen zu engem körperlichem Kontakt mit Menschen führen.

Für Personen, die im direkten Kontakt mit Bewohnern und zu Pflegenden arbeiten, gilt:

- Die Hände sollten in einem sauberen und gepflegten Zustand sein.
- Fingernägel sollten unlackiert und kurz geschnitten sein.
- An Unterarmen und Händen sollte aus hygienischer Sicht und bestehender Verletzungsgefahr kein Schmuck getragen werden.
- Es ist darauf zu achten, dass langes oder längeres Haar bei körperlichen Verrichtungen nicht in den Arbeitsbereich hängt. Aus diesem Grund ist es zusammenzubinden.
- Auf Parfums oder andere stark riechende Duftstoffe sollte nach Möglichkeit verzichtet werden, oder diese sollten sparsam verwendet werden, um allergische Reaktionen der Atemwege oder Geruchsbelästigung zu vermeiden.
- Auf das ordnungsgemäße Tragen von Berufs-, Bereichs- und Schutzkleidung ist zu achten.
- Dienstkleidung sollte sich in einem ordentlichen und sauberen Zustand befinden.
- Schuhe, die zur Arbeit getragen werden, müssen den Bestimmungen des Arbeitsschutzes entsprechen.

Diese hygienischen Regeln führen in der Praxis der pflegerischen Tätigkeit immer wieder zu Diskussionen. Es gelten immer die aktuellen Vorgaben der Berufsgenossenschaften. Weiterhin sind die in den Institutionen geltenden Regeln zum hygienischen Arbeiten und zum Umgang mit entsprechender Schutzkleidung zu beachten. Im Folgenden sind die Empfehlungen der Deutschen Gesellschaft für Krankenhaushygiene e. V. (DGKH) aus dem Jahr 2010 [7] zusammengefasst.

Fingernägel: Nagellack und künstliche Nägel

Es sind verschiedene Studien zu diesem Thema durchgeführt worden, die belegen, dass künstliche Fingernägel und das Tragen von Nagellack eine Keimbesiedelung mit möglichen krankheitserzeugenden Erregern und Pilzen fördern. Nagellack und künstliche Fingernägel stellen zudem nicht nur einen Übertragungsweg dar, lange Fingernägel sind auch eine potenzielle Verletzungsquelle für zu Pflegende und Bewohner. Die DGKH spricht in der gegebenen Empfehlung ein unmissverständliches Verbot für das Tragen von künstlichen Fingernägeln einschließlich weiterer Nagelverlängerungen, Nagelstärkungen und Nagellacken bei direktem Kontakt mit zu Pflegenden aus.

Unterarm- und Fingerschmuck

Wie oben bereits aufgeführt, ist bei allen Tätigkeiten, für die eine Händedesinfektion erforderlich ist, auf das Tragen von Finger- oder Unterarmschmuck zu verzichten. Da es im pflegerischen Alltag immer wieder zu Situationen kommt, in denen eine Händedesinfektion unerlässlich ist, lässt sich das aufgestellte Verbot für das Tragen von Unterarm- und Fingerschmuck im Dienst hieraus ableiten. Dieses Verbot gilt für Armbänder, Armbanduhren, Ehe- und Schmuckringe etc.

Das Verbot lässt sich aus weiteren sachlichen und fachlichen Gründen ableiten. Das Tragen von Ringen verschlechtert die Wirksamkeit der hygienischen Händedesinfektion. Es können unter dem getragenen Schmuck Desinfektionsmittelreste verbleiben, die die Haut gegebenenfalls schädigen. Ringe erhöhen die Besiedlung der Hände mit Bakterien und

Hefen. Also sollte schon aus Gründen des Eigenschutzes auf Schmuck verzichtet werden, da Feuchtigkeitsansammlungen eine Entstehung von Hautschäden und/oder -veränderungen begünstigen. Zudem stellt Schmuck eine potenzielle Verletzungsgefahr für zu Pflegende und Personal dar. Insbesondere Ringe, welche Steine oder Schliffe aufweisen, können zu Rissen oder Löchern von Handschuhen führen, wodurch Schutzhandschuhe ihre Funktion verlieren.

Halsketten, Ohrringe und Piercings

Auf das Tragen von Halsketten ist aus hygienischen Gründen und aus Gründen des Arbeitsschutzes zu verzichten. Halsketten können durch das Lösen von Hautrückständen bei pflegerischen Verrichtungen zur Verbreitung von Erregern beitragen. Zudem stellen Halsketten, an denen zu Pflegende ziehen könnten, eine potenzielle Quelle der Eigengefährdung des Personals dar. Ohrringe, wie z. B. Ohrstecker, dürfen getragen werden. Alle größeren und möglicherweise hängenden Ohrringe stellen ebenso wie Halsketten eine potenzielle Quelle der Eigengefährdung des Personals dar. Nicht sichtbare Piercings, wie z. B. das Bauchnabelpiercing, werden als unbedenklich eingestuft. Piercings an Händen und Unterarmen sind in die Kategorie Schmuck zu zählen und aufgrund dessen untersagt. Sichtbare Piercings, z. B. im Gesicht, können eine Eigengefährdung des Personals darstellen, da diese bei pflegerischen Verrichtungen abgerissen werden könnten. Das Tragen ist aus Gründen des Arbeitsschutzes somit untersagt. Bei allen Piercings gilt zu beachten, dass diese bei bestehender Infektion (auftretenden Entzündungszeichen) aus Gründen der Infektionsprophylaxe sofort zu entfernen sind.

In welchem Maße eine Einrichtung zu den verpflichtenden Regelungen zur Hygiene und zum Arbeitsschutz weitere Anweisungen oder Verfahrensregelungen zum Tragen von Schmuck, Tattoos oder Piercings trifft, ist der Einrichtung überlassen. Aus Gründen des Infektionsschutzes und zur Verhütung von Verletzungen sowohl für zu Pflegende als auch für das Personal müssen die aufgeführten Verbote Beachtung finden.

Abschließend sind im Folgenden die Aussagen Technische Regeln für Biologische Arbeitsstoffe (TRBA 250, [5]) zitiert, da die getroffenen Aussagen unmissverständlich sind.

„Bei Tätigkeiten, die eine hygienische Händedesinfektion erfordern, dürfen an Händen und Unterarmen z. B. keine

- *Schmuckstücke,*
- *Ringe, einschließlich Eheringe,*
- *Armbanduhren,*
- *Piercings*
- *künstlichen Fingernägel,*
- *sogenannten Freundschaftsbänder getragen werden.*

Fingernägel sind kurz und rund geschnitten zu tragen und sollen die Fingerkuppe nicht überragen."

2.2 Hautschutz und Händehygiene

Wie hinlänglich wissenschaftlich bewiesen ist, spielen Hände eine führende Rolle in der Übertragung von Erregern. Händehygiene ist somit eine unerlässliche Maßnahme zur Infektionsprävention im pflegerischen Alltag.

Die Pflege und Behandlung von Menschen ist stets mit hautbelastenden Verrichtungen verbunden. Hierzu zählen pflegerische Tätigkeiten ohne Schutzhandschuhe ebenso wie das Tragen von flüssigkeitsdichten Handschuhen über längere Zeit. Auch häufiges Waschen und Desinfizieren der Hände belasten die Haut. Deswegen ist es wichtig, in pflegerischen Berufen regelmäßig Hautschutzmaßnahmen zu ergreifen, damit durch Dauerbelastungen keine Hautschäden oder Allergien entstehen. Die Haut sollte mit Produkten, die duft- und konservierungsstofffrei sind, gepflegt werden. Das Produkt sollte gut in die Haut einziehen.

Das Robert Koch-Institut empfiehlt: „*eine regelmäßige Pflege der Hände durch Einsatz von für den Hauttyp geeigneten Hautschutz- und Hautpflegemitteln mit dermatologisch nachgewiesener Effektivität*“ ([9], S. 1212).

Händewaschung

Das Waschen der Hände dient der Reinigung von groben (sichtbaren) und unsichtbaren Verschmutzungen. Hände verschmutzen nicht nur sichtbar durch Anfassen oder Umgang mit Schmutz. Aus hygienischer beziehungsweise mikroskopischer Sicht können beim Waschen der Hände nicht alle Keime beseitigt werden. Aus diesem Grund ist das Waschen der Hände als alleinige Tätigkeit nicht ausreichend und muss mit der Desinfektion der Hände verbunden werden. Es gilt als bewiesen, dass eine vorherige Waschung die Effizienz der Desinfektion erhöht. Vorheriges Waschen entfernt abgelagerte Hautschuppen, Talg und Verschmutzungen.

Häufiges Händewaschen strapaziert die Haut jedoch, da ihr durch die Reinigung mit Wasser und Seife Fette entzogen werden. Wegen der geringeren Wirksamkeit der Waschung gegenüber der Desinfektion und der höheren Belastung der Haut ist die Händewaschung keine Alternative zur Desinfektion.

Die hygienische Händedesinfektion ist der Händewaschung vorzuziehen!

Dennoch ist die Waschung der Hände in einigen Situationen angezeigt. Auch hier gilt die Devise „so viel wie nötig, aber so wenig wie möglich“. In folgenden Situationen ist eine Waschung der Hände angezeigt:

- Bei sichtbaren Verschmutzungen
- Vor Arbeitsantritt und nach Beendigung der Arbeit
- Vor und nach der Pause
- Nach einem Toilettengang
- Vor der Zubereitung und Darreichung von Speisen
- Nach dem Streicheln von Haustieren ([12], S. 36)

Natürlich können Hände bei Bedarf auch häufiger gewaschen werden, falls dies dem eigenen Wohlbefinden dient, jedoch sollte die höhere Belastung der Haut immer bedacht und eine Desinfektion der Hände vorgezogen werden.

Die Bundeszentrale für gesundheitliche Aufklärung (BZgA, [6]) weist auf fünf einfache Regeln für wirksames Händewaschen hin:

1. *Anfeuchten der Hände unter fließendem, sauberem Wasser*
2. *Einseifen der Fingerzwischenräume, Fingerspitzen, Handflächen und Handrücken*
3. *Gründliches Einschäumen der Hände, mindestens 20–30 Sekunden*

4. Abwaschen von Seife, Schmutz und Krankheitserregern unter fließendem Wasser
5. Sorgfältiges Abtrocknen mit einem sauberen Tuch

Die Hände sind nach erfolgter Waschung mit einem Papierhandtuch oder einem sauberen Stoffhandtuch zu trocknen. Es ist darauf zu achten, dass Umgebung und Kleidung nicht bespritzt werden, ggf. ist die Umgebung bei Verunreinigung zu desinfizieren und die Kleidung zu wechseln.

Hygienische Händedesinfektion

Die hygienische Händedesinfektion ist der beste Weg zur Infektionsprophylaxe für Pflegebedürftige und für Pflegende im Sinne des Eigenschutzes. Durch Desinfektion kann das Übertragen von Erregern durch „helfende Hände", also das Übertragen von Krankheitserregern durch Pflegepersonen, verhindert werden. Händehygiene und die damit verbundene hygienische Händedesinfektion sind ein grundlegender Bestandteil pflegerischer Arbeit.

Das Ziel, welches mit der Händedesinfektion erreicht werden soll, ist, die Verbreitung von Krankheitserregern zu verhindern. Händedesinfektion ist Infektionsprophylaxe und Maßnahme des Eigenschutzes.

Indikationen der hygienischen Händedesinfektion

Desinfektion ist vor und nach jeder möglichen infektionsgefährdenden Tätigkeit durchzuführen. Dies sind:

- Alle Eingriffe, bei denen in den Körper eingedrungen wird, wie Injektionen, Punktionen, Legen eines Katheters etc. Bei allen Formen von invasiven Maßnahmen sollten Schutzhandschuhe getragen werden, das Desinfizieren der Hände erfolgt vor und nach dem Anlegen der Schutzhandschuhe
- Vor Tätigkeiten, die aseptisches Arbeiten erfordern, wie das Richten und Bereitstellen von Infusionen, Zubereiten von Medikamenten etc.
- Bei mutmaßlicher oder tatsächlicher Berührung mit infektiösem Material, wie Körperausscheidungen und Körperflüssigkeiten und hiermit in Berührung gekommenen Gegenständen
- Bei Kontakt zu mutmaßlich oder tatsächlich infektionsverdächtigen Menschen
- Bei sogenannten „unreinen Arbeiten" wie dem Umgang und der Entsorgung von Abfällen, dem Abziehen von Bettwäsche
- Vor und nach Verbandwechseln oder dem Anlegen von Verbänden
- Vor und nach Maßnahmen bei liegenden Systemen wie Drainagesystemen, Kathetern
- Vor und nach dem Umgang mit Medizingeräten
- Vor Kontakt mit Menschen, die ein schwaches Immunsystem aufweisen oder immunsupprimiert sind
- Vor Betreten von Reinraumbereichen, wie OP, Intensivstationen etc.
- Vor und nach dem Betreten von Isoliereinheiten
- Beim Ablegen von Schutzhandschuhen nach Verunreinigung oder aufgetretenen Defekten des Schutzhandschuhs

Da es sich hier um einige Punkte handelt und es in der Praxis zu einer Vielzahl von Situationen kommt, in denen eine hygienische Händedesinfektion angezeigt ist, hat die Aktion Saubere Hände in Zusammenarbeit mit der World Health Organization (WHO) eine Anpassung des ursprünglich für den Krankenhaussektor entwickelten Modells für Alten- und Pflegeheime vorgenommen. Diese 5 Indikationen für eine Desinfektion der Hände sind laut Aktion Saubere Hände [1]:

- *VOR Bewohnerkontakt*
- *VOR aseptischen Tätigkeiten*
- *NACH Kontakt mit potenziell infektiösem Material*
- *NACH Bewohnerkontakt*
- *NACH Kontakt mit der direkten Bewohnerumgebung*

Der Bewohnerkontakt ist als großflächiger intensiver Hautkontakt erläutert, gemeint sind Tätigkeiten der Körperpflege oder Durchführung eines Lagewechsels.

Durchführung der hygienischen Händedesinfektion

Die Händedesinfektion erfolgt mit einem alkoholischen Händedesinfektionsmittel. Um Benetzungslücken zu vermeiden, sollte die Desinfektion nach einem standardisierten Vorhergehen (z. B. hygienische Händedesinfektion gemäß DIN EN 1500) erfolgen, auch andere Abfolgen sind möglich. Nach neuesten Erkenntnissen ist die standardisierte Methode nach DIN EN 1500 anderen Methoden nicht vorzuziehen. Wichtig ist das Benetzen und Einreiben aller Stellen, also ausreichend Desinfektionsmittel und das Einhalten der Einwirkzeit (➤ Abb. 2.1).

Die Hände werden mit Desinfektionsmittel benetzt, die Menge richtet sich nach den Herstellerangaben, in der Regel 3–5 Milliliter. Die Haut muss üblicherweise ca. 30 Sekunden lang ausreichend (die Hohlhand sollte gefüllt sein) mit dem verwendeten Mittel befeuchtet sein. Das Desinfektionsmittel wird auf die **trockene** Hand aufgegeben, um Verdünnungs-

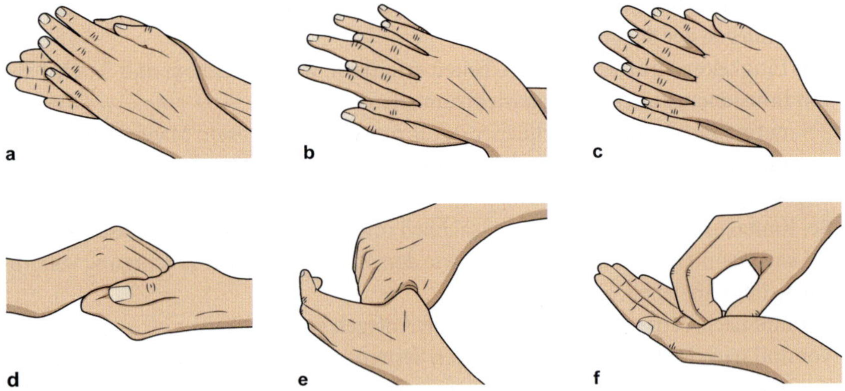

Abb. 2.1 Händedesinfektion: **a)** Handinnenflächen mit 3–5 ml Desinfektionslösung benetzen, Hände dazu aneinander reiben, **b)** mit der linken Hand die rechte Handaußenseite und die Zwischenräume der Finger benetzen, **c)** mit der linken Hand die Zwischenräume der Finger von innen benetzen; diesen Vorgang mit der rechten Hand wiederholen, **d)** mit dem Hakengriff die Hände abwechselnd ineinander krallen, **e)** den linken Daumen mit der rechten Hand vollständig umschließen und mit einer kreisenden Bewegung vollständig benetzen, Vorgang mit der anderen Hand wiederholen, **f)** Fingerkuppen der rechten Hand mit einer kreisenden Bewegung in der Handinnenfläche der linken Hand reiben, dabei auch leichten Druck auf die Fingernägel ausüben, sodass diese in Kontakt mit dem Desinfektionsmittel kommen, Vorgang mit der linken Hand wiederholen. Die Unterarme sind bei potenzieller Kontamination mit einzubeziehen [L264]

effekte zu vermeiden. Daraus ergibt sich, dass Händedesinfektionsmittel unverdünnt angewendet werden.

Wichtig ist, dass an beiden Händen die Innen- und Außenflächen, Fingerzwischenräume, Fingerspitzen, Daumen und Nagelfalze für die Dauer der Einwirkzeit benetzt sind und alle Stellen eingerieben wurden. Besonders ist auf die Fingerspitzen, Daumen und Nagelfalze zu achten. Wenn alles ausreichend benetzt und eingerieben wurde und die Einwirkzeit eingehalten wurde, kann vom Ablauf des Standards abgewichen werden ([9], S. 1196).

Das Desinfektionsmittel wird durch Druck auf den Hebel des Desinfektionsmittelspenders entnommen, der Druck wird hierbei mit dem Ellenbogen ausgelöst. Die Austrittsöffnung für das Desinfektionsmittel sollte nicht berührt werden, eine bequeme Erreichbarkeit sollte gegeben sein.

Die Aktion Saubere Hände [1] bringt die hygienische Händedesinfektion so auf den Punkt:

- *Desinfektionsmittel auf die trockenen Hände!*
- *Die Hände müssen nass sein*
- *Daumen, Fingerkuppen und Nagelfalz nicht vergessen*
- *30 Sekunden Einwirkzeit*

Bitte beachten:

- *Waschen mit Seife und Wasser nur bei sichtbarer Verschmutzung*
- *Kurze, unlackierte Fingernägel*
- *Keine Ringe*
- *Keine Uhren*

Um eine wirksame Infektionsprophylaxe zu gewährleisten, ist jede Einrichtung verpflichtet, zu allen pflegerischen Maßnahmen die Möglichkeit der hygienischen Händedesinfektion zu gewährleisten. Händedesinfektion ist moralisch-ethische und berufliche Pflicht von Pflegekräften und darf keinesfalls unterlassen werden.

Schutzhandschuhe

Schutzkleidung ist jede Kleidung, die dazu bestimmt ist, Mitarbeiter oder deren Kleidung während der Arbeit vor Kontamination zu schützen. Schutzkleidung ist dem Personal zur Verfügung zu stellen. Zudem wird durch das Tragen von Schutzkleidung, wie Handschuhen, Mund-Nasen-Schutz oder auch Überkitteln und Schürzen, einer Weiterverbreitung von Krankheitserregern entgegengewirkt. Der sach- und fachgerechte Einsatz von Schutzkleidung und Schürzen dient dem Schutz des Personals und der Pflegebedürftigen. Die Auswahl der Schutzkleidung richtet sich nach dem mit der Tätigkeit verbundenen Kontaminationsrisiko und dem Übertragungsweg der jeweiligen Erkrankung.

Das Tragen von medizinischen Einmalhandschuhen ist immer dann angezeigt, wenn Tätigkeiten verrichtet werden, bei denen eine Pflegekraft **vorhersehbar oder wahrscheinlich** mit Blut und Körperflüssigkeiten (Sekreten oder Exkreten) in Kontakt **kommt oder kommen könnte,** oder wenn diese aus hygienischen Gründen zur Infektionsprophylaxe angezeigt sind.

Einige Beispiele, bei denen das Tragen von Schutzhandschuhen angezeigt ist, sind der Umgang mit und die Entsorgung von Sekreten und Exkreten (Körperausscheidungen), bei der Durchführung von Mund- und Nasenpflege, Grund- und Intimpflege sowie bei der

Pflege von inkontinenten Personen, z. B. bei Materialwechsel und Toilettengängen. Dies gilt ebenso für medizinische Einreibungen und den Umgang mit Wirkstoffen.

Nach Beendigung pflegerischer Tätigkeiten sind die Handschuhe zu verwerfen. Auch müssen Handschuhe unter Berücksichtigung hygienischer Arbeitsweisen in der Versorgung gewechselt werden, um Keimverschleppungen zu vermeiden. Handschuhe gewährleisten nur dann einen guten Schutz, wenn diese intakt sind und sachgemäß an- und abgelegt werden.

Das Robert Koch-Institut (RKI) empfiehlt, dass *„[…] immer, wenn die Indikation für eine Händedesinfektion gegeben ist, aber Handschuhe getragen werden, müssen die Einmalhandschuhe gewechselt werden […]"*. Zudem erfolgt ein Wechsel bei *„[…] jeder sichtbaren Perforation, bei Kontamination mit Blut, Sekreten oder Exkreten sowie mit unbehüllten Viren (z. B. Noroviren) sowie nach jeder Patientenwaschung"* ([9], S. 2010).

Schutzhandschuhe sind vor der Benutzung auf Beschädigungen zu kontrollieren. Löcher oder Risse beeinträchtigen die Schutzfunktion des Handschuhs. Schutzhandschuhe werden nach Benutzung verworfen. Sollte von ihnen eine potenzielle Gefahr ausgehen, müssen sie entsprechend entsorgt werden.

Zur Entnahme von Schutzhandschuhen aus herkömmlichen Pappboxen (in denen sich mehrere Handschuhe befinden) empfiehlt das RKI, sich vorher die Hände zu desinfizieren. Zudem sind benannte Boxen vor Einflüssen wie Staub, Spitzwasser etc. zu schützen. Weiterhin wird ein Verbot für Bevorraten von einzelnen Handschuhen in der Kitteltasche ausgesprochen ([11], S. 37).

Hautschutzmittel oder auch Desinfektionsmittel müssen vollständig eingezogen sein, bevor ein Handschuh angelegt wird.

Ein besonderes Augenmerk ist auf das Ablegen der Schutzhandschuhe zu legen, da hierbei eine potenzielle Gefahr der Keimbesiedelung besteht.

Das RKI gibt zum Ablegen der medizinischen Einmalhandschuhe folgende Empfehlung: *„Nach dem Ausziehen der Handschuhe ist in jedem Fall eine Händedesinfektion durchzuführen, da Handschuhe auf Grund unerkannter Perforationen und dem Risiko der Kontamination beim fehlerhaften Ausziehen der Handschuhe keinen lückenlosen Schutz vor der Kontamination der Hände gewähren"* ([9], S. 1201).

Wann immer es möglich ist, sollte auf das Tragen von Schutzhandschuhen verzichtet werden, es gilt die Devise „so viel wie nötig, aber so wenig wie möglich". Handschuhe sind nicht nur eine wichtige Barriere für Keime, sie können auch zur psychologischen Abgrenzung des Pflegepersonals dienen, um nicht Haut auf Haut mit einem zu pflegenden Menschen in Kontakt zu treten. Diese Grenzen bestimmt jede Pflegekraft für sich selbst. Auch stellen Handschuhe bei Einreibungen, Umgang mit Medikamenten oder Wirkstoffen im Allgemeinen einen guten Eigenschutz für die Haut dar, da eine Pflegekraft während ihrer täglichen Arbeit mit den verschiedensten Substanzen und Flüssigkeiten in Berührung kommt. Handschuhe haben somit viele verschiedene Schutzfunktionen zu erfüllen.

Medizinische Handschuhe sind Einmalartikel. Eine Aufbereitung durch Desinfektion ist vom Hersteller zumeist nicht vorgesehen.

Eine umfassende Händehygiene umfasst das Waschen der Hände, die Desinfektion, das Tragen von Schutzhandschuhen und die Haut- beziehungsweise Handpflege. Durch das Zusammenspiel der einzelnen Komponenten kann eine Infektionsprophylaxe für Personal und zu Pflegende gewährleistet werden. Händehygiene stellt somit einen fundamentalen

Bestandteil aller pflegerischen Arbeit dar und muss konsequent vom gesamten Personal durchgeführt werden.

VON DER AUTORIN VERWENDETE LITERATUR

[1] Aktion Saubere Hände. www.aktion-sauberehaende.de (letzter Zugriff: 16.01.2023)
[2] Baumgartner, L. et al.: Häusliche Pflege Heute. Elsevier/Urban & Fischer Verlag, München 2003
[3] Bergen, P.: Hygiene in Altenpflegeeinrichtungen. Elsevier/Urban & Fischer Verlag, München 2004
[4] Berufsgenossenschaft für Gesundheits- und Wohlfahrtspflege (Hrsg.): Hauptsache Hautschutz. Hände schützen, pflegen – gesund bleiben. Erstveröffentlichung 2/2005, Stand 5/2010
[5] Bundesanstalt für Arbeitsschutz und Arbeitsmedizin (Hrsg.): TRBA 250. Biologische Arbeitsstoffe im Gesundheitswesen und in der Wohlfahrtspflege. www.baua.de/DE/Angebote/Rechtstexte-und-Technische-Regeln/Regelwerk/TRBA/pdf/TRBA-250.pdf?__blob=publicationFile (letzter Zugriff: 16.01.2023)
[6] Bundeszentrale für gesundheitliche Aufklärung (BZgA): Pressemitteilung: Hände waschen, bitte! Welthändehygienetag. Köln 10/2022 https://www.bzga.de/fileadmin/user_upload/PDF/pressemitteilungen/2022/22_10_13_PM_Welthaendewaschtag.pdf (letzter Zugriff: 16.01.2023)
[7] Deutsche Gesellschaft für Krankenhaushygiene (DGKH): Schmuck, Piercing und künstliche Fingernägel in Arztpraxen und anderen Einrichtungen des Gesundheitswesens. www.krankenhaushygiene.de/informationen/fachinformationen/empfehlungen-der-dgkh/279 (letzter Zugriff: 16.01.2023)
[8] Jassoy, C.; Schwarzkopf, A.: Hygiene, Mikrobiologie und Ernährungslehre für Pflegeberufe. Georg Thieme Verlag, Stuttgart 2005: 236–239
[9] Kommission für Krankenhaushygiene und Infektionsprävention beim Robert Koch-Institut (Hrsg.): Händehygiene. Mitteilung der Kommission für Krankenhaushygiene und Infektionsprävention am Robert Koch-Institut (RKI). Bundesgesundheitsbl. 2016, 59: 1189–1220, Springer-Verlag Berlin 2016, www.rki.de/DE/Content/Infekt/Krankenhaushygiene/Kommission/Downloads/Haendehyg_Rili.pdf?__blob=publicationFile (letzter Zugriff: 16.01.2023)
[10] Kommission für Krankenhaushygiene und Infektionsprävention beim Robert Koch-Institut (Hrsg.): Infektionsprävention in Heimen. Empfehlung der Kommission für Krankenhaushygiene und Infektionsprävention beim Robert Koch-Institut (RKI). Bundesgesundheitsbl – Gesundheitsforsch – Gesundheitsschutz 48/2005: 1061–1080, Springer-Verlag Berlin 2005 www.rki.de/DE/Content/Infekt/Krankenhaushygiene/Kommission/Downloads/Heimp_Rili.pdf?__blob=publicationFile (letzter Zugriff: 16.01.2023)
[11] Perlitz, Ch.: Empfehlungen zur Händehygiene in Einrichtungen des Gesundheitswesens. KRINKO Empfehlungen September 2016. Eine Zusammenfassung des Fachgebiets 14. www.rki.de/DE/Content/Infekt/Krankenhaushygiene/Kommission/Ergaenzende_Informationen/Muster_Haendehygiene.pdf?__blob=publicationFile (letzter Zugriff: 16.01.2023)
[12] Schmidt, D.: Händewaschen – wann, wie, wo? Die Schwester der Pfleger 5/2018: 36, Bibliomed Medizinische Verlagsgesellschaft mbH, Melsungen 2018. www.bibliomed-pflege.de/zeitschriften/die-schwester-der-pfleger/heftarchiv/ausgabe/artikel/sp-5-2018-kollaps-droht-pflege-thermometer-2018-zeigt-altenpflege-in-not/35140-haendewaschen-wann-wie-wo (letzter Zugriff: 16.01.2023)

WEITERFÜHRENDE LITERATUR

Altmann K., Keller C. (Hrsg.): Pflegeassistenz Heute. Elsevier/Urban & Fischer Verlag, München 2021

Berufsgenossenschaft für Gesundheits- und Wohlfahrtspflege (Hrsg.): Hauptsache Hautschutz. Hände schützen, pflegen – gesund bleiben. https://www.bgw-online.de/resource/blob/14554/975f8fe309c7ea59b56f3652627db5bc/bgw06-12-002-hauptsache-hautschutz-data.pdf (letzter Zugriff: 16.01.2023)

Düllgen, M.; Kirov, A.; Unverricht, H.: Hygiene und medizinische Mikrobiologie. Lehrbuch für Pflegeberufe. Schattauer GmbH, 7. Auflage, Stuttgart 2016.

Elsevier GmbH (Hrsg.): Hygiene für Pflegeberufe. Elsevier/Urban & Fischer Verlag, 5. Auflage, München 2015

Handl, G.: Angewandte Hygiene, Infektionslehre und Mikrobiologie. Ein Lehrbuch für Gesundheits- und Krankenpflege, Pflegeassistenzberufe und Medizinische Assistenzberufe. Facultas, 3. Auflage, Wien 2018

KAPITEL

3

Sabrina-Maxi Steffens

Arzneimittellehre, Herrichten und Verabreichen von Arzneimitteln

DEFINITION

Die **Pharmakologie** ist die *„Lehre von der Wirkung fremder und körpereigener Stoffe auf den Organismus sowie der Nutzung bestimmter chemischer Stoffe als Heilmittel = Pharmaka"* ([15] S. 560).

Die therapeutische Wirkung bestimmter Heilpflanzen ist den Menschen seit Jahrtausenden bekannt. Pflanzenkundige sammelten Pflanzen und stellten aus ihnen Tees, Salben und Tinkturen her, um Krankheiten zu lindern oder zu heilen. Heute hat die Pharmakotherapie

(Arzneimitteltherapie) den pflanzlichen Inhaltsstoffen weitere stoffliche Verbindungen hinzugefügt. Arzneimittel können heute aus synthetischen oder halbsynthetischen Substanzen oder auch aus tierischen oder menschlichen Substanzen hergestellt werden. Durch die Erweiterung der Inhaltsstoffe von Arzneimitteln haben sich auch die Darreichungsformen spezifiziert. Somit sind heute verschiedene Formen der Applikation (Verabreichung) für Medikamente gebräuchlich (➤ Kap. 3.7).

Die heutige Alltagskultur und Medizin sind undenkbar ohne die Verwendung von Arzneimitteln. Der Einsatz von Tees, pflanzlichen Wirkstoffen, Cremes und Salben ist zur Selbstverständlichkeit geworden. In der heutigen Gesellschaft ist jedoch auch der konsumhafte Umgang mit Medikamenten weit verbreitet. Vitaminpräparate, Schmerzmittel, Antibiotika und Co. gehören zum täglichen Leben. Viele Produkte sind freiverkäuflich in Drogerien oder Apotheken zu erwerben, rezeptpflichtige Arzneimittel sind nur in Apotheken erhältlich.

3.1 Das Arzneimittelgesetz im Überblick

Bis 1961 gab es in Deutschland keine umfassende gesetzliche Regelung für den Umgang und Verkehr mit Arzneimitteln. Es gab zwar einzelne Regelungen durch andere Gesetze, doch die industrielle Herstellung von Arzneistoffen machte eine Gesamtbereinigung des Arzneimittelrechts notwendig. Mit dem Gesetz über den Verkehr mit Arzneimitteln (Arzneimittelgesetz, AMG) von 1961 verband der Gesetzgeber das Ziel der Rechtsvereinheitlichung. Die Herstellung von Arzneimitteln wurde an betriebliche und persönliche Voraussetzungen geknüpft. So durften Medikamente nur mit behördlicher Erlaubnis erzeugt werden und unterlagen einer Registrierungspflicht. Eine Prüfung auf Wirksamkeit und Unbedenklichkeit/Sicherheit des Arzneimittels gab es zu diesem Zeitpunkt nicht. Am 1. Januar 1978 trat das AMG von 1976 in Kraft. Mit diesem Gesetz sollte eine optimale Arzneimittelversorgung sichergestellt werden. Zu diesem Zweck müssen alle Arzneimittel die erforderliche Unbedenklichkeit, Wirksamkeit und Qualität aufweisen. Weiterhin sieht dieses Gesetz eine objektive Haftung für Menschen, welche durch Arzneimittel geschädigt wurden, und die Prüfung neuer Medikamente vor.

Heute werden die deutschen Vorschriften von internationalen Übereinkünften und Leitlinien überlagert. Beispielsweise wurden von der WHO (World Health Organisation) die heute weltweit anerkannten Programmziele zur Gesundheitsversorgung erarbeitet. Angleichungen europäischer Rechtsvorschriften machten mit der Zeit einige Novellierungen des AMG notwendig.

Zusammenfassend regelt das AMG:

- Begriffsbestimmungen
- Anforderungen an Arzneimittel
- Herstellung von Arzneimitteln
- Zulassung und Registrierung von Arzneimitteln
- Schutz von Menschen bei der klinischen Prüfung eines Arzneimittels
- Abgabe von Arzneimitteln
- Sicherung und Kontrolle der Qualität von Arzneimitteln
- Sondervorschriften für Arzneimittel, die an Tieren angewendet werden

- Beobachtung, Sammlung und Auswertung von Arzneimittelrisiken
- Überwachung von Arzneimittelbetrieben
- Sondervorschriften für Bundeswehr, Bundespolizei, Bereitschaftspolizei und Zivilschutz
- Ein- und Ausfuhrbestimmungen
- Pharmaberater und Informationsbeauftragte
- Bestimmungen der zuständigen Bundesbehörden und sonstige Bestimmungen
- Haftung für Arzneimittelschäden
- Straf- und Bußgeldvorschriften
- Überleitungs- und Übergangsvorschriften

Der Arzneimittelbegriff

Auszug aus dem AMG § 2 Arzneimittelbegriff [3]:
„(1) Arzneimittel sind Stoffe oder Zubereitungen aus Stoffen,
1. die zur Anwendung im oder am menschlichen oder tierischen Körper bestimmt sind und als Mittel mit Eigenschaften zur Heilung oder Linderung oder zur Verhütung menschlicher oder tierischer Krankheiten oder krankhafter Beschwerden bestimmt sind oder
2. die im oder am menschlichen oder tierischen Körper angewendet oder einem Menschen oder einem Tier verabreicht werden können, um entweder
a) die physiologischen Funktionen durch eine pharmakologische, immunologische oder metabolische Wirkung wiederherzustellen, zu korrigieren oder zu beeinflussen oder
b) eine medizinische Diagnose zu erstellen."
Durch diese im Gesetz beschriebene Begriffsbestimmung ist klar geregelt, wie sich ein Arzneimittel definiert.

DEFINITION

Ein **Arzneimittel** ist ein Stoff oder eine Zubereitung aus Stoffen, welche zur Verhütung, Linderung, Heilung oder Diagnose einer Krankheit dienen.

Ein Arzneimittel ist, wie im Gesetzestext aufgeführt, ein Gemisch aus Hilfs- und Wirkstoffen. Wirkstoffe können nicht nur chemische Verbindungen oder Elemente chemischer Verbindungen sein, sie können auch aus pflanzlichen Bestandteilen bestehen. Auch gibt es Wirkstoffe, die aus Stoffwechselprodukten von Bakterien, Viren oder Tieren bestehen oder in diesen hergestellt werden. Des Weiteren gelten Blutprodukte/aus Blutbestandteilen hergestellte Stoffe als Arzneimittel.

Dem eigentlichen Wirkstoff werden in der Herstellung Hilfsstoffe zugegeben. Je nach Hilfsstoff kann dieser dem Arzneimittel verschiedene Eigenschaften verleihen, beziehungsweise diese selbst aufweisen. Hilfsstoffe können zum Beispiel der Konservierung dienen oder auch die Resorption (Aufnahme) eines Mittels verändern. Des Weiteren können Hilfsstoffe Trägerstoff oder auch Lösungsmittel für den Wirkstoff sein. Zum Beispiel dient steriles Wasser als Lösungsmittel in Injektionslösungen. Hilfsstoffe können zudem nötig sein, um ein Arzneimittel in eine für den Menschen, der sie einnimmt, gut anwendbare und verträgliche Form zu bringen (beispielsweise Geschmacks-, Farb- oder Konservierungsstoffe). Hilfsstoffe sind zum Beispiel: Laktose, Gelatine, Maisstärke, Talk, Zellulose, Kartoffelstärke, Saccharose, Farbstoffe und viele mehr.

3.2 Arzneimittelnamen

Bei der Fülle von verfügbaren Arzneimitteln wird es für das Pflegepersonal immer schwieriger, Arzneimittel den Indikationsgruppen entsprechend aufzuteilen und den Überblick zu behalten. Allein in Deutschland sind über 100.000 Arzneimittel erhältlich. Angesichts dieser Fülle ist es nicht verwunderlich, dass dies zunächst verwirrt. Bei genauerer Betrachtung lassen sich all diese Arzneimittel jedoch in ein Namenssystem einsortieren. Die meisten Arzneimittel haben drei Namen: den internationalen Freinamen, den Handelsnamen und den chemischen Namen. Zur Orientierung für das Pflegepersonal ist der internationale Freiname am dienlichsten.

Internationale Freinamen

Der Freiname (International Nonproprietary Name [INN]) entspricht meist der chemischen Kurzbezeichnung des verwendeten Wirkstoffs des Arzneimittels. Bei Aspirin® ist dies beispielsweise Acetylsalicylsäure.

Handelsnamen

Der Handelsname oder auch Präparatname ist der Name, unter dem ein Hersteller ein Produkt vertreibt. Der Handelsname ist erkennbar durch ein großes R in einem Kreis®. Dieses Zeichen steht für *Registered Trade Mark* und bedeutet eingetragenes Warenzeichen. Bei der Namensfindung ist ein Hersteller nur an wenige Vorgaben gebunden und entscheidet sich zumeist für einen wohlklingenden und somit werbewirksamen Namen, z. B. Aspirin®. Hier noch weitere Beispiele einiger Handelsnamen für den Wirkstoff Acetylsalicylsäure: ASS-ratiopharm®, Aspirin®, Godamed®, Acesal®.

Chemische Namen

Dies ist die genaue chemische Bezeichnung der Substanz, z. B. 2-Acetoxy-benzoesäure für Aspirin®.

Namenszusätze

Ein Namenszusatz ist, wie der Name schon impliziert, ein Zusatz zum Produktnamen. Dieser Zusatz bezeichnet zumeist weitere Eigenschaften des Arzneimittels. Auch diese Namenszusätze unterliegen keiner einheitlichen Regelung und sind deswegen nur als zusätzliche Information zum Produkt zu werten. Namenszusätze können Zahlen oder Worte sein, die Auskunft über die enthaltene Wirkstoffmenge geben oder die Werkstofffreisetzung näher bezeichnen.

Beispiele für Namenszusätze

Zahlen
Zahlen geben zumeist an, wie hoch die Wirkstoffmenge/-konzentration in der jeweiligen Darreichungsform (Tablette, Tropfen, Ampulle etc.) des Arzneimittels ist. Zum Beispiel Aspirin® N 100 mg enthält 100 mg Acetylsalicylsäure.

Weitere Namenszusätze
Oft betitelt der Zusatz entsprechend der Übersetzung des verwendeten Wortes die Wirkweise eines Produktes. Hier einige Beispiele:

- **Retard/Depot:** Diese Namenszusätze weisen auf eine verlängerte und/oder verzögerte Wirkung des Arzneimittels hin. Retard = lat., *retard(us)*, retardiert: verzögert, verspätet. Depot = frz. *dépôt:* Lager, Ablagerung, Speicher.
- **Akut:** Dieser Namenszusatz weist auf eine schnelle Wirkung des Arzneimittels hin. Akut = lat. *acutus:* plötzlich einsetzend, heftig und von meist kürzerer Dauer.
- **Minor:** Dieser Namenszusatz weist auf eine geringere Wirkstoffdosierung des Arzneimittels hin. Minor = lat. *minor:* kleiner, das/die/der Kleinere.
- **Forte:** Dieser Namenszusatz weist auf eine höhere Wirkstoffdosierung des Arzneimittels gegenüber anderen Präparaten hin. Forte = ital. *forte:* laut, stark, kräftig.
- **Mono:** Dieser Namenszusatz weist darauf hin, dass nur ein Wirkstoff im Arzneimittel enthalten ist. Mono = altgriechisch *monos:* allein, einzig.
- **Comp/Compositum oder Plus:** Diese Namenszusätze weisen darauf hin, dass im Arzneimittel mehrere Wirkstoffe oder auch Wirkstoffgemische vorhanden sind; die entsprechenden Wirkstoffmengen der Einzelkomponenten werden meist ebenfalls angegeben, z. B. 100 mg/25 mg. Compositum = lat. *componere:* zusammensetzen; *compositum:* Zusammengesetztes.

Generika

Generika sind Fertigarzneimittel, die unter ihrer Wirkstoffbezeichnung bzw. unter einem anderen (nicht geschützten) Freinamen auf den Markt gebracht werden. Ein Beispiel hierfür ist der Wirkstoff Acetylsalicylsäure (ASS) statt Aspirin®. Aspirin® wurde 1899 noch als Pulver in 250 Gramm-Flaschen an Apotheken geliefert. Bereits 1900 kam Aspirin® als Tablette auf den Markt. Heute hat die WHO den Aspirin-Wirkstoff in die Liste unentbehrlicher Arzneimittel aufgenommen. Doch mittlerweile ist das Medikament nicht mehr allein als Aspirin® von der Firma Bayer erhältlich, sondern auch von vielen anderen namhaften Herstellern. Das Europäische Parlament definiert den Begriff Generikum folgendermaßen:

DEFINITION

Ein **Generikum** ist: *„Ein Arzneimittel, das die gleiche qualitative und quantitative Zusammensetzung aus Wirkstoffen und die gleiche Darreichungsform wie das Referenzarzneimittel aufweist und dessen Bioäquivalenz mit dem Referenzarzneimittel durch geeignete Bioverfügbarkeitsstudien nachgewiesen wurde".* [6]

Im Zuge der Wirtschaftlichkeit im Gesundheitssystem haben Generika in den vergangenen Jahren immer mehr an Bedeutung gewonnen.

3

So ist es heute unumgänglich, sich mit Wirkstoffen auseinanderzusetzen, um eben diese Präparate mit dem Ursprungspräparat in Verbindung zu bringen. Gerade für Menschen, die an ihre Medikation gewöhnt sind, ist die Verabreichung von Generika oft ein psychisches Problem. Durch den fehlenden Wiedererkennungseffekt der Medikation durch ein anderes äußeres Erscheinungsbild kommt es zu Unsicherheiten oder auch zur Verweigerung von Medikamenten, da Menschen Medikamente, die sie nicht kennen, häufig ablehnen oder für falsch halten. So kann ein Medikament, welches eine andere Prägung, Farbe, Form, Größe oder Geschmack durch den Hersteller aufweist, jedoch wie in der aufgeführten Definition bioäquivalent ist, abgelehnt werden, da der optische Kontrolleffekt für den/die Einnehmende/n nicht mehr gegeben ist. Auch können Pflegekräfte durch die hohe Anzahl von verordneten Generika heute nicht mehr allein durch optische Kontrolle sicher sein, das richtige Medikament zu verabreichen.

3.3 Wirkung von Arzneimitteln – Pharmakodynamik und Pharmakokinetik

Die Arzneimittelkunde oder Pharmakologie ist die Lehre von den Wechselwirkungen zwischen Organismus und Arzneistoffen. Diese Lehre wird weiterhin in Pharmakodynamik und Pharmakokinetik unterteilt.

DEFINITION

Pharmakodynamik ist die Lehre, die sich mit den erwünschten und unerwünschten Wirkungen eines Arzneistoffes auf den Organismus befasst: Was macht die verabreichte Substanz im Körper?

DEFINITION

Pharmakokinetik ist die Lehre von der Aufnahme (Resorption), Verteilung, Verstoffwechselung (Biotransformation) und Ausscheidung (Elemination) eines Arzneistoffes im Organismus: Was macht der Körper mit der verabreichten Substanz?

Diese Aufnahme- und Verarbeitungsmechanismen laufen nicht bei jedem Menschen gleich ab. Die Mechanismen werden z. B. durch Alter, Krankheit oder andere Arzneimittel beeinflusst. Insbesondere bei älteren Menschen kann die Ausscheidung durch Leber- oder Nierenerkrankungen beeinträchtigt sein.

Therapeutische Breite

Die therapeutische Breite ist der „Dosisunterschied zwischen der zur Erzielung der therapeutischen Wirkung erforderlichen Dosis und derjenigen, die gefährliche Überdosierungserscheinungen nach sich zieht“ ([1], S. 361).

Wenn sich eine Substanz im Körper anreichert (kumuliert), kommt es bei einem Arzneimittel mit geringer therapeutischer Breite bei normaler Dosierung innerhalb einer kurzen Zeitspanne zu Vergiftungserscheinungen.

Die therapeutische Breite eines Wirkstoffes ist also die Relation zwischen erwünschter Wirkung (dem, was das Medikament bewirken soll) und toxischer Wirkung (giftigen Erscheinungen) eines Arzneimittels. Die therapeutische Breite eines Wirkstoffs gibt somit Aufschluss über die Sicherheit eines Arzneimittels in der Anwendung.

Hat ein Medikament eine große therapeutische Breite, ist es als sicher einzustufen, da über einen breiten Dosisbereich toxische Wirkungen vermutlich nicht auftreten. Im Umkehrschluss bedeutet dies, dass ein Medikament mit geringer therapeutischer Breite als risikoreich eingestuft wird, da es bei geringen Abweichungen in der Dosierung zu schädlichen Unter- bzw. Überdosierungen kommen kann, woraus sich ggfs. ein Überwachungsbedarf (z. B. Blutspiegelkontrollen) ableiten lässt.

3.4 Der Weg eines Arzneimittels durch den Körper

Wenn ein Arzneimittel eingenommen wurde, muss dieses nach dem Zuführen vom Körper aufgenommen und verteilt werden, damit es wirksam werden kann. Auch muss es so aufgenommen und umgebaut werden, dass es zum guten Schluss, wenn es seine Funktion erfüllt hat, vom Körper wieder ausgeschieden werden kann. Wie ein Medikament verteilt wird und wie der enthaltene Wirkstoff an seinen Wirkungsort gelangt, ist ein komplizierter Vorgang, der im Folgenden vereinfacht dargestellt wird.

Die Aufnahme und Verteilung eines Arzneimittels im Körper (Resorption)

Medikamente können dem Körper auf verschiedenen Wegen zugeführt werden. Am häufigsten erfolgt die Aufnahme eines Arzneimittels über den Magen-Darm-Trakt. Dies kann oral (über den Mund), also durch Schlucken eines Medikaments, oder auch rektal über den Enddarm in Form von Suppositorien (Zäpfchen) geschehen. Das gesamte Medikament, bestehend aus Wirk- und Hilfsstoffen, gelangt in der aufgeführten Form in den Magen-Darm-Trakt und zerfällt durch natürliche Verdauung in seine einzelnen Bestandteile. Diese einzelnen Bestandteile werden vom Darm aufgenommen und in den Blutkreislauf abgegeben.

Die Geschwindigkeit des Zerfalls wird vom Hilfsstoff/Vehikel bestimmt. Je nach Konzeption des Mittels kann dies schnell oder langsam erfolgen. Es gibt Medikamente, die bereits im Magen zerfallen, andere sind so konzipiert, dass sie erst im Darm in ihre Bestandteile zerfallen und dort resorbiert werden. Die Geschwindigkeit der Aufnahme kann auch über die Wirksubstanz selbst beeinflusst werden.

Ein Wirkstoff gelangt, nachdem er in den Blutkreislauf abgegeben wurde, in die Leber. Dort wird durch die Entgiftungsfunktion der Leber das Blut gefiltert. Hierbei kann ein Teil des Wirkstoffs verloren gehen. Diesen Mechanismus nennt man First-Pass-Effekt. Dieser Effekt bestimmt unter anderem die Höhe der Wirksubstanz, die ein Medikament enthalten muss, damit es wirksam wird (eine pharmakologische Wirkung erzielt werden kann).

Da einige Arzneimittel durch die Filterfunktion der Leber vollständig zerstört werden, müssen diese auf anderem Wege ihren Wirkungsort erreichen. Es wird eine andere Applikationsart gewählt, wie zum Beispiel die Anwendung von Injektionen, Pflastern oder auch Salben. Auch kann ein Medikament so konzipiert werden, dass eine Vorstufe des wirksamen Wirkstoffs verabreicht wird. Diese Vorstufe wird als Prodrug bezeichnet. Erst durch die im Organismus ablaufenden Stoffwechselvorgänge wird die Vorstufe in die wirksame Form des Arzneimittels umgewandelt.

Wenn das Medikament wie oben beschrieben vom Organismus aufgenommen wurde, erfolgt die Verteilung der Wirksubstanz im Körper, damit der Wirkstoff dorthin gelangen kann, wo er wirksam werden soll. Über das Blutgefäßsystem erfolgt die Verteilung im gesamten Körper. Durch den somit entstehenden Verdünnungseffekt muss dem Organismus genügend Wirkstoff zur Verfügung gestellt werden, damit dieser in ausreichender Form am Wirkungsort ankommen kann. Bestimmt wird der Verdünnungseffekt von der im Organismus enthaltenen Blutmenge (ca. 5–7 Liter), die wiederum vom Körpergewicht abhängig ist. Aus diesem Grund erfolgt in manchen Fällen die Dosierung nach Körpergewicht. Hinzu kommt die Eigenschaft des Zielorts, an dem das Medikament wirksam werden soll. Auch diese Eigenschaften müssen bei der Auswahl eines Medikamentes Berücksichtigung finden.

Je nach Wirkort wird zur Verteilung des Arzneistoffes im Körper ein Träger benötigt, da die Substanz den Wirkort nicht selbstständig erreichen kann. Ein häufig verwendeter Träger sind Eiweiße. Bei bestehendem Eiweißmangel oder Fehlernährung kann es bei der Verteilung einer an Eiweiße gekoppelten Substanz zu negativen Effekten kommen. Auch können fettlösliche Medikamente an einem Organ, welches hauptsächlich aus Wasser besteht, keine Wirkung erzielen, da es nicht dorthin gelangt. Fettlösliche Medikamente werden zudem im Fettgewebe gespeichert.

Ein weiterer Sonderfall für die Verteilung von Arzneistoffen im Körper ist das Gehirn als Wirkungsort. Das Gehirn ist als zentrales Organ durch die Blut-Hirn-Schranke in besonderer Weise vor Einflüssen geschützt. Diese Schranke stellt einen Filter dar, der nur gewisse Substanzen passieren und in unser Gehirn gelangen lässt.

Die Ausscheidung eines Arzneimittels aus dem Körper (Elimination)

Unserem Körper stehen verschiedenste Mechanismen zur Verfügung, um den Organismus vor Fremd- oder Giftstoffen zu schützen. Diese natürliche Schutzfunktion muss bei der Einnahme eines Medikaments bedacht werden. Unser Körper erkennt das Arzneimittel als Fremdstoff und hat somit das Ziel, diesen aus dem Organismus auszuscheiden. Hierfür wird der Organismus als Gesamtsystem aktiv. Die Leber, Nieren, Haut und das Atmungssystem werden aktiv und sind bestrebt, den Fremdstoff zu verstoffwechseln und auszuscheiden. Um die Geschwindigkeit dieser Vorgänge bewerten zu können, wird die Halbwertszeit von Medikamenten bestimmt.

Halbwertszeit (HWZ)

Die HWZ ist die Zeitspanne, in der die Wirkstoffkonzentration im Körper ohne erneute Einnahme auf die Hälfte gesunken ist. Im Umkehrschluss gibt die HWZ auch Aufschluss darüber, wie lange ein Medikament wirkt.

Eine kurze HWZ bedeutet, dass ein Medikament vom Körper schnell eliminiert (verstoffwechselt und ausgeschieden) wird und daher oft mehrmals täglich eingenommen werden muss. Eine lange HWZ hat zur Folge, dass ein Medikament lange im Körper verbleibt und somit lange wirksam ist. Die Notwendigkeit einer erneuten zeitnahen Einnahme entfällt.

Das bedeutet, dass der Fremdstoff, also das Arzneimittel, länger im Organismus verbleibt und auch eventuelle Nebenwirkungen des Medikaments über einen längeren Zeitraum bestehen, wenn keine neue Gabe mehr erfolgt.

3.5 Nebenwirkungen und Wechselwirkungen von Arzneimitteln

Arzneimittel haben nicht nur die gewünschte heilende oder lindernde Wirkung, für die sie konzipiert wurden. Sie können auch eine Reihe unerwünschter Wirkungen mit sich bringen, die jedoch gegen den größeren Nutzen der Heilung abgewogen werden müssen. Aus diesem Grund sollten Pflegepersonen nicht nur zu der Wirkung eines Medikamentes, sondern auch zu Neben- und Wechselwirkungen informiert sein. Nur dann ist es möglich, individuelle Reaktionen eines Menschen auf ein Medikament zu erkennen und entsprechend handeln zu können.

Nebenwirkungen (NW)

Eine Nebenwirkung ist eine zumeist unerwünschte Arzneimittelwirkung, die bei der Arzneimitteltherapie auftreten kann. Es gibt eine Fülle von Nebenwirkungen, die sich aus den jeweiligen Substanzen und Wirkweisen eines Arzneimittels ergeben.

Die Nebenwirkungen eines Medikamentes müssen vom Hersteller in der Packungsbeilage (Beipackzettel) ausgewiesen werden. Im Beipackzettel werden die Nebenwirkungen nach der Häufigkeit ihres Auftretens klassifiziert (➤ Tab. 3.1). Die einzelnen Nebenwirkungen, die klassifiziert nach Häufigkeit auftreten, sind im Beipackzettel detailliert aufgeführt.

Die Pflicht, Nebenwirkungen auszuweisen, die sich aus dem Arzneimittelgesetz ergibt, soll dem Schutz und der Information des Verbrauchers dienen. Oft schrecken Verbraucher jedoch beim Lesen der Nebenwirkungen von Arzneimitteln zurück und lehnen es ab. Zu berücksichtigen ist immer, dass viele schwerwiegende Nebenwirkungen nur gelegentlich, selten oder sehr selten auftreten. Ihre Aufgabe als Pflegekraft ist es, aus der Krankenbeobachtung Hinweise auf eventuell auftretende Nebenwirkungen zu identifizieren und entsprechend zu handeln.

Tab. 3.1 Häufigkeit von Nebenwirkungen

Häufigkeit	Bedeutung
Sehr häufig	Mehr als 1 von 10 Behandelten
Häufig	Weniger als 1 von 10, aber mehr als 1 von 100 Behandelten
Gelegentlich	Weniger als 1 von 100, aber mehr als 1 von 1.000 Behandelten
Selten	Weniger als 1 von 1.000, aber mehr als 1 von 10.000 Behandelten
Sehr selten	Weniger als 1 von 10.000 Behandelten, oder unbekannte Häufigkeit, einschließlich Einzelfälle
Nicht bekannt	Die Häufigkeit ist aufgrund der Datenlage nicht abschätzbar

Bei beobachteten möglichen Nebenwirkungen eines Arzneimittels müssen Sie unverzüglich den Arzt oder die Ärztin informieren!

Die Ärzte können dann entscheiden, ob eine Therapie beendet oder umgestellt werden soll.

Oft werden auftretende Nebenwirkungen als subjektiv störend empfunden, sind jedoch in Relation zum Wirkerfolg eines Medikaments eher gering. Inwieweit Nebenwirkungen zugunsten des Therapieerfolges toleriert werden müssen, hängt oft von der Ausprägung der Grunderkrankung des Betroffenen ab. Wenn ein Medikament eine lebensbedrohliche Erkrankung des Menschen abwenden kann, werden zumeist auch schwerwiegende Nebenwirkungen zum Erreichen eines Therapieerfolges (z. B. Chemotherapie) gebilligt.

Unabhängig von den spezifischen Nebenwirkungen eines Arzneistoffs, kann es immer zu allergischen Reaktionen kommen. Allergische Reaktionen des Organismus auf den zugeführten Fremdstoff, das Arzneimittel, sind in jedem Fall ernst zu nehmen, da allergische Reaktionen in unterschiedlicher Schwere auftreten können. Von leichten Reaktionen, wie Hautausschlägen oder Übelkeit, bis hin zu lebensbedrohlichen Schockreaktionen des Körpers, wie zum Beispiel dem anaphylaktischen Schock, kann eine große Bandbreite an Reaktionen auftreten.

Alle Äußerungen eines Menschen bezüglich der Befindlichkeit, die in Zusammenhang mit verabreichten Medikamenten und sich daraus ergebenden möglichen Nebenwirkungen stehen, sind in jedem Fall ernst zu nehmen. Der behandelnde Arzt oder die Ärztin muss informiert oder, je nach Schwere der Nebenwirkungen, auch ein Notruf abgesetzt werden.

Wechselwirkungen (WW)

Als Wechselwirkung wird das Phänomen der veränderten Arzneimittelwirkung bei gleichzeitiger oder aufeinander folgender Gabe verschiedener Mittel bezeichnet. Wechselwirkungen können nicht allein durch die Einnahme mehrerer Arzneimittel hervorgerufen werden, sondern auch durch gleichzeitigen Genuss von Suchtmitteln wie zum Beispiel Alkohol. In der Packungsbeilage führt der Hersteller mögliche Wechselwirkungen mit anderen Arzneimitteln, Nahrungsmitteln und Getränken auf. Weiterhin wird angegeben, welche Arzneimittel die Wirkung beeinflussen (verstärken, verändern oder vermindern) und welche Folgen bei gleichzeitiger Einnahme von bestimmten Medikamenten auftreten können.

Um möglicherweise auftretende Neben- und Wechselwirkungen eines Arzneimittels zu erkennen, ist der Erwerb von Wissen bezüglich der Medikamente, die verabreicht werden, unerlässlich. Pflegekräfte sollten Kenntnisse zu jedem von ihnen verabreichten Medikament erwerben. Am einfachsten ist dies, wenn sie zu jedem Medikament, das sie verabreichen, die Packungsbeilage studieren. Die Aufgabe der Pflegekraft ist es, aus der Krankenbeobachtung Hinweise auf eventuell auftretende Wechselwirkungen zu identifizieren und, falls diese auftreten, entsprechend zu handeln.

Bei beobachteten möglichen Wechselwirkungen eines Medikaments mit einem anderen müssen Sie unverzüglich den Arzt oder die Ärztin informieren. Dieser kann dann entscheiden, ob eine Therapie beendet oder umgestellt werden soll.

3.6 Die Packungsbeilage

Jeder Hersteller von Arzneimitteln ist nach dem Arzneimittelgesetz § 11 verpflichtet, jeder seiner Verkaufspackungen eines Arzneimittels eine Packungsbeilage beizufügen. Synonym werden für die Herstellerangaben auch die Bezeichnungen Beipackzettel oder Waschzettel verwendet.

Eine Packungsbeilage muss auch bei Auseinzelung (der Abgabe einzelner Blister oder Tabletten) als Kopie beigefügt werden. Sie muss gut lesbare, allgemein verständliche Informationen enthalten. Folgende Angaben müssen laut § 11 des Gesetzes über den Verkehr mit Arzneimitteln (AMG) enthalten sein:

- Bezeichnung des Arzneimittels (AZM), Name und Stärke, Darreichungsform, ggf. Hinweise, ob das AZM zur Anwendung für Erwachsene, Kinder oder Säuglinge bestimmt ist
- Beschreibung des Behandlungsziels, also der Indikation des AZM, und/oder seine Wirkweise
- Anwendungsgebiete des AZM
- Informationen für den Verbraucher wie:
  - Kontraindikationen, also Gegenanzeigen des AZM
  - Nebenwirkungen und Wechselwirkungen des AZM
  - Eventuell zu ergreifende Vorsichtsmaßnahmen bei der Einnahme
  - Warnhinweise
- Für eine ordnungsgemäße Verwendung erforderliche Anweisungen wie:
  - Art der Verabreichung
  - Dauer der Behandlung (falls diese begrenzt sein sollte)
  - Handlungsempfehlungen bei eventueller Überdosierung oder unterlassener Einnahme
  - Häufigkeit der Einnahme ggf. mit Angabe des genauen Zeitpunkts
  - Ausdrückliche Empfehlung, den Arzt oder Apotheker zur Klärung der Verwendung des Arzneimittels zu befragen: „Fragen Sie Ihren Arzt oder Apotheker“
  - Eventuell auftretende Entzugserscheinungen nach dem Absetzen des Arzneimittels
  - Verfallsdatum sowie Warnhinweis, das Arzneimittel nach Überschreiten dieses Datums nicht zu verwenden
  - Hinweise auf besondere Vorsichtsmaßnahmen für die Aufbewahrung/Lagerung des Arzneimittels
  - Vollständige Zusammensetzung der Arzneistoffe in genauer Mengenangabe und Arzneiträgerstoffe ohne Mengenangabe
  - Darreichungsform und Inhalt nach Gewicht, Volumen oder Dosierungseinheiten
  - Name und Anschrift des Inhabers der Genehmigung für das Inverkehrbringen
  - Name und Anschrift des Herstellers
  - Datum der letzten Überarbeitung der Packungsbeilage

3.7 Formen der Arzneimitteltherapie

Im Allgemeinen werden zwei Formen der Arzneimitteltherapie unterschieden: die lokale (örtliche) und die systemische (den gesamten Organismus betreffende) Therapie.

Bei der lokalen Arzneimitteltherapie ist die Wirkung des Medikaments auf den Wirkort begrenzt. Sie soll nicht auf den gesamten Organismus abzielen. Jedoch ist eine strikte Trennung im menschlichen Körper kaum möglich, da Teile des Wirkstoffs durch die Haut aufgenommen werden, in die Lymph- und Blutbahn gelangen und somit auch gering systemisch wirken. Meist sind diese Wirkstoffkonzentrationen jedoch so gering, dass man sie vernachlässigen kann. Es kann also von einer lokalen Therapie gesprochen werden. Ein typisches Beispiel hierfür sind Cremes und Salben.

Bei der systemischen Arzneimitteltherapie ist die Wirkung des Medikaments generalisiert. Durch das Gelangen des Wirkstoffs in die Blutbahn betrifft sie den gesamten Organismus. Ein typisches Beispiel hierfür ist das Schlucken einer Tablette.

Applikationsarten

Medikamente können, wie im einführenden Teil dieses Kapitels bereits erwähnt, auf verschiedenste Weise in den Körper gelangen. Es gibt zahlreiche Verabreichungsarten (Applikationsarten), von denen im Folgenden die gebräuchlichsten aufgeführt sind.

Medikamente können dem Organismus enteral (➤ Tab. 3.2), auf den Darm bezogen, oder parenteral (➤ Tab. 3.3), unter Umgehung des Darmes, zugeführt werden. Die Applikationsform macht keine Aussage darüber, ob ein Arzneistoff lokal oder systemisch wirkt. Ein Arzneimittel kann enteral verabreicht werden und doch lokal wirken.

Darreichungsformen

Es gibt eine große Anzahl an Darreichungsformen von Arzneimitteln (AZM). Arzneimittel können in ihren Eigenschaften fest, halbfest, flüssig oder auch gasförmig sein.

Zu den festen Arzneiformen werden Tabletten, Kapseln, Tees, Dragees, Zäpfchen (Suppositorien), Stäbchen (Stylo), Granulate und Pulver gezählt (➤ Tab. 3.4).

Zu den halbfesten Arzneiformen werden Salben, Cremes, Pasten und Gele gezählt (➤ Tab. 3.5). Zu den flüssigen Arzneimittelformen werden Lösungen, Tinkturen, Suspensionen und Emulsionen gezählt (➤ Tab. 3.6). Gasförmige Arzneiformen sind medizinische Gase und Aerosole (➤ Tab. 3.7).

Tab. 3.2 Verabreichung von Arzneimitteln unter Beteiligung des Darms

Fachbegriff	Übersetzung	Verabreichungsform
oral/per os (p.o.)	durch den Mund	Zuführung durch Schlucken (Tablette, Dragee, Tropfen)
lingual	auf die Zunge	Zuführung durch das Auflegen auf die Zunge (Linguette)
sublingual (s.l.)	unter die Zunge	Zuführung durch das Legen unter die Zunge (Sublingualtablette)
bukkal	in die Wangentasche der Mundhöhle	Zuführung durch das Einlegen in die Wangentasche (Buccaltablette)
rektal	in den Enddarm	Zuführung durch das Einbringen in den Enddarm (Suppositorien oder Klistiere)

Tab. 3.3 Verabreichung von Arzneimitteln unter Umgehung des Darms

Fachbegriff	Übersetzung	Verabreichungsform
vaginal	in die Scheide	Zuführung durch das Einbringen in die Scheide (Scheidenstäbchen, Scheidenzäpfchen, Ovula)
intramuskulär (i.m.)	in den Muskel	Zuführung durch das Einbringen in den Muskel (Injektionslösungen)
intravenös (i.v.)	in die Vene	Zuführung durch das Einbringen in die Vene (Injektionslösungen und Infusionslösungen)
intraarteriell (i.a.)	in die Arterie	Zuführung durch das Einbringen in die Arterie (Injektionslösungen und Infusionslösungen)
intrakutan (i.c.)	in die Haut	Zuführung durch das Einbringen in die Haut (Injektionslösungen)
subkutan (s.c.)	unter die Haut, in das Unterhautfettgewebe	Zuführung durch das Einbringen in das Unterhautfettgewebe (Injektionslösungen und Infusionslösungen)
instillieren	einträufeln	Zuführung durch das Einbringen in einen Hohlraum (Tropfen, Lösungen)
pulmonal	in die tiefen Atemwege (Lunge)	Zuführung durch das Einbringen in die tiefen Atemwege (Inhalation)

Tab. 3.4 Feste Arzneiformen

Tabletten	Tabletten sind fest gepresstes Pulver in zumeist runder Form. Die gepresste Arzneiform ermöglicht eine genaue Einzeldosierung. Tabletten können zur Teilbarkeit Bruchrillen aufweisen, in diesem Fall sind sie **teilbar.** Weisen sie diese nicht auf, sind diese Tabletten **nicht teilbar.** Einige Tabletten können mit Schmuckrillen versehen sein. Das bedeutet, dass auf einer Tablette der äußeren Form halber eine Rille eingeprägt ist. Diese ist keine Bruchrille und diese Tabletten sind ebenfalls nicht teilbar. Genaue Informationen können den Herstellerangaben entnommen werden.
Dragees	Dragees sind mit Lack oder Glukose überzogene Tabletten. Der Überzug kann eine Schutzfunktion gegen schlechten Geschmack des AZM bieten. Der Überzug kann auch Magensaft resistent sein und dazu dienen, dass das AZM nicht im Magen resorbiert wird und sich erst im Dünndarm auflöst. Dragees sind wegen des Überzuges **nicht teilbar.**
Kapseln	Kapseln sind hohle Gebilde, die flüssige oder feste Arzneistoffe enthalten. Diese sind umhüllt von einer Stärke-, Hart- oder Weichgelatinekapsel, welche sich im Magen-Darm-Trakt auflöst. Zerbeißkapseln werden, wie der Name impliziert, im Mund zerbissen und nicht geschluckt. Kapseln sind trotz der Möglichkeit, diese zu öffnen, **nicht teilbar.**
Pulver	Pulver sind fein zerkleinerte (pulverisierte) Arzneistoffe. Pulver werden in Wasser aufgelöst eingenommen. Die Dosierung mit einem Messlöffel kann ungenau sein, eine Einzeldosierung zum Beispiel in kleinen Beuteln, ist daher vorzuziehen. Zumeist ist die Verabreichung lokal, beispielsweise zum Auftragen auf die Haut (Puder).

Tab. 3.4 Feste Arzneiformen *(Forts.)*

Granulate	Granulate sind Arzneistoffkörnchen, die in Wasser aufgelöst werden. Die Dosierung mit einem Messlöffel kann ungenau sein, eine Einzeldosierung zum Beispiel in kleinen Beuteln, ist daher vorzuziehen.
Tee	Tees bestehen aus zerkleinerten, getrockneten Pflanzenteilen. Die Pflanzenteile werden mit Wasser aufgegossen oder abgekocht. Tee wird zumeist oral verabreicht, kann jedoch auch äußerlich angewendet werden, zum Beispiel zur Herstellung von Bädern oder Umschlägen.
Stäbchen	Stäbchen sind zum Einlegen in Wunden. Es gibt auch Scheidenstäbchen, die in die Vagina einführt werden.
Globuli	Globuli sind kleine Kügelchen (Streukügelchen), die einen Wirkstoffauszug enthalten. Hierbei wird der Grad der Verdünnung (in Potenz) angegeben. Zumeist werden die Streukügelchen lingual verabreicht.
Transdermale Pflaster	Transdermale Pflaster, auch Transdermales Therapeutisches System (TTS) genannt, sind pharmazeutische Zubereitungen, die einen oder mehrere Wirkstoffe enthalten und als Pflaster auf die Haut aufgeklebt werden.

Tab. 3.5 Halbfeste Arzneiformen

Salbe	Eine Salbe ist eine streichfähige Fettmasse, in die ein Wirkstoff eingebettet ist.
Paste	Eine Paste ist eine Salbe, die relativ fest ist, da diese einen hohen Pulveranteil hat.
Creme	Eine Creme ist eine Salbe, die relativ weich ist, da diese einen hohen Wasseranteil hat. Sie besteht aus einer Mischung aus festen und flüssigen Anteilen.
Gel	Ein Gel hat eine wasserlösliche Grundmasse mit Geliermitteln und Quellstoffen, in die ein Wirkstoff eingebettet ist. Gele haben zumeist einen kühlenden Effekt und trocknen auf der Haut.

Tab. 3.6 Flüssige Arzneiformen

Lösung	In einer Lösung ist der Wirkstoff vollständig gelöst. Lösungsmittel können Wasser oder Alkohol sein. Eine Lösung ist ein klares Arzneimittel, welches keine sichtbaren Bestandteile aufweist.
Tinktur	Eine Tinktur ist ein alkoholischer Auszug aus tierischen oder pflanzlichen Stoffen.
Suspension	In einer Suspension ist ein fester Wirkstoff in Flüssigkeit aufgeschwemmt.
Emulsion	Eine Emulsion ist eine Mischung zweier nicht ineinander löslicher Flüssigkeiten. Dieses sind Öle oder Fette, die mit Wasser gemischt sind.

Tab. 3.7 Gasförmige Arzneiformen

Gase	Gase sind medizinische, also „reine" Gase, welche pulmonal (über die Lunge) verabreicht werden. Zu den Gasen zählen unter anderem Sauerstoff, Lachgas und Narkosegase.
Aerosole	In Aerosolen schweben feste oder flüssige Wirkstoffe in einem Gas (meist Luft). Aerosole werden eingeatmet und wirken somit pulmonal.

3.8 Bestellung, Haltbarkeit, Aufbewahrung, Lagerung und Entsorgung von Arzneimitteln

Bestellung von Arzneimitteln

Die Bestellung von Medikamenten erfolgt häufig nach dem Richten der Medikamente, wenn absehbar ist, dass diese nicht mehr ausreichend vorhanden sind. Der Bestellmodus und die Aufbewahrung sind zumeist im Qualitätshandbuch der Organisationen definiert und geben den Handlungsrahmen vor. Allgemein sollten jedoch folgende Regelungen Anwendung finden.

Die Bestellung kann mündlich oder schriftlich erfolgen. Die Bestellung und die Art, wie sie aufgegeben wurde, sind im Pflegebericht zu dokumentieren. Zum Beispiel: *10:15 Uhr Bestellung des Rezeptes für Aspirin 100 via Fax bei Dr. Mustermann. Die Praxis reicht das Rezept zur Vertragsapotheke weiter.* Auch Angehörige können in diesen Prozess einbezogen werden, indem sie ein Rezept bestellen und die Medikation in der Apotheke ihres Vertrauens besorgen.

Eine Bevorratung von Medikamenten ist untersagt und die Bestellmenge sollte daher dem jeweiligen Bedarf angepasst sein. Häufig kontrollieren Arztpraxen die zuvor verordnete Menge bei der Bestellung eines neuen Rezepts. Generell sollte beachtet werden, dass die Bestellung und Lieferung von Medikamenten häufig länger als 24 Stunden dauern.

Ratsam ist es, Medikamente schon zu bestellen, wenn diese noch für eine Woche vorhanden sind.

Haltbarkeit von Arzneimitteln

Die Haltbarkeit, also das Verfallsdatum eines Medikaments, ist auf der Packung aufgedruckt. Dieses Verfallsdatum gilt nur für das originalverpackte und verschlossene Medikament.

Bei Anbruch verändert sich je nach Medikament die Haltbarkeit. Deswegen ist es unerlässlich, das Anbruchdatum mit Handzeichen derjenigen Pflegekraft, welche den Anbruch vornimmt, auf der Verpackung zu vermerken. Auch kann es hilfreich sein, das voraussichtliche Ablaufdatum auf der Verpackung zu vermerken. So kann das Medikament entsorgt werden, wenn nach Anbruch nur eine kurze Haltbarkeit besteht. Dies gilt zum Beispiel für Augen- oder Nasensalben, welche bereits kurze Zeit nach dem Anbruch ausgetauscht werden müssen. Hierzu ist es dienlich, alle oben aufgeführten Angaben auf einem Aufkleber oder Pflasterstreifen zu vermerken und auf die Tube aufzukleben.

Hinweise darauf, dass ein Arzneimittel abgelaufen ist:

- Konsistenzveränderungen, Verformungen, Verkleben von Medikamenten, abgeplatzte Überzüge von Dragees, Verformungen von Suppositorien
- Geruchsveränderungen von Arzneimitteln (auffällige Veränderungen des bekannten Geruchs)
- Beimengungen bei flüssigen Arzneimitteln, Ausflockungen, Bodensatz, Trübungen in klaren Flüssigkeiten
- Veränderungen der Farbe des Medikaments, Flecken, lokale Verfärbungen, Farbveränderungen

Besteht der Verdacht, dass ein Arzneimittel abgelaufen ist, ist dies zu verwerfen.

Im Einzelfall kann es bei Unsicherheiten sinnvoll sein, sich den Rat eines Arztes oder Apothekers einzuholen.

Aufbewahrung und Lagerung von Arzneimitteln

Die Aufbewahrung von Medikamenten richtet sich immer nach den Angaben des Herstellers (Packungsbeilage). In der pflegerischen Praxis haben sich gewisse Aufbewahrungsarten für Medikamente bewährt.

In der häuslichen Versorgung können die Aufbewahrungsarten im Vergleich zu denen in Einrichtungen differieren, da sich die Medikamente in der Häuslichkeit des Menschen mit Hilfebedarf befinden und dieser möglicherweise ein bestimmtes Aufbewahrungssystem oder eine spezielle Sortierung bevorzugt.

Werden die Medikamente in den Diensträumen des Unternehmens aufbewahrt, gilt es einige Aspekte zu beachten. Die Medikamente werden in einem abschließbaren Medikamentenschrank aufbewahrt. Im Medikamentenschrank hat jeder Pflegebedürftige ein eigenes Schrankfach oder Aufbewahrungssystem. Die Sortierung der Medikamente innerhalb des Schrankes kann alphabetisch nach Namen oder stationär nach Zimmernummern geschehen. Dieses Schrankfach oder Aufbewahrungssystem ist mit einer eindeutigen Zuordnung zu versehen, um Verwechslungen auszuschließen. Eine patientenübergreifende Sortierung nach Wirkstoffgruppen, wie dies in Krankenhäusern üblich ist, ist untersagt. Denn anders als im Krankenhaus, sind die Medikamente Eigentum des Menschen und müssen auch als solches gehandhabt werden. Daraus folgt, dass es nicht möglich ist, ein Medikament zu entleihen, wenn ein Medikament bei einem anderen fehlt.

Allgemeingültige Regeln für die Aufbewahrung von Arzneimitteln (ambulant und stationär):

- Die Zuständigkeit und Verantwortlichkeit für den Medikamentenschrank, die Aufbewahrung des Schlüssels und die Reinigung des Schrankes sind eindeutig geregelt.
- Der Medikamentenschrank muss abschließbar sein.
- Der Medikamentenschrank ist verschlossen, wenn gerade keine Medikamente entnommen oder zugefügt werden.
- Der Schrank ist übersichtlich und eindeutig sortiert und sauber (Überprüfung auf Haltbarkeit der Medikamente und Säuberung des Schrankes spätestens alle 4 Wochen).
- Innerlich anzuwendende und äußerlich anzuwendende Medikamente werden getrennt voneinander aufbewahrt.
- Wärmeempfindliche Medikamente werden in einem eigens dafür vorgehaltenen Kühlschrank bzw. speziellen Kühlfach und nicht im Medikamentenschrank aufbewahrt.
- Feuergefährliche Stoffe, zum Beispiel Alkohole, werden sicher und gesondert aufbewahrt.
- Lichtempfindliche Stoffe werden entsprechend der Herstellerangabe lichtgeschützt aufbewahrt.
- Medikamente, die unter das Betäubungsmittelgesetz (BtM) fallen, werden unter besonderem Verschluss gelagert.
- Die Lagerungstemperatur richtet sich nach den Herstellerangaben.

- Die meisten Arzneimittel können bei Zimmertemperatur (15–25 °C) gelagert werden.
- Einige Medikamente müssen im Kühlschrank bei 2–8 °C gelagert werden (Herstellerangaben beachten).
- Arzneimittel müssen immer in der Originalverpackung aufbewahrt werden, um eine eindeutige Zuordnung zur Chargennummer zu gewährleisten (für eventuelle Rückrufaktionen des Herstellers, z. B. bei Bedenklichkeit des Arzneimittels oder zur Meldung der Chargennummer bei beobachteten Nebenwirkungen).
- Medikamente verbleiben bis zur Entnahme des letzten Medikaments in der Verpackung (Blister). Auch wenn nur noch eine Tablette in einer Packung übrig ist, verbleibt diese im Blister und der Originalverpackung und wird **keinesfalls** in eine neue Packung umsortiert. Auch die Packungsbeilage verbleibt bis zuletzt in der Verpackung.

Entsorgung von Arzneimitteln

Arzneistoffe gehören nicht in den Hausmüll, so eine häufig vertretene Meinung. Das Ministerium für Umwelt und Naturschutz, Landwirtschaft und Verbraucherschutz des Landes Nordrhein-Westfalen weist im Faltblatt *Alte Arzneimittel richtig entsorgen* [16] jedoch ausdrücklich darauf hin, dass Medikamente in die graue Tonne gehören. Dies sei der einfachste, bequemste und zudem ein sicherer Weg. Medikamente dürfen nicht durch die Entsorgung in der Toilette dem Wasserkreislauf zugeführt werden, da so die Umwelt erheblich belastet werden kann. Der einfachste und sicherste Weg für Institutionen ist es, nicht benötigte oder verfallene Arzneimittel an die Apotheke zurückzugeben. Medikamente, die verfallen sind und/oder beim Richten der Medikamente beschmutzt wurden, können in einem dafür vorgesehenen und gekennzeichneten Behältnis gesammelt und dann an die Apotheke zurückgesendet werden. Die Arzneimittel können hierbei in der Verpackung belassen werden. Die Apotheken können die Medikamente dann fachgerecht entsorgen. Für radioaktive Stoffe oder Zytostatika gelten Sonderregeln in der Entsorgung.

Die Verpackungen von Medikamenten sind je nach Art der Verpackung in das Altpapier oder das Behältnis für den grünen Punkt zu entsorgen.

3.9 Richten und Verabreichen von Arzneimitteln

Medikamente werden, wie vom Arzt in der sogenannten ärztlichen Verordnung oder Anordnung beschrieben, verabreicht.

Ärztliche Anordnung von Arzneimitteln

Die ärztliche Verordnung sollte möglichst in Schriftform vorliegen. Wenn eine Anordnung telefonisch oder mündlich entgegengenommen wird, ist diese mit Datum, Handzeichen der entgegennehmenden Pflegeperson, Medikament, Wirkstärke, Dosis, maximale Dosis in 24 Std., Darreichungsform und Vermerk des verordnenden Arztes in die Dokumentation aufzunehmen. Diese Anordnung ist dem Arzt vorzulesen, ihre Richtigkeit ist von ihm zu bestätigen und zu genehmigen (VUG-Prinzip = Vorlesen und genehmigen lassen). Wenn diese Form der Anordnung gegeben ist, muss sie nicht zwingend erneut vom Arzt gegengezeichnet werden. Hierzu ist der Arzt nach der Muster-Berufsordnung Ärzte (MBO-Ä § 10 Dokumentationspflicht) nicht verpflichtet. Um Missverständnisse und Übertragungsfehler zu vermeiden, ist es praktikabel, um ein Fax der Anordnung und/oder eine gesamte Übersicht der Medikamente aus der Arztpraxis zu bitten.

Die Verordnung muss auf dem dafür vorgehaltenen Dokument (Medikamentenplan) des Unternehmens verzeichnet sein. Veränderungen der Medikation und die Art der ärztlichen Anordnung sind zudem im Pflegebericht zu vermerken.

Die ärztliche Verordnung enthält:

- Datum der Ausstellung
- Ausstellender Arzt
- Verordnungszeitraum und Häufigkeit der Durchführung
- Arzneimittel und Wirkstärke
- Dosis (Einzel- und Maximaldosis in 24 Std.)
- Darreichungsform
- Evtl. Befristung der Gabe
- Entgegennehmende Pflegekraft (Handzeichen)
- VUG-Prinzip

Anordnung von Bedarfsmedikation

Die Bedarfsmedikation ist eine Medikation, die der Arzt für den Bedarfsfall verordnet. Der Bedarfsfall ist eine vorher klar definierte Situation, die für einen bestimmten Menschen eintreten könnte.

Im Umgang mit Bedarfssituationen bestehen in der pflegerischen Praxis oft Unsicherheiten und es entstehen mitunter pflegerische Überschreitungen von Kompetenzen. Wenn die Bedarfssituation nicht unmissverständlich definiert ist, führt dies in der pflegerischen Praxis dazu, dass Pflegepersonen den Bedarf definieren und daraus eine Handlung ableiten. Somit entscheidet die Pflegeperson in diesem Moment allein, ob ein Bedarf in der Situation besteht und verabreicht dann das verordnete Medikament. Diese Entscheidung obliegt jedoch nicht der Pflegeperson, sondern dem Arzt. Eventuelle Konsequenzen müssen dann von der Pflegeperson getragen werden.

Um solche Situationen vermeiden zu können, sollte eine Bedarfsmedikation wie folgt dokumentiert sein:

- Datum
- Ausstellender Arzt
- Arzneimittel und Wirkstärke
- Dosis
- Darreichungsform
- Handzeichen der entgegennehmenden Pflegeperson
- Genaue Indikation/Situations- bzw. Zustandsbeschreibung
- Einzel- und Maximaldosis in 24 Std.
- Evtl. Befristung der Gabe

Zumeist werden die Situations- bzw. Zustandsbeschreibung von den Pflegekräften mit der Bitte um einen Hausbesuch oder um eine Therapieanweisung im Gespräch an den Arzt weitergegeben. Das kann persönlich oder auch telefonisch geschehen, wenn dieser nicht in der Lage ist, zeitnah einen Hausbesuch durchzuführen. In einem Hausbesuch werden auch oftmals Regelungen für die Zeit der Abwesenheit des Arztes getroffen.

Somit hat das Pflegepersonal die Chance, auf die Situations- bzw. Zustandsbeschreibung, für welche die Bedarfsmedikation gilt, Einfluss zu nehmen oder diese zu formulieren. Die gefundene Umschreibung sollte übernommen und muss wie oben dargestellt dokumentiert werden.

Herrichten von Arzneimitteln

Arzneimittel werden immer nach ärztlicher Verordnung gerichtet und verabreicht. Das Richten der Arzneimittel erfolgt nach den im Unternehmen üblichen Gegebenheiten. Häufig geschieht dies für eine Woche im Voraus. In der häuslichen Versorgung werden je nach vom Arzt ausgestellter und von der Krankenkasse genehmigter Verordnung Medikamente für eine Woche im Voraus oder täglich neu gerichtet.

Generell sollten Medikamente mit ausreichend Zeit und Ruhe an einem ruhigen Ort gerichtet werden. So können durch nachlassende Konzentration, Ablenkung oder Flüchtigkeit entstehende Fehler vermieden werden. Auch sollten gerichtete Arzneimittel immer von einer zweiten Pflegekraft auf ihre Richtigkeit kontrolliert werden. Bei versierten Pflegekräften ist eine Kontrolle durch Sichtkontrolle und Abgleichen der Verordnung üblich, diese früher gängige Praxis wird durch die zunehmende Verordnung von Generika und häufige Wechsel innerhalb der Generika erschwert. Wenn dies aus strukturellen Gegebenheiten nicht möglich ist, sollten Medikamente zweimal auf ihre Richtigkeit überprüft werden. Es gilt die Devise „doppelt gemoppelt hält besser".

Grundregeln für das Richten von Arzneimitteln:

- Für ruhige Stellatmosphäre sorgen
- Medikamente und Dispenser, Abwurfbehälter und Behältnis für zu verwerfende Medikamente bereitstellen
- Verunreinigte Dispenser vor dem Richten reinigen und sorgfältig trocknen
- Arbeitsfläche säubern
- Immer nur Medikamente für einen Pflegebedürftigen richten, gebrauchte Materialien wegsortieren und den Stellvorgang dokumentieren. Erst dann weitere Medikamente richten
- Vor jedem Richten und vor jedem Arzneimittelkontakt Hände waschen
- Das Richten der Medikamente erfolgt mit Handschuhen, um die Kontamination mit Stoffen für das Pflegepersonal gering zu halten und den/die Einnehmende/n vor Verunreinigungen zu schützen
- Medikamente stets aus einer angebrochenen Packung entnehmen, bei Neuanbruch die Packung mit Anbruchdatum und Handzeichen versehen
- Medikamente mit dem kürzesten Verfallsdatum zuerst verwenden, damit diese aufgebraucht werden
- Jedes Medikament dreimal auf seine Richtigkeit kontrollieren:
  - Bei Entnahme aus dem Medikamentenschrank
  - Beim Entnehmen des Medikamentes aus der Verpackung
  - Beim Einsortieren des Medikamentes in die Aufbewahrung

3-**E**-Regel: Bei **E**ntnahme aus dem Schrank, **E**ntnehmen aus der Verpackung und **E**insortieren in die Aufbewahrung das Medikament auf seine Richtigkeit überprüfen.

- Kontrolle des Arzneimittels auf Hinweise einer abgelaufenen Haltbarkeit (Verfärbungen, Flockungen, Geruch etc.)
- Medikamente verbleiben bis zur Entnahme des letzten Medikaments in der Verpackung (Blister)
- Zudem sollte beim Richten die 5-R-Regel beachtet werden (siehe unten)
- Arzneimittel mit Packungsbeilage in die Verpackung einsortieren
- Verpackung so einsortieren, dass die Verpackung mit dem kürzesten Verfallsdatum vorne steht
- Gesamtaufbewahrung in den Medikamentenschrank einsortieren
- Dokumentieren

Hinweise und Regeln zur Verabreichung von Arzneimitteln

Zur Verabreichung von Medikamenten gehören immer auch die Kommunikation und die Aufklärung, falls sich Veränderungen in der Medikation ergeben oder ergeben haben. Wenn Medikamente im Tablettsystem ausgeteilt werden, muss auch hier eine eindeutige Zuordnung zwischen Medikament und Patient oder Patientin gewährleistet sein. Medikamente sollten, wenn keine Einschränkungen in der Flüssigkeitszufuhr bestehen, mit ausreichend Flüssigkeit eingenommen werden. Hierzu ist Wasser geeignet. Auch hierbei sollten die Herstellerangaben beachtet werden, da es Medikamente gibt, die nicht mit Fruchtsäften, Kaffee, Tee oder Milch eingenommen werden dürfen.

Bei dem Verabreichen von Arzneimitteln trägt derjenige, der verabreicht, die Durchführungsverantwortung für sein Tun. Deshalb sollte immer die 5-R-Regel beachtet werden.

5-R-Regel:

- **R**ichtiger Patient
- **R**ichtiges Medikament
- **R**ichtige Dosierung und Konzentration
- **R**ichtige Applikationsart
- **R**ichtiger Zeitpunkt

Nicht zu vergessen ist das **6. R:**

- **R**ichtige Dokumentation

Klassischerweise besteht diese Regel aus 5-R, doch aus dem heutigen Pflegeverständnis heraus ist auch die richtige Dokumentation des Handelns unerlässlich.

Exkurs: Zerkleinern/Mörsern von Arzneimitteln

Wenn ein Mensch nicht mehr in der Lage ist, oral ausreichend Nährstoffe, Energie und Flüssigkeit aufzunehmen, bekommt er häufig eine PEG-Anlage, um ausreichend versorgt zu sein. Dann erfolgt oft auch das Verabreichen der Medikation über die PEG-Anlage. Hierbei gibt es einige Punkte zu beachten.

Nicht alle Medikamente sind für die Zerkleinerung geeignet, wenn der Hersteller sie so konzipiert hat, dass diese nicht teilbar sind oder eine verzögerte Wirkweise haben. Einige Medikamente hingegen sind in Wasser auflösbar oder der Kapselinhalt kann umgefüllt werden. Ist dies nicht möglich, muss ein alternatives Medikament gewählt werden. Die Angaben hierzu lassen sich (leider nicht immer) in der Herstellerangabe finden. Bei bestehenden Unsicherheiten können Arzt und Apotheker um Rat gefragt werden (➤ Kap. 8.3).

Grundsätzlich gilt:

- Die Grundregeln für das Richten von Medikamenten sind zu beachten.
- Das Medikament muss für diese Verabreichungsform geeignet sein.
- Medikamente sollten einzeln zerkleinert, aufgelöst und aufgezogen werden.
- Vor der Applikation und nach der Applikation ist das System (z. B. mit 10 ml Wasser) zu spülen.

Eine Missachtung dieser Grundsätze kann zu beträchtlichen Veränderungen in der Resorption und Wirkung der Medikamente führen. Auch kann es zu Wechselwirkungen und/oder verstärkten Nebenwirkungen von Medikamenten kommen.

Arzneimittel, die kurz vor der Verabreichung gerichtet werden

Zu diesen Medikamenten gehören Tropfen und Mixturen, die zubereitet werden müssen, Injektionen und Infusionen. Es gelten die aufgeführten Grundregeln im Umgang mit Medikamenten.

Tropfen werden kurz vor der Verabreichung in einem Medikamentenbecher aus Kunststoff, selten aus Glas oder Metall, gerichtet. Sie werden mit Wasser vermischt. Der Medikamentenbecher sollte über einen Deckel verfügen, damit Wirkstoffe nicht entweichen (verfliegen) können. Auch hier muss eine eindeutige Zuordnung gewährleistet sein. Dies kann über Beschriftung der Medikamentenbecher oder über ein Tropfentablett geschehen.

Auch Medikamente zur parenteralen Verabreichung, Injektionen und Infusionen werden kurz vor der Verabreichung gerichtet. Dies gilt ebenso für Medikamente, die zur Verabreichung zerkleinert (geteilte Tabletten) oder gemörsert werden müssen.

Umgang mit Betäubungsmitteln

Der Umgang mit Betäubungsmitteln ist im *Gesetz über den Verkehr mit Betäubungsmitteln* (umgangssprachlich Betäubungsmittelgesetz genannt, BtMG) geregelt. In diesem Gesetz sind strenge Regeln für den Umgang und die Abgabe von Betäubungsmitteln verfasst. Betäubungsmittel unterliegen einer eigenen Verschreibungsverordnung der Betäubungsmittel-Verschreibungsverordnung (BtMVV). Die Verschreibung von solchen Arzneimitteln ist nur auf einem dreiteiligen amtlichen Formular möglich, dem sogenannten Betäubungsmittelrezept (BtM-Rezept). Zwei Teile des amtlichen Formulars verbleiben in der Apotheke, ein Teil verbleibt beim verordnenden Arzt.

Alle Medikamente, die unter das BtMG fallen, müssen getrennt von anderer Medikation und unter Verschluss aufbewahrt werden. Sie unterliegen einer speziellen Dokumentation. Die Dokumentation erfolgt in einem Betäubungsmittelbuch, in welches:

- der vollständige Name des/der Einnehmenden,
- Datum,
- Uhrzeit,
- Entnahmemenge und verbleibender Restbestand sowie
- Handzeichen der entnehmenden Pflegefachkraft eingetragen werden.

Im häuslichen Umfeld hält die Institution zumeist ein Sonderdokument für Betäubungsmittel für die Akte des Kunden vor. Im Umgang mit betäubungsmittelpflichtigen Substanzen ist immer eine genaue Krankenbeobachtung vonnöten, da diese hochwirksamen Medikamente Nebenwirkungen und Wechselwirkungen mit anderen Medikamenten aufweisen.

Bei auftretenden Neben- und Wechselwirkungen informieren Sie unverzüglich den Arzt!

3.10 Medikamentöse Versorgung von älteren und alten Menschen

Eine gute medikamentöse Versorgung von älteren und alten Menschen setzt immer voraus, dass alle am Prozess Beteiligten gemeinsam agieren. So ist es unumgänglich, die Medikation unterschiedlicher behandelnder Ärzte untereinander abzustimmen, beziehungsweise Ärzte von den Anordnungen ihrer Kollegen zu unterrichten. In der Praxis zeigen sich häufig Abstimmungsschwierigkeiten unterschiedlicher Fachdisziplinen. Nur ein sinnvoll aufeinander abgestimmtes Medikamentenmanagement verschiedener Ärzte ist ein gutes Medikamentenmanagement.

Alle betreuenden Personen sollten, um eine gute Krankenbeobachtung durchführen zu können, über folgende Aspekte informiert sein:

- Störungen, die zum diagnostizierten Krankheitsbild gehören und wie diese sich bei diesem speziellen Menschen äußern
- Neben- und Wechselwirkungen einzelner Medikamente
- Konkrete Situationen, in denen eine Gabe der Bedarfsmedikation angezeigt ist

Weiterhin müssen die körperlichen Veränderungen im Alter bei der Vergabe von Medikamenten bedacht werden.

- Wegen der veränderten Stoffwechsellage im Alter sollten Medikamente niedriger dosiert werden als bei jungen Menschen.
- Medikamente sollten ein- und ausschleichend dosiert werden. Das bedeutet eine langsame Steigerung der Dosis bei genauer Krankenbeobachtung. *„Bei der Medikation von älteren Menschen sollte der Grundsatz „start low, go slow, but go" (fange niedrig an und erhöhe die Dosis langsam, aber tue etwas) beachtet werden."* [18]
- Bei Medikamenten mit einer langen Halbwertszeit, also einer langen Wirkungsdauer, besteht die Gefahr einer Anhäufung des Wirkstoffes und einem Überhang der Wirkung. Bei diesen Medikamenten besteht zudem die Gefahr der Überdosierung.

Es sollte dringend bedacht werden, dass Medikamente im Alter mitunter nicht nur schlechter aufgenommen und transportiert werden, sondern auch schlechter abgebaut beziehungsweise ausgeschieden werden.

*„Wegen der unüberschaubaren Vielfalt von Besonderheiten ist stets eine **individuelle Dosierung** erforderlich. Die **Therapie sollte einschleichend** mit niedrigen Dosen (etwa 50 % der üblichen Erwachsenendosis) begonnen und in Abhängigkeit vom **Therapieerfolg** angepasst werden"* ([14], S. 484).

Bei älteren Menschen sollte aufgrund der oben aufgeführten Besonderheiten ein besonderes Augenmerk auf Neben- und Wechselwirkungen von Medikamenten gelegt werden. Eine sorgfältige Krankenbeobachtung ist für gute Pflege unerlässlich.

3.11 Probleme in der Verabreichung von Arzneimitteln

In der pflegerischen Praxis zeigt sich eine Vielzahl von Problemen bei der Vergabe von Medikamenten. Medikamente werden gelutscht, zerbissen, ausgespuckt, in Tee gelöst oder auch aus unterschiedlichsten Gründen abgelehnt. Dies stellt das Pflegepersonal vor Herausforderungen im Umgang und der richtigen Handhabung solcher Verhaltensweisen.

Ablehnung

Der Grund, aus welchem ein Medikament abgelehnt wird, ist (fast) immer zu ergründen. Oft haben Menschen triftige und auch subjektiv richtige Gründe, ein Medikament abzulehnen, da sie ihr Medikamentenmanagement aufmerksam verfolgen. Deswegen ist es unbedingt notwendig, Zweifel des/der Einnehmenden zu prüfen und zu hinterfragen. Wenn ein Medikament abgelehnt wird, weil jemand einer Multimedikation (Einnahme mehrerer Medikamente) kritisch gegenübersteht, muss mit dem Arzt geklärt werden, welches die „wichtigen“ Medikamente sind, die unbedingt verabreicht werden sollten. Auch kann im Zuge dessen über andere Verabreichungsformen nachgedacht werden.

Eine begründete Ablehnung von Medikamenten ist zu respektieren. In jedem Fall sind der Vorgang der Ablehnung und die daraus folgenden Maßnahmen zu dokumentieren.

Zerbeißen/Lutschen von Arzneimitteln

Wie aufgeführt, sind viele Arzneiformen nicht teilbar und müssen als Ganzes verabreicht werden. Wenn die Einnehmenden Tabletten zerbeißen oder zerlutschen, entsteht derselbe Effekt. Auch hier ist es wichtig, den Grund für dieses Verhalten herauszufinden, um die Ursachen beseitigen zu können. Häufige Gründe sind, dass die Einnehmenden wegen des Geschmacks gerne den süßen Glukoseüberzug von Dragees lutschen. Auch werden große Tabletten oder Kapseln, die nicht geschluckt werden können, der Praktikabilität halber zerbissen. Hier gilt es, nach Alternativen zu suchen, Tricks für die richtige Schlucktechnik zu erläutern und den Menschen über die Nachteile seines Handelns aufzuklären. Auch diese Maßnahmen sind zu dokumentieren.

Exkurs: Fehler in der Arzneimittelvergabe

Fehler bei der Vorbereitung und dem Richten von Medikamenten, Übertragungsfehler von Verordnungen und Fehler in der Verabreichung sind häufige Pflegefehler. Diese sollten zwar nicht entstehen, doch in der Hektik des pflegerischen Alltags und unter den hohen

Anforderungen, die an das Pflegepersonal gestellt werden, kann dies vorkommen. Irren ist menschlich, weiß der Volksmund zu berichten und spricht damit eine unumstößliche Wahrheit aus. Wenn ein Fehler bemerkt wird, muss dieser unverzüglich dem Arzt oder der Ärztin gemeldet und unter Umständen ein Notarzt oder eine Notärztin verständigt werden, damit entstehender Schaden vom Patienten oder der Patientin abgewendet werden kann. Der Betroffene ist einer engmaschigen Krankenbeobachtung und Vitalzeichenkontrolle zu unterziehen.

Fehler müssen eingestanden und gemeldet werden! Medikamentenfehler aus Angst vor Konsequenzen zu verschweigen, kann für den/die Einnehmende/n lebensbedrohlich sein.

VON DER AUTORIN VERWENDETE LITERATUR

[1] Baumgartner, L. et al.: Häusliche Pflege Heute, Urban & Fischer Verlag, München 2003
[2] Brög-Kurzemann, U. et al.: Lehrbuch Altenpflege Grundpflege Behandlungspflege gegliedert nach AEDL, Vincentz Verlag, Hannover 2000
[3] Bundesministerium der Justiz und für Verbraucherschutz: Gesetz über den Verkehr mit Arzneimitteln (Arzneimittelgesetz – AMG) § 2 Arzneimittelbegriff Abs.1, www.gesetze-im-internet.de/amg_1976 (letzter Zugriff: 16.01.2023)
[4] Deutsch, E.; Lippert, H.-D.: Kommentar zum Arzneimittelgesetz AMG, Springer-Verlag, 3. Auflage, Berlin 2010
[5] Deutsch, E.; Spickhoff, A.: Medizinrecht, Arztrecht, Arzneimittelrecht, Medizinprodukterecht und Transfusionsrecht, 6. Auflage, Springer-Verlag, Berlin 2008
[6] Europäisches Parlament und Europäischer Rat: Richtlinie 2001/83/EG zur Schaffung eines Gemeinschaftskodex Humanarzneimittel. 2001 https://eur-lex.europa.eu/LexUriServ/LexUriServ.do?uri=OJ:L:2001:311:0067:0128:DE:PDF (letzter Zugriff: 16.01.2023)
[7] Gall, A.: Exposé zum Thema: Unterschiede und Gemeinsamkeiten von Arzneimittelgesetz und Medizinproduktegesetz. 2005 https://www.dra.uni-bonn.de/gall (letzter Zugriff: 16.01.2023)
[8] Gerald, P.: Aspirin – eine Geschichte mit Zukunft, Meilensteine und Anekdoten aus 110 Jahren, Division Consumer Care der Bayer Vital GmbH www.lifepr.de/attachment/100863/Aspirin.pdf (letzter Zugriff: 16.01.2023)
[9] Hackental, E. et al.: Pharmakologie und Toxikologie, Springer-Verlag, 3. Auflage, Berlin 2002.
[10] Hein, B.: Krankenpflegehilfe Altenpflegehilfe, Lehrbuch für die Pflegeassistenz, Elsevier/Urban & Fischer Verlag, München 2007
[11] Hermann, A.; Palte, H. (Hrsg.): Leitfaden Häusliche Pflege, Elsevier/Urban & Fischer Verlag, München 2008
[12] Kantonsspital Baden AG, Departement Medizinische Dienste (Hrsg.): Lactose und andere Hilfsstoffe in Arzneimitteln, Baden 2007
[13] König, J.: 100 Fehler bei der Pflegedokumentation und was Sie dagegen tun können, Schlütersche Verlagsgesellschaft mbH & Co KG, Hannover 2007
[14] Lemmer, B.; Brune, K.: Pharmakotherapie Klinische Pharmakologie, Springer-Verlag, 13. Auflage, Berlin 2007
[15] Lingen (Hrsg.): Medizin Mensch Gesundheit. Aktuell, kompetent, verständlich, Helmut Lingen Verlag, Köln 2005
[16] Ministerium für Umwelt, Landwirtschaft und Verbraucherschutz des Landes Nordrhein-Westfalen, Referat für Öffentlichkeitsarbeit: Alte Arzneimittel richtig entsorgen. 2007 https://media.essen.de/media/wwwessende/aemter/53/arzneimittel/06-03-munlv-am-entsorgung-2auflage-2007.pdf (letzter Zugriff: 16.01.2023)
[17] Sittler, E.; Kruft, M.: Handbuch Altenpflege, Elsevier/Urban & Fischer Verlag, 3.A, München 2009
[18] Wetterling, T.: Gerontopsychiatrie – Ein Leitfaden für Diagnostik und Therapie, Springer-Verlag, Berlin 2001

WEITERFÜHRENDE LITERATUR

Jelinek, A.: Arzneimittellehre für Pflegeberufe, Elsevier Urban & Fischer Verlag, 2.A., München 2016.

KAPITEL

4

Sabrina-Maxi Steffens

Verabreichung von Augentropfen und -salben

Die Verabreichung von Augentropfen und Augensalbe erfordert Kenntnisse zur Anatomie und Physiologie des Auges. Weiterhin ist es wichtig, Wirkweisen von Augentropfen und -salben sowie die richtige Applikationstechnik zu kennen. Die theoretischen Kenntnisse zu den aufgeführten Themen werden in diesem vierten Kapitel auszugsweise dargestellt.

Das Auge ist ein empfindlicher Teil unseres Körpers. Der Volksmund weiß zu berichten: Die Augen sind der Spiegel der Seele. Durch das Sehen unserer Umwelt nehmen wir diese wahr. Viele Menschen sind sehr empfindlich an den Augen und empfinden die Vergabe von Augentropfen/Augensalbe als unangenehm. Wenn es möglich ist, sollten Menschen, die Augentropfen/Augensalben benötigen, in der Eigenapplikation geschult und angehalten werden.

Die Ophthalmologie (Augenheilkunde) ist ein eigenes medizinisches Fachgebiet, das sich mit den Erkrankungen des Auges beschäftigt. Hierzu gehören Erkrankungen des gesamten Auges, der Augenhöhle, des Sehnervs, des Tränenapparates und der Augenlider.

4.1 Anatomie/Physiologie des Auges

Das Auge des Menschen ist in etwa kugelförmig. Der Augapfel liegt geschützt in der mit Fett gepolsterten knöchernen Augenhöhle. Er wird von drei Schichten umgeben. Ihr Aufbau ist mit dem schalenartigen Aufbau einer Zwiebel vergleichbar. Die äußere Schicht, die Lederhaut (Sklera), ist hart und undurchsichtig, an ihr setzen die Augenmuskeln an. Sie gibt dem Augapfel Form, Halt und Schutz (➤ Abb. 4.1).

Unter der Sklera liegt die mittlere Augenhaut, die aus der Aderhaut, dem Ziliarkörper und der Regenbogenhaut (Iris) besteht. Die mittlere Augenhaut wird auch Gefäßhaut genannt. In ihr befinden sich zahlreiche Blutgefäße, über die das Auge mit Nähr- und Sauerstoff

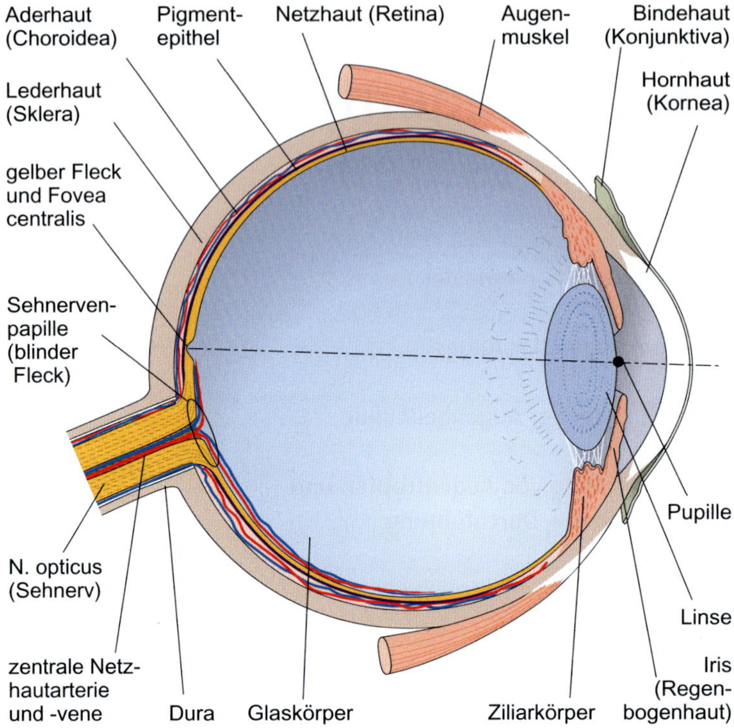

Abb. 4.1 Anatomie des Auges [L190]

4

versorgt wird. Der Ziliarköper enthält den Halteapparat für die Linse. Die Regenbogenhaut ist der farbige Teil unseres Auges. Die Iris besteht aus glatten Muskelfasern, in ihrer Mitte ist die Pupille. Die Regenbogenhaut hat die Fähigkeit, die Pupille an unterschiedliche Lichtverhältnisse anzupassen, dies geschieht durch die Pupillenreaktion.

Die innerste Schicht des Auges wird von der Netzhaut, den Sinnesrezeptoren und dem Pigmentepithel (dunkle Umkleidung der Netzhaut, verhindert Lichtreflektionen) gebildet. In der Netzhaut sind Lichtzellen (lichtempfindliche Sinneszellen, Photorezeptoren) enthalten. Licht, das auf die Netzhaut auftrifft, erzeugt elektrische Signale in den Lichtzellen, die über den Sehnerv an das Gehirn weitergeleitet werden.

Im Gehirn entsteht aus den gesandten Informationen der beiden Augen ein räumliches Bild. Für diesen komplizierten Vorgang sind zwei Arten von Lichtsinneszellen zuständig. Die Stäbchen, die in der gesamten Netzhaut liegen, sind für das Dämmerungssehen beziehungsweise für Hell-Dunkel-Sehen verantwortlich. Die zweite Art, die Zapfen, sind für das Farbsehen zuständig. Besonders viele Zapfen befinden sich im gelben Fleck, dieser enthält die Sehgrube, den Ort des schärfsten Sehens.

Zu den inneren Strukturen des Auges gehören die Linse, das Kammerwasser, die Augenkammern und der Glaskörper. Die Linse ist ein elastischer, transparenter Körper. Sie zählt gemeinsam mit der Hornhaut zu den lichtbrechenden Strukturen des Auges. Die Brechkraft der Linse ist im Gegensatz zur Hornhaut krümmungsabhängig. Zur Krümmung benötigt die Linse den Ziliarmuskel, der die Linse umschließt. Durch An- und Entspannung dieses Muskels verändert die Linse ihre Form und dadurch bedingt ihre Brechkraft. Diesen

Vorgang der Anpassung der Brechkraft des Auges nennt man Akkommodation. Sie ermöglicht die Einstellung der Sehschärfe.

Es gibt eine hintere und eine vordere Augenkammer. Der Raum vor der Linse wird durch die Iris geteilt, so entstehen die beiden Kammern. Diese werden vom Kammerwasser, einer klaren Flüssigkeit, durchflossen. Der Abfluss des Kammerwassers erfolgt über den Kammerwinkel zwischen Iris und Hornhaut. Durch das Gleichgewicht der Bildung und des Abflusses von Kammerwasser wird der Augeninnendruck bestimmt. Das Innere des Auges wird vom Glaskörper, einer gallertartigen Masse, gefüllt. Der Druck des Glaskörpers gibt dem Augapfel Form und Festigkeit.

Zu den Schutzeinrichtungen des Auges gehören die Augenbrauen. Sie bilden oberhalb des Auges einen Schutz vor Fremdköpern, Stirnschweiß und Sonneneinstrahlung. Das obere und das untere Augenlid schützen das Auge durch den Lidschluss. In wachem Zustand sorgen die Lider durch den Lidschluss für eine Befeuchtung des Auges, im Schlaf schützen sie vor Austrocknung. Durch den Lidschlag wird Tränenflüssigkeit auf der Hornhaut verteilt. Die Wimpern des Auges schützen ebenfalls vor Sonneneinstrahlung und vor Fremdkörpern. Die Tränenflüssigkeit hat die Aufgabe, Fremdkörper über den Tränenkanal in die Nase zu schwemmen. Die Tränenflüssigkeit wird in der Tränendrüse gebildet.

4.2 Erkrankungen des Auges

Im Folgenden sind einige häufige Augenerkrankungen, bei denen Augentropfen und/oder Augensalben zur Behandlung eingesetzt werden, aufgeführt.

Bindehautentzündung

Die Bindehautentzündung, die sogenannte Konjunktivitis, ist eine akut oder chronisch auftretende Entzündung. Die Entzündung betrifft die Bindehaut und häufig auch die Lidränder.

Ursachen

Ursachen für eine **infektiöse Bindehautentzündung** sind Bakterien, Viren oder Pilze, welche eine Infektion auslösen.

> Eine bakterielle Bindehautentzündung ist hoch ansteckend. Es muss auf eine hygienische Arbeitsweise geachtet werden.

Die Ursachen für eine **nicht infektiöse Bindehautentzündung** sind vielfältig:
- UV-Strahlen (lange Sonneneinstrahlung)
- Allergische Reaktionen (Reaktionen auf Kosmetika, Pollen etc.)
- Mechanische Schädigungen durch in das Auge eingedrungene Fremdkörper
- Chemikalien, die in das Auge gelangen, wie zum Beispiel Inhaltsstoffe von Kosmetika
- Trockene Luft oder Zugluft, der das Auge ausgesetzt ist
- Kontaktlinsen, die nicht ausreichend gepflegt sind
- Überanstrengung der Augen

Symptome

- Die Augen sind gerötet, jucken, brennen.
- Die Betroffenen haben ein reibendes Fremdkörpergefühl im Auge.
- Die Augen sind geschwollen (die Schwellung kann von unterschiedlichem Ausmaß sein).
- Je nach Krankheitsursache kann das abgesonderte Sekret eitrig, wässrig oder schleimig sein.

Es kommt zu der Abwehrtrias:

- **Tränenfluss:** die Augen tränen
- **Lichtscheue:** die Augen reagieren empfindlich auf Licht
- **Blepharospasmus:** die Augenlider verkrampfen sich bei Lidschluss

Die genannten Symptome können in unterschiedlicher Ausprägung auftreten. Bei akutem Auftreten sind die Symptome zumeist schwerwiegender als bei chronischem Auftreten. Betroffene, die oben genannte Symptome aufweisen, müssen bei einem Arzt oder einer Ärztin vorstellig werden. Es ist zu beachten, dass in der Regel nicht nur ein Auge, sondern zumeist beide Augen betroffen sind. Generell ist bei Infektionen des Auges auf eine hygienische Arbeitsweise zu achten, um eine weitere Ausbreitung der Infektion zu vermeiden. Die Therapie der Bindehautentzündung erfolgt in Abhängigkeit von der Ursache.

Glaukom (Grüner Star)

Unter dem Begriff Glaukom sind Augenerkrankungen zusammengefasst, die einen erhöhten Augeninnendruck aufweisen. Glaukomarten werden nach der Ursache, welche für den Anstieg des Augeninndrucks vorliegt, unterschieden. Glaukome werden in Offenwinkelglaukom (primäre oder sekundäre Form) und Engwinkelglaukom (akut oder chronisch) unterschieden. Der Glaukomanfall (akutes Glaukom) ist ein Notfall und muss umgehend behandelt werden! Das Offenwinkelglaukom ist die häufigste Form des Glaukoms. Es hat einen langsamen Verlauf, bedingt dadurch, dass der Augeninnendruck mäßig ansteigt. Folge eines Glaukoms ist die Schädigung der Sehnervenpapille durch steigenden Druck. Dies kann zur Erblindung führen. Häufig ist das chronische Glaukom zu Beginn der Krankheit symptomlos und wird erst bemerkt, wenn es zu Einschränkungen des Gesichtsfeldes kommt. Diese Schädigung des zentralen Sehens ist irreparabel.

Ursachen

Ursache für ein Glaukom ist eine Abflussbehinderung des Kammerwassers:

- Beim **primär chronischen Offenwinkelglaukom** ist der Abfluss des Kammerwassers durch altersbedingte Veränderungen erschwert. Der Druck im Auge steigt stetig an. Dies wird erst spät bemerkt.
- Beim **Winkelblockglaukom,** akuter Glaukomanfall, ist der Abfluss des Kammerwassers behindert. Der Druck im Auge steigt schnell an, es treten starke Schmerzen auf.
- Beim **sekundären Offenwinkelglaukom** besteht eine andere Erkrankung als Ursache der Druckerhöhung im Augeninnenraum. Diese Erkrankungen führen zu Störungen des Kammerwasserabflusses, verursacht durch Narben oder Verlegungen.

Erkrankungen, die dies verursachen sind:

- Verletzungen

- Tumore oder Entzündungen des Auges
- Diabetes mellitus

Symptome

Chronische Form:
- Sehen von Nebel, Schleiern oder farbigen Ringen, der sogenannten Newton-Ringe, Gesichtsfeldausfälle
- Kopfschmerzen
- Augenrötung, Augenbrennen

Akute Form:
Als Vorboten des Anfalls treten die oben genannten Symptome auf. Zudem:
- Plötzlich auftretende Schmerzen im Auge, die in die Gesichtshälften strahlen
- Heftige Übelkeit und Erbrechen
- Stark herabgesetztes Sehvermögen
- Entrundete, lichtstarre, erweiterte Pupille
- Harter Augapfel

> Das akute Glaukom ist ein Notfall, die Therapie muss unverzüglich begonnen werden. Es besteht die Gefahr der Erblindung. Bei Verdacht auf ein akutes Glaukom muss umgehend der Rettungsdienst verständigt werden.

Die Therapie des Grünen Stars erfolgt durch medikamentöse Behandlung der Grunderkrankung oder mit lokaler Therapie (Augentropfen). Bleibt die konservative Therapie erfolglos, wird ein operativer Eingriff erforderlich.

Katarakt (Grauer Star)

Die Katarakt ist eine Trübung der Augenlinse, die zu Störungen der Lichtbrechung führt. Die häufigste Form ist der Altersstar (erworbene Katarakt). Weiterhin gibt es angeborene Formen der Katarakt oder eine Linsentrübung aufgrund anderer bestehender Krankheiten wie Glaukom, Netzhautablösung oder Augenverletzungen.

Ursachen

Die Ursachen für die erworbene Katarakt sind noch nicht gänzlich geklärt. Jedoch sind einige Risikofaktoren, die das Entstehen der Krankheit begünstigen, bekannt:
- Diabetes mellitus
- Störungen des Wasser- und Elektrolythaushaltes
- Starke Sonneneinstrahlung
- Medikamentöse Therapie mit Glukokortikoiden oder auch Röntgenbestrahlungen des Auges

Symptome

- Unscharfes Sehen (verschwommenes Sehen bei Licht)
- Blendungserscheinungen oder auch Sehen von Doppelbildern

Die genannten Symptome nehmen im Verlauf zu.

Die Therapie des Grauen Stars erfolgt durch Behandlung der Grunderkrankung, Operation und/oder durch medikamentöse Therapie.

4.3 Arzneimittel der Augenheilkunde

Verordnung von Arzneimitteln der Augenheilkunde

Wie alle anderen Medikamente werden auch Augentropfen gemäß der ärztlichen Verordnung/Anordnung verabreicht. Folgende Abkürzungen sind für die Verordnung von Augentropfen gebräuchlich:

- Augentropfen = AT
- Augensalbe = AS
- Linkes Auge (Oculus sinister) = LA
- Rechtes Auge (Oculus dexter) = RA
- Beide Augen (Oculi uterque) = bds./RL

Augenerkrankungen können mit einem Lokaltherapeutikum oder auch systemisch behandelt werden. Häufig wird die lokale Therapie gewählt. Diese hat den Vorteil, dass sich die Wirkstoffe direkt auf Binde- und Hornhaut verteilen können und schnell aufgenommen werden. Durch den örtlich begrenzten Einsatz können allgemeine Nebenwirkungen des Wirkstoffs im Gegensatz zur systemischen Anwendung verringert werden. Ein Nachteil von Lokaltherapeutika, die Anwendung am Auge finden, ist, dass diese häufig verabreicht werden müssen, da die eingegebenen Wirksubstanzen über die Tränenkanäle in die Nase gespült werden. Dennoch gibt es viele Einsatzgebiete für Tropfen bei Augenerkrankungen, wie beispielsweise Entzündungen, allergische Reaktionen oder auch degenerative Augenerkrankungen. Zur lokalen Anwendung können Augentropfen, Augensalben oder auch Injektionen unter die Bindehaut (subkonjunktivale Injektionen) durchgeführt werden (➤ Abb. 4.2).

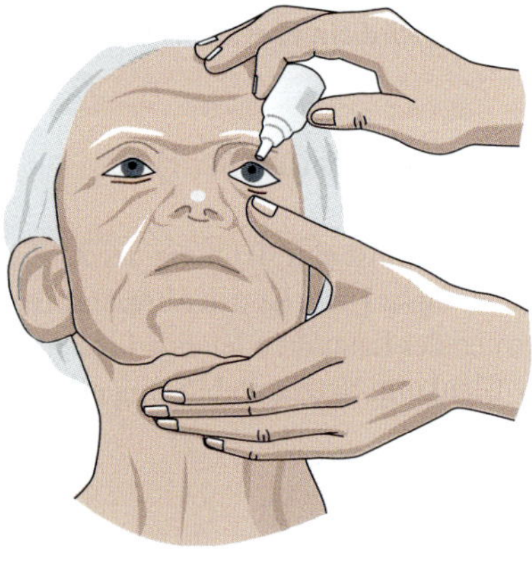

Abb. 4.2 Applikation von Augentropfen [L157]

Wirkungsweise von Arzneimitteln der Augenheilkunde

Augentropfen (AT) sind Arzneimittel zur Behandlung von Augenkrankheiten. Dabei handelt es sich vorwiegend um wässrige Lösungen, die in den Bindehautsack eingeträufelt werden. Die Wirkdauer von Augentropfen beträgt zwischen drei und sechs Stunden.

Augensalben (AS) und ölhaltige Augentropfen bilden einen Film auf dem Auge (dieser kann das Sehen behindern). Als positiv wird ein kühlender Effekt der Tropfen empfunden.

Öle und Augensalben werden häufig aufgrund ihrer Wirkdauer von bis zu zwölf Stunden und möglicher Beeinträchtigungen des Sehens zur Nacht verabreicht.

Es gibt verschiedene Arzneimittel zur lokalen Behandlung des Auges. Im Folgenden sind einige exemplarisch dargestellt.

Künstliche Tränen, die sogenannten Filmbildner, schützen das Auge vor Austrocknung. Sie bilden einen Schutzfilm auf dem Auge. Als mögliche Nebenwirkung kann ein Brennen der Augen auftreten.

Wund- und Heilsalben schaffen häufig Reizlinderung des Auges und fördern die Bildung von Hautzellen (Epithelisierung).

Mittel gegen Infektionen, die sogenannten Antiinfektiva, werden bei bakteriellen Infekten (Antibiotika), viralen Infekten (Virostatika) oder auch Pilzinfektionen (Antimykotika) des Auges verabreicht. Die möglichen Nebenwirkungen differieren je nach Medikament.

Pupillenverengende Arzneimittel, die sogenannten Miotika, bewirken eine Verengung der Pupille und einen verbesserten Abfluss des Kammerwassers. Mögliche auftretende Nebenwirkungen können lokal oder systemisch sein.

Pupillenerweiternde Arzneimittel, die sogenannten Mydriatika, bewirken eine Erweiterung der Pupille und lähmen die Anpassung der Brechkraft des Auges. Mögliche auftretende Nebenwirkungen können lokal oder systemisch sein.

Als systemische Therapie werden häufig Arzneimittel zur Senkung des Augeninnendrucks verabreicht. Auch ist eine Senkung des Augeninnendrucks über die Gabe von Augentropfen möglich. Diese Medikamente hemmen die Kammerwasserproduktion oder fördern den Abfluss. Aber auch Antibiotika (bei bestehenden Infektionen) oder Glukokortikoide, bei nicht infektiösen Entzündungen, kommen zum Einsatz.

4.4 Verabreichung von Augentropfen und Augensalben – Durchführung

Bei der Vergabe von Augentropfen gelten alle Regeln, die bereits im Kapitel „Arzneimittel" aufgeführt wurden. Das Medikament wird viermal auf seine Richtigkeit kontrolliert.

- Bei Entnahme aus dem Medikamentenschrank
- Beim Entnehmen des Medikaments aus der Verpackung
- Vor der Vergabe der Augentropfen
- Beim Einsortieren des Medikaments in die Aufbewahrung

Weiterhin gilt:

- Kontrolle des Arzneimittels auf Hinweise einer abgelaufenen Haltbarkeit (Verfärbungen, Flockungen, Geruch etc.)
- Beachtung der 5-R-Regel
- Arzneimittel mit Packungsbeilage in die Verpackung einsortieren
- Verpackung so einsortieren, dass die Verpackung mit dem kürzesten Verfallsdatum vorne steht

Im Vorfeld der Gabe von Augentropfen werden alle Materialien gerichtet, die benötigt werden. Sie sollten auf einem Tablett gerichtet werden, welches mit zur Verabreichung genommen wird. In der häuslichen Versorgung verbleibt das gerichtete Tablett oder

4

Ähnliches vor Ort. Bei Anbruch verändert sich die Haltbarkeit von Augentropfen und Augensalbe. Deswegen ist es unerlässlich, das Anbruchdatum mit Handzeichen derjenigen Pflegekraft, welche den Anbruch vornimmt, auf der Verpackung zu vermerken. Auch kann es hilfreich sein, das voraussichtliche Ablaufdatum mit auf der Verpackung zu vermerken. So kann das Medikament rechtzeitig entsorgt werden, da Augentropfen oder Augensalben nach Anbruch meist nur eine kurze Haltbarkeit haben. Einige Produkte weisen aufgrund der Verpackungstechnologie eine längere Haltbarkeit nach Anbruch auf (z. B. 6 Monate). Bei der Vergabe von Augentropfen oder -salben muss weiterhin darauf geachtet werden, dass der Applikator (verlängerter Tubenaufsatz) das Auge und die Wimpern nicht berührt, um eine Keimbesiedlung im Produkt zu vermeiden. Vor der Verabreichung sollten mögliche Verunreinigungen des Auges (Augen werden von außen nach innen ausgewischt/gereinigt, wenn diese jedoch infiziert sind, ändert sich die Wischrichtung [5], S. 562) wie Salbenreste oder Sekret entfernt werden. Kontaktlinsen sind vor der Applikation zu entfernen und erst nach einiger Zeit wieder einzusetzen, damit die Linsen durch das Medikament nicht beschädigt werden.

Wenn Augensalbe und Augentropfen gemeinsam verordnet sind, müssen die Augentropfen zuerst verabreicht werden, da Augensalbe einen Schutzfilm bildet und die Resorption der Augentropfen behindert wird. Hier ist die Herstellerangabe zu beachten. Gegebenenfalls fragen Sie Ihren Arzt oder Apotheker nach einzuhaltenden Abständen.

Zu richtende Materialien

- Tablett, andere Aufbewahrung
- Schutzhandschuhe
- Händedesinfektionsmittel
- Tupfer
- Medikament (AT oder AS)
- Abwurfbehälter

Durchführung/Nachsorge

- Benötigte Materialien griffbereit stellen
- Menschen, die Augentropfen erhalten sollen, informieren
- Hygienische Händedesinfektion
- Betroffene hinsetzen oder hinlegen, bitten, den Kopf nach hinten zu neigen oder diesen anzulehnen (➤ Abb. 4.2)
- Handschuhe anziehen
- Betroffene bitten, nach oben zu sehen und die Augen geöffnet zu halten (so trifft das Medikament nicht direkt auf die Bindehaut)
- Das untere Augenlid nahe am Wimpernrand mit Hilfe eines Tupfers vorsichtig nach unten ziehen
- Die Hand, die das Arzneimittel verabreicht, an der Stirn des Betroffenen abstützen
- Einen Tropfen oder einen ca. 0,5 cm großen Salbenstrang in den Bindehautsack einbringen. Achtung! Nicht auf die empfindliche Bindehaut träufeln

- Betroffene das Auge langsam schließen lassen (ohne Zukneifen), damit sich das Arzneimittel gleichmäßig verteilen kann (das Auge sollte einige Sekunden geschlossen bleiben)
- Tupfer reichen, damit das eventuell herausgelaufene Medikament abgewischt werden kann, ggf. Hilfestellung leisten
- Arzneimittel unverzüglich wieder verschließen, um die Keimbesiedlung so gering wie möglich zu halten (Infektionsprophylaxe)
- Handschuhe wegwerfen, Hände desinfizieren
- Dokumentation

Die Gabe der Augentropfen oder Augensalbe wird im Leistungsnachweis mit Handzeichen, Datum und Uhrzeit dokumentiert. Dadurch erfolgt die Bestätigung der durchgeführten Leistung. Im Pflegebericht sind alle Veränderungen oder Auffälligkeiten, wie Rötungen, Schwellungen, vermehrter Sekretfluss oder Ähnliches zu dokumentieren. Die selbstständige Gabe von Augentropfen oder Augensalbe erfolgt in der gleichen Abfolge wie die Applikation durch Pflegepersonal. Oft ist es hilfreich, wenn Menschen zur Verabreichung einen Spiegel verwenden, um die Applikation im Spiegelbild verfolgen zu können.

VON DER AUTORIN VERWENDETE LITERATUR

[1] Baumgartner, L. et al.: Häusliche Pflege Heute. Elsevier/Urban & Fischer Verlag, München 2003
[2] Brand, I. (Hrsg.): Pflegetechniken heute. Pflegehandeln Schritt für Schritt verstehen, Elsevier Urban & Fischer Verlag, 2. Auflage, München 2010
[3] Cornelsen (Hrsg.): Loslegen. Gesundheit und Pflege. Cornelsen Verlag, Berlin 2011
[4] Jelinek, A., Schmal, J.: Aufbauwissen Pflege, Arzneimittellehre, 1 Auflage, Elsevier/Urban & Fischer Verlag, München 2022
[5] Köther, I. (Hrsg.): Altenpflege. Georg Thieme Verlag, 4. Auflage, Stuttgart 2011
[6] Medizinischer Dienst Bund: IGEL-Monitor: Früherkennung eines Glaukoms. 2019, https://md-bund.de/presse/pressemitteilungen/2019/igel-monitor-frueherkennung-eines-glaukoms-mit-optischer-kohaerenztomographie-mit-tendenziell-negativ-bewertet.html (letzter Zugriff: 16.01.2023)
[7] Schäffler, A. et al. (Hrsg.): Pflege heute, Gustav Fischer Verlag, Stuttgart 1997

WEITERFÜHRENDE LITERATUR

Köther, I. (Hrsg.): Altenpflege. Georg Thieme Verlag, 5. Auflage, Stuttgart 2016.
Kurz, A. (Hrsg.): Pflegetechniken heute. Pflegehandeln Schritt für Schritt verstehen. Elsevier/Urban & Fischer Verlag, 3. Auflage, München 2017.
Menche, N. (Hrsg.): Pflege Heute. Elsevier/Urban & Fischer Verlag, 7. Auflage, München 2019.

KAPITEL

5

Martina Cajetan

Blutdruckmessung

Die Blutdruckmessung beschreibt eine Methode, die es ermöglicht, die vitalen Funktionen des Herz-Kreislauf-Systems zu erfassen. Zum besseren Verständnis ist an den Anfang des Kapitels die Anatomie und Physiologie des Herz-Kreislauf-Systems gestellt.

5.1 Anatomie/Physiologie des Herz-Kreislauf-Systems

Der Kreislauf

Der Kreislauf ist die Versorgungslogistik des menschlichen Körpers. Er bewegt und steuert das Blut im weit verzweigten Röhrensystem der Blutgefäße. Zum Funktionieren benötigt der Organismus Energie. Diese Energie gewinnt er aus Sauerstoff (O_2) und anderen Nährstoffen.

Das Blut hat die Aufgabe des Transporteurs: Es befördert diese lebensnotwendigen Bausteine zu allen Zellen und liefert sie dort ab. Die Zellen versorgen sich mit neuer Kraft und übergeben dem Blut die unbrauchbaren Endprodukte dieser Energiegewinnung, damit sie abtransportiert und entsorgt werden. Dies ist beispielsweise das Kohlenstoffdioxid (CO_2).

Die Antriebsarbeit, die das Blut bewegt und weiterleitet, um es zu den Zellen hin- und wieder wegzuführen, leistet der Herzmuskel. Er hat die Funktion einer Pumpe, die dafür

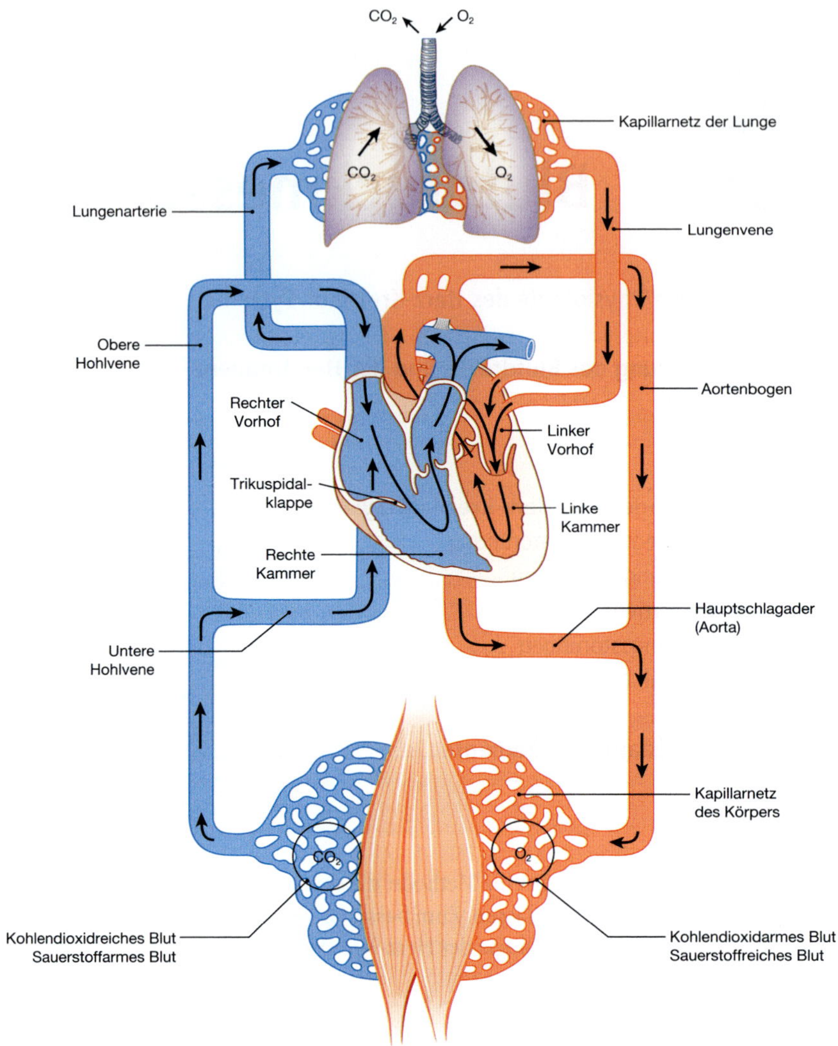

Abb. 5.1 Schematische Darstellung des Kreislauf-Systems [L126]

sorgt, dass das Blut durch das Gefäßnetz der Arterien und Venen ständig in unserem Körper kreist. Das Zusammenspiel aus Herzmuskel, Gefäßen (Arterien, Venen) und Blut bildet den Kreislauf (➤ Abb. 5.1).

Das Herz

Lage und Aufbau

Das Herz liegt in der Mitte des Brustkorbes (Thorax) zwischen den beiden Lungenflügeln im sogenannten Mittelfellraum, dem Mediastinum.

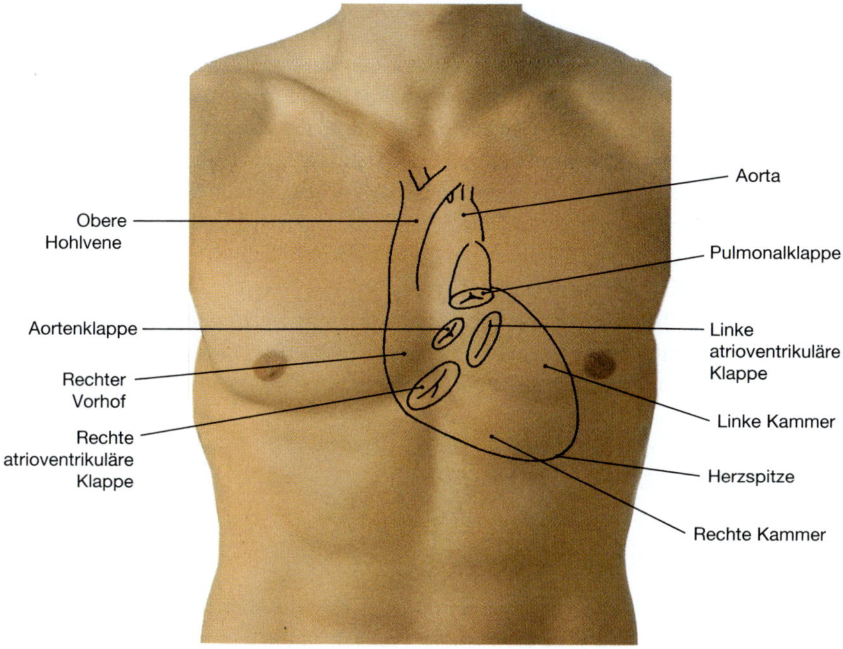

Abb. 5.2 Position des Herzens im Brustkorb [S700]

Die Größe des Herzens beschreibt eine „Faustregel": Es hat die 1,5-fache Größe der geschlossenen Faust seines Trägers und wiegt ungefähr 250–350 g. Sein hinterer Teil wird begrenzt durch die Speiseröhre (Ösophagus) und die Körperschlagader (Aorta), der vordere Anteil durch das Brustbein (Sternum). Nach unten sitzt es auf dem Zwerchfell auf. Zwei Drittel des Herzens liegen mehr auf der linken, ein Drittel mehr auf der rechten Seite des Brustkorbs. Es ähnelt einem Kegel, dessen Spitze nach links unten und vorne zeigt (➤ Abb. 5.2).

Die drei Schichten des Herzens

Das Herz besteht aus drei Schichten:

- Das **Endokard,** die innere Schicht, kleidet alle Herzinnenräume aus.
- Das **Myokard,** die mittlere Schicht, ist die kräftige Muskelschicht.
- Das **Epikard,** die äußere Schicht, überzieht das Herz wie eine Haut.

Zwischen der äußeren Herzschicht und dem Herzbeutel besteht ein kleiner mit Flüssigkeit gefüllter Spalt, der eine reibungslose Herztätigkeit sichert.

Teilt man das Herz in zwei Hälften, erkennt man vier Hohlräume: je zwei Vorhöfe (Atrium) und je zwei Kammern (Ventrikel), in denen das Blut gesammelt wird. Jede Herzhälfte besteht aus einem Vorhof und einer Kammer. Getrennt werden die Herzhälften durch die Herzscheidewand (Septum). Die Vorhöfe und Kammern fassen ca. 70–100 ml Blut. Je nach Herzgröße beträgt das Gesamtvolumen somit in etwa 250–400 ml Blut.

Die Klappen des Herzens

Innerhalb des Herzens ist die Flussrichtung des Blutes durch die Herzklappen geregelt. Das Blut kann im Normalfall nur in eine Richtung fließen. Dafür sorgen zwischen den Vorhöfen und Kammern die sogenannten Segelklappen, während die Taschenklappen zwischen die Kammern und die vom Herzen wegführenden Gefäße geschaltet sind. Diese vier Klappen wirken wie Rückschlagventile und verhindern das Zurückströmen des Blutes.

Beim rechten Herzen befindet sich die Segelklappe (hier: Trikuspidalklappe) am Übergang vom Vorhof zur rechten Herzkammer und die Taschenklappe (hier: Pulmonalklappe) am Übergang der Kammer zur Lungenarterie.

Auch am linken Herzen liegt die Segelklappe (hier: Mitralklappe) am Übergang vom Vorhof zur Herzkammer. Die Taschenklappe (hier: Aortenklappe) wiederum befindet sich am Übergang der Kammer zur Aorta.

Arterien → transportieren das Blut vom Herzen weg
Venen → transportieren das Blut zum Herzen hin

Blutfluss im Herzen

- Das sauerstoffarme Blut kommt aus dem Körper über die obere und untere Hohlvene (Vena cava superior und Vena cava inferior) und strömt in den rechten Vorhof.
- Durch die Segelklappe zwischen rechtem Vorhof und rechter Kammer (Trikuspidalklappe) fließt es weiter in die rechte Kammer.
- Über die Taschenklappe (Pulmonalklappe) zwischen rechter Kammer und Lungenarterie fließt das Blut zum Gasaustausch weiter in die arteriellen Lungengefäße.
- Das nun sauerstoffreiche Blut fließt über die Lungenvene in den linken Vorhof.
- Durch die Segelklappe (Mitralklappe) zwischen linkem Vorhof und linker Kammer fließt es weiter in die linke Kammer.
- Durch die Taschenklappe (Aortenklappe) der linken Kammer erreicht das sauerstoffreiche Blut die Körperschlagader (Aorta) und der Kreislauf beginnt von vorne (➤ Abb. 5.3).

Herzkranzgefäße

Herzkranzgefäße nennt man die Blutgefäße, die der Eigenversorgung des Herzens dienen. Es sind zwei Arterien, die als linkes und rechtes Herzkranzgefäß (Arteria coronaria sinister und Arteria coronaria dexter) bezeichnet werden. Sie entspringen aus der Aorta und versorgen den Herzmuskel mit Sauerstoff und Nährstoffen (➤ Abb. 5.4).

Erregungsbildung und -leitung

Das Herz besitzt ein eigenes Reizleitungssystem. Die Erregung, die für die Anspannung (Kontraktion) des Herzmuskels notwendig ist, entsteht im Herzen selbst. Nur hier gibt es spezialisierte Muskelzellen, die in der Lage sind, die Erregung in alle Herzregionen gleichzeitig und in kürzester Zeit weiterzuleiten.

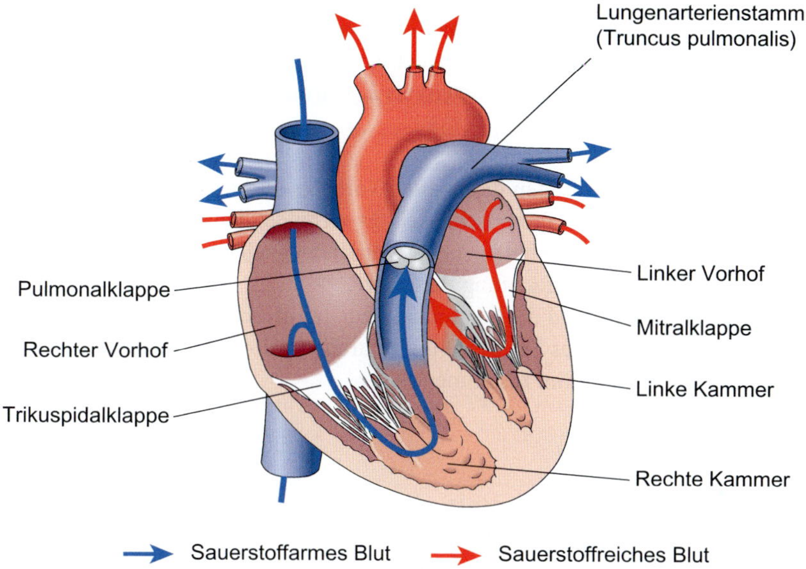

Abb. 5.3 Längsschnitt durch das Herz. Die Pfeile geben die Strömungsrichtung des Blutflusses an [L190]

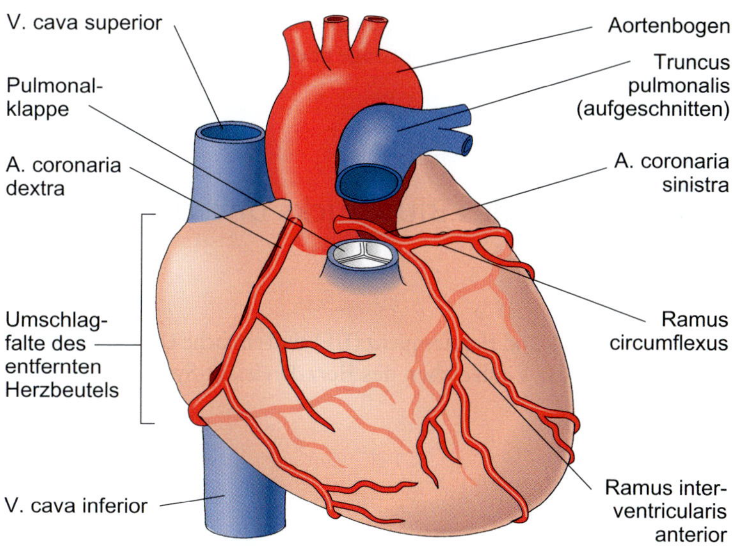

Abb. 5.4 Die Herzkranzarterien (Koronararterien) [L190]

Zentren der Erregungsbildung

Der **Sinusknoten** sitzt in der Wand des rechten Vorhofes nah an der Eintrittsstelle der oberen großen Hohlvene (Vena cava superior). Er ist der Taktgeber. Man bezeichnet ihn als Schrittmacher des Herzens.

Der **AV-Knoten** (Atrioventrikularknoten) sitzt am Boden des rechten Vorhofes. Er empfängt die Erregung vom Sinusknoten, hält sie solange zurück, bis die Kammern sich mit Blut gefüllt haben; dann wird sie weiter zu den Kammerschenkeln geleitet. Der AV-Knoten übernimmt die Funktion des Sinusknotens als 2. Schrittmacher, falls dieser ausfällt.

Erregungsleitung

Das **His-Bündel** sitzt am Boden des rechten Vorhofes und teilt sich auf in **linken** und **rechten Kammerschenkel** (Tawaraschenkel). Es verbindet den Vorhof mit der Kammer. Die Tawaraschenkel ziehen an beiden Seiten der Herzscheidewand (Septum) entlang. Sie leiten die Erregung weiter in Richtung Herzspitze.

Die **Purkinje-Fasern** sind die Fortsetzung der Tawaraschenkel und ziehen als feine Verzweigungen weiter in das Endokard und führen von dort aus direkt in die Kammermuskulatur, die sich daraufhin zusammenzieht.

Herzmechanik

Beim gesunden Erwachsenen hat das Herz in Ruhe eine Frequenz (Schlagfolge) von zirka 60–80 Schlägen in der Minute. Die vom Reizbildungssystem ausgelöste Erregung führt zuerst zum Zusammenziehen (Kontraktion) des Herzmuskels, der sogenannten Systole. Die anschließende Erschlaffung nennt man Diastole.

Das Blut, das durch die Aorta in den Körper gepresst wird, erzeugt eine Druckwelle, die an den Wänden der Arterien eine Dehnung hervorruft. Diese Dehnung der Arterienwände kann als Druckwelle beispielsweise am Handgelenk (Arteria radialis) getastet werden. Aber auch die Blutdruckmessung gibt Aussage über die Kraft des Herzmuskels und den Widerstand in den Gefäßen.

5.2 Beobachtung des Blutdrucks und der Herzfrequenz

Das Messen von Blutdruck und Herzfrequenz (HF) sind einfache Untersuchungsmethoden, mit denen regelmäßig die Vitalzeichen des Herz-Kreislauf-Systems überprüft werden können.

5.2.1 Blutdruck

Als Blutdruck wird die Kraft bezeichnet, die das Blut auf die Gefäßwände der Arterien und Venen ausübt. Die Pumparbeit des Herzens lässt den Druck in den Gefäßen stetig an- und absteigen. Der ermittelte Wert wird hauptsächlich in Millimeter auf der Quecksilbersäule (mmHg) angegeben. Der Blutdruckwert besteht aus einem systolischen und einem diastolischen Wert. Der systolische Blutdruck ist der maximale Druck im Gefäß. Er entsteht in der Anspannungs- und Austreibungsphase der Herzkammern (Systole). Der diastolische Blutdruck ist der minimale Druck im Gefäß. Er entsteht während der Füllungsphase der Herzkammern (Diastole).

Das erste hörbare Geräusch ist die Systole, das letzte hörbare die Diastole.

Die uns bekannte Methode der Blutdruckmessung geht auf den italienischen Kinderarzt S. Riva Rocci (1863–1937) zurück. Er konstruierte den ersten Blutdruckmessapparat. Zu seinem Andenken wird daher in der Praxis auch vom Messen des „RR" gesprochen. Die Geräusche, die wir über das Stethoskop hören können, werden als Korotkow-Töne (S. Korotkow, russischer Arzt) bezeichnet.

Blutdruckwerte

Die Blutdruckwerte eines Menschen sind von einigen Faktoren abhängig. Der Normbereich des Blutdrucks wird folgendermaßen definiert:

Der **systolische Normwert** beträgt 120–140 mmHg.
Der **diastolische Normwert** beträgt 80–90 mmHg.

Für einen erwachsenen Menschen wird demnach ein Blutdruck von 120/80 mmHg als Ausdruck eines gesunden Kreislaufsystem angesehen.
Blutdruckwerte können schwanken in Abhängigkeit von:
- Tageszeit
- Medikamenteneinnahme
- Aktivität, Anstrengung
- Stress, Aufregung
- Kreislaufstörungen wie Schock, Blut- oder Flüssigkeitsverlust
- Alter
- Geschlecht

Abweichender Blutdruck
Als **Hypertonie** bezeichnet man eine dauerhafte Blutdruckerhöhung über 140/90 mmHg.
Die **Hypotonie** ist die dauerhafte Blutdrucksenkung unter 100/60 mmHg.

Voraussetzungen

Zur Blutdruckmessung müssen immer die gleichen Bedingungen herrschen:
- Die Person sollte ausgeruht sein
- Die Messung soll immer im Sitzen oder Liegen vorgenommen werden
- Gemessen wird immer am gleichen Arm

Blutdruckkontrollen sollten durchgeführt werden:
- Bei Neuaufnahmen
- Postoperativ
- Vor Mobilisation
- Bei Herz-Kreislauf-Erkrankungen
- Bei Hypertonie
- Bei Hypotonie

5

- Bei Medikamenteneinnahme mit Wirkung auf den Blutdruck
- Nach Unfällen
- Bei Blut- oder Flüssigkeitsverlust
- Bei Schock

Besonderheiten der Messung

Die Messung darf **nicht** an dem Arm vorgenommen werden,
- der ein Lymphödem vorweist
- der durch eine Parese eingeschränkt ist
- in dem ein Dialyse-Shunt eingesetzt ist
- an dem arterielle oder venöse Verweilkanülen angelegt sind
- an dem sich akute Hauterkrankungen, offene Wunden oder sonstige Verletzungen befinden

Messmethoden

Bei der indirekten Messung, auch auskultatorische Methode (lat. *auscultare:* zuhören, horchen) genannt, wird mittels einer Druckluftmanschette am Oberarm der Blutstrom der Armschlagader (Arteria brachialis) unterbrochen. Durch Aufblasen der Manschette wird Druck auf den Oberarm ausgeübt, der größer ist als der Druck im Gefäß, sodass dort kein Blut durch die Arterie fließen kann. Die Messung startet durch Ablassen der Luft aus der Manschette. Sobald der Druck im Gefäß und der Druck an der Manschette gleich sind, strömt wieder Blut durch die A. brachialis (Oberarmschlagader) und der erste Ton ist zu hören (Systole). Nach weiterem Luftablassen aus der Manschette, bis das Blut in der Ader wieder vollständig frei fließt, hört man den letzten Ton (Diastole) (➤ Abb. 5.5).

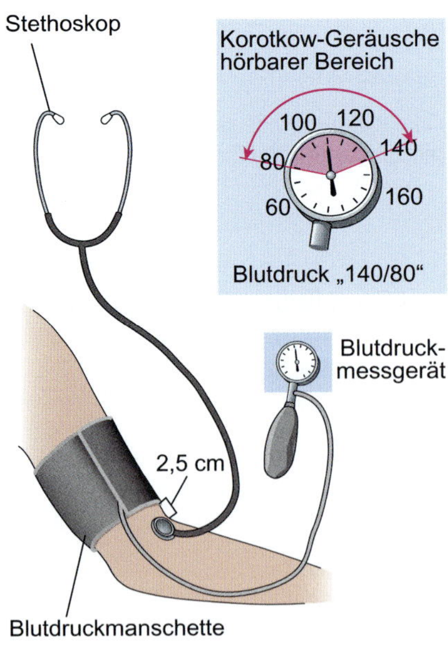

Abb. 5.5 Blutdruckmessung nach Riva Rocci [L190]

Zu den Arbeitsmaterialien gehören eine Oberarmmanschette in geeigneter Größe mit Ballonpumpe und geeichtem Manometer (Druckmessgerät). Zur Kontrolle und zum Abhören von Systole und Diastole braucht man ein Stethoskop.

Handlungsleitfaden Blutdruckkontrolle:

- Informieren und Einverständnis einholen
- Mindestens fünfzehnminütige Ruhephase vor der Messung
- Kleidung am Oberarm entfernen
- Den Arm in Herzhöhe bequem positionieren
- Die Manschette luftleer, straff am Oberarm anlegen, zwei fingerbreit über der Ellenbeuge
- Die Luftschläuche seitlich, ohne Verdrehungen am Arm ableiten
- Das Ventil am Manometer schließen
- Die Stöpsel des Stethoskops in die Ohren stecken
- Den Puls der A. radialis sicher ertasten
- Die Manschette aufpumpen, bis der Puls nicht mehr tastbar ist
- Den Manschettendruck noch um weitere 30 mmHg erhöhen
- Die Stethoskopmembran in der Ellenbeuge auflegen
- Das Ventil langsam um 3–5 mmHg in der Sekunde öffnen
- Die Strömungsgeräusche beachten
- Den ersten hörbaren Ton, die Systole, am Manometer ablesen
- Den Druck aus der Manschette weiter ablassen
- Den zweiten Wert, die Diastole, beim letzten hörbaren Ton ablesen
- Die restliche Luft aus der Manschette ablassen
- Die ermittelten Werte dokumentieren
- Beim Ankleiden behilflich sein
- Manschette und Stethoskop desinfizieren

5

Fehlerquellen

Bei Fehlfunktionen und offensichtlich falschen Ergebnissen, sollten folgende mögliche Fehlerquellen überprüft und eine erneute Messung durchgeführt werden:

- Die Person war aufgeregt.
- Die Person war unmittelbar vor der Messung körperlich belastet.
- Kleidung wurde nicht entfernt.
- Die Manschette war nicht entleert.
- Die Manschettengröße war nicht passend.
- Die Manschette war nicht straff um den Oberarm gelegt.
- Die Manschette war ungenügend aufgepumpt, der systolische Wert nicht hörbar.
- Der Druck wurde zu schnell abgelassen.
- Der diastolische Wert wurde nicht gehört.
- Das Manometer war defekt.

5.2.2 Puls

Die Bezeichnung „Puls" kommt vom lateinischen Wort *pellere*. Es bedeutet: schlagen, klopfen. In der Medizin beschreibt der Puls den Anstoß des Blutes an die Gefäßwände.

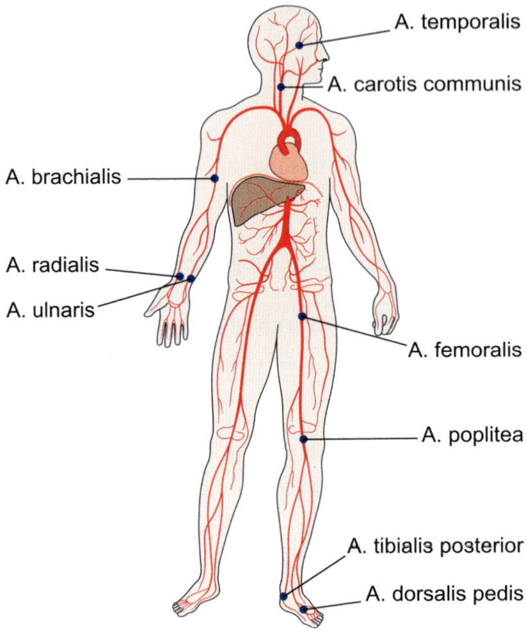

Abb. 5.6 Geeignete Taststellen zur Pulsmessung [L190]

5

Technik der Pulsmessung

Um die Blutdruckmessung fachlich richtig durchführen zu können, ist es notwendig, den Puls sicher aufzufinden. Die Pulswelle kann überall dort getastet werden, wo eine Schlagader oberflächlich verläuft und gegen einen harten Untergrund wie Sehnenplatten, Muskeln oder Knochen gedrückt werden kann (> Abb. 5.6).

Geeignete Arterien (Schlagadern)

- Arteria radialis (Speichenschlagader)
- Arteria carotis (Halsschlagader)
- Arteria temporalis (Schläfenschlagader)
- Arteria femoralis (Leistenschlagader)
- Arteria dorsalis pedis (Fußrückenschlagader)

In der Praxis wird der Puls meist an der rechten oder linken Arteria radialis getastet. Man misst auf der Hohlhandseite des Handgelenks unterhalb des Daumens am Unterarm in einer kleinen Mulde vor den Sehnen des Unterarms (> Abb. 5.7).

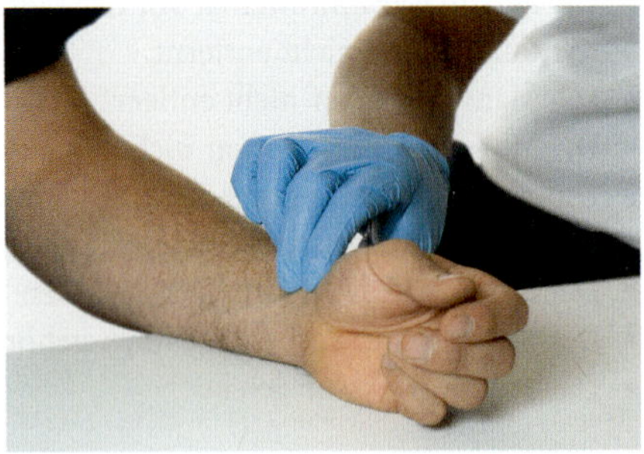

Abb. 5.7 Pulskontrolle am Handgelenk (Radialispuls) [J747]

Puls zählen (Frequenz)

Beim ersten ertasteten Schlag der Pulswelle beginnt man mit Null 15 Sekunden (Viertelminute) lang durchzuzählen. Der ermittelte Wert wird mit vier multipliziert, um den Pulswert einer Minute zu erhalten. Die ermittelten Werte werden sofort dokumentiert.

Beispiel: 16 Pulsschläge × 4 = 64 Pulsschläge in der Minute

Normalwerte (Schläge/Minute)

Säugling	120–140
Kleinkind	100–120
Jugendlicher	80–100
Erwachsener	60–80
Älterer Erwachsener	70–90

Einen unregelmäßigen, langsamen oder qualitativ veränderten Puls kontrolliert man eine **ganze** Minute lang. Ein unregelmäßiger Puls wird in der Dokumentation besonders kenntlich gemacht.

Abweichende Frequenzen

Tachykardie ist die Pulserhöhung auf mehr als 100 Schläge/Minute.
Bradykardie ist die Pulsverlangsamung auf weniger als 60 Schläge/Minute.

Die Grenzwerte der Tachykardie gelten nicht für Säuglinge und Kleinkinder.

Puls fühlen (Rhythmus und Qualität)

Rhythmus

Die Herzschläge und die so entstandenen Pulswellen folgen bei einem gesunden Menschen in regelmäßigen Abständen. Je nachdem, wo der Puls getastet wird (peripher oder zentral), kann es hierbei Unterschiede geben.

- An den herznahen (zentralen) Arterien, z. B. der Arteria carotis, gibt er direkt die Herzfrequenz wieder.
- An den herzfernen (peripheren) Arterien, wie der Arteria radialis, ist die Druckwelle schwächer und kann um einige Schläge niedriger sein.

Abweichender Rhythmus

Der von der normalen Schlagfolge abweichende Rhythmus wird als Arrhythmie bezeichnet. Auch bekannt als Herzrhythmusstörung (HRSt).

Qualität

Abhängig von der Herztätigkeit, von individueller Größe, Form oder Gewicht des Herzens, von der Blutmenge und der Funktionalität der Herzklappen gibt es Veränderungen in verschiedenen Qualitäten zu ertasten. Veränderungen sind an Spannung und Fülle des Gefäßes abzulesen: Die Spannung ist entweder weich oder hart, die Füllung ist entweder gut gefüllt oder schlecht gefüllt. Beim körperlich gesunden Menschen wird der Puls weich und gut gefüllt sein.

5.3 Erkrankungen des Herz-Kreislauf-Systems

Zu den Herz-Kreislauf-Erkrankungen zählen die Blutdruckregulations-, die Durchblutungs- und die Herzrhythmusstörungen sowie die Herzinsuffizienz. In diesem Abschnitt wird auch auf den Schlaganfall eingegangen. Zwar wird er zu den Erkrankungen des zentralen Nervensystems (ZNS) gezählt, jedoch ist seine Ursache auch in akuten und chronischen Herz-Kreislauf-Erkrankungen zu finden.

5.3.1 Blutdruckregulationsstörungen

Der Begriff Blutdruckregulationsstörung besagt, dass der normale Blutdruck in irgendeiner Art verändert ist. Hierbei kann es sich um einen erhöhten oder einen niedrigen Blutdruck handeln.

Arterielle Hypertonie

In der Medizin bezeichnet eine Hypertonie jede Erhöhung eines Drucks oder einer Spannung über die normalen Werte hinaus (gr. *hyper:* über, und *tónos:* Spannung). Medizinisch beschreibt die arterielle Hypertonie einen dauerhaft erhöhten Blutdruck mit Werten über 140/90 mmHg. Diese Werte wurden von der Weltgesundheitsorganisation, der WHO, definiert (engl.: *World Health Organisation*). Die arterielle Hypertonie wird in zwei große Erscheinungsbereiche eingeteilt:

Die **primäre essentielle Hypertonie** ist eine Form, die durch keine andere Krankheit hervorgerufen wird. Der überwiegende Teil aller Betroffenen leidet an dieser Art des Bluthochdruckes. Da die Entstehung einer primären essentiellen Hypertonie weitgehend ungeklärt ist, bezeichnet man ihre Ursache als von vielen Faktoren abhängig. Dazu zählen Einflüsse, die durch psychische und körperliche Konstitution (körperliche Verfassung) oder durch Stress und Bewegungsmangel entstehen.

Die **sekundäre Hypertonie** ist ein Bluthochdruck, der durch eine bestehende Erkrankung hervorgerufen wird. Zu den Ersterkrankungen, die einer sekundären Hypertonie vorausgehen, zählen:

- Nierenschäden
- Fehl- oder Überproduktion von Hormonen
- Arteriosklerose
- Erkrankungen des zentralen Nervensystems (ZNS)

Symptome

- Keinerlei Symptome!
- Kopfschmerzen am Morgen
- Ohrensausen
- Schwindelgefühle
- Sehstörungen
- Nervosität
- Schlafstörungen

- Herzklopfen
- Schweißausbrüche
- Atemnot
- Nasenbluten

Zu den schweren Komplikationen, die durch eine Hypertonie hervorgerufen werden können, gehören Bewusstseinseintrübungen, der Schlaganfall, Nierenversagen und auch Netzhautblutungen des Auges.

Hypertensive Krise

Eine hypertensive Krise ist ein anfallsartig auftretender Anstieg des Blutdrucks mit Messwerten über 230/120 mmHg.

Symptome

- Starke Kopfschmerzen
- Verschwommenes Sehen
- Nasenbluten
- Schwindel
- Schwitzen
- Übelkeit
- Unruhe
- Angst
- Bewusstseinseintrübung
- Angina Pectoris

Komplikationen

- Hirnblutung
- Krämpfe
- Lähmungen
- Herzversagen
- Schlaganfall

ACHTUNG!

Die hypertensive Krise muss umgehend schon bei Verdacht oder ersten Anzeichen vom Notarzt behandelt werden (➤ Kap. 18.3)!

Hypotonie

Ist der gemessene Blutdruck unterhalb der definierten normalen Werte, so spricht man von einer Hypotonie (gr. *hypo:* unter, *tónos:* Spannung). In der Medizin beschreibt die Hypotonie einen dauerhaft verminderten Blutdruck mit Werten unter 100/60 mmHg.

Die Hypotonie wird ebenfalls, wie die Hypertonie, in zwei große Gruppen eingeteilt:

Die **primäre Hypotonie** ist eine Form, die durch keine andere Krankheit hervorgerufen wird. Die Entstehung einer primären Hypotonie ist ähnlich ungeklärt wie das Auftreten der

primären Hypertonie. Die Ursachen hängen von vergleichbaren Faktoren ab. Auch bei der Hypotonie sind es Einflüsse hervorgerufen durch die psychische und körperliche Konstitution, durch Stress und Bewegungsmangel. Therapeutisch entsteht jedoch erst Behandlungsbedarf, wenn Betroffene Anzeichen und Beschwerden durch die Minderdurchblutung aufweisen.
Die **sekundäre Hypotonie** ist ein niedriger Blutdruck, der bei folgenden Erkrankungen auftreten kann:

- Herzschwäche
- Starker Flüssigkeits- oder Blutverlust
- Erkrankungen des Nervensystems
- Virusinfektionen
- Verminderte Produktion der Schilddrüsenhormone
- Venenschwäche

Innerhalb einer medikamentösen Therapie, beispielsweise mit Arzneimitteln, die in den Wasserhaushalt des Körpers eingreifen, kann sich ebenfalls eine sekundäre Hypotonie einstellen (➤ Kap. 5.4).

Symptome

- Müdigkeit
- Leistungsschwäche
- Konzentrationsstörungen
- Blässe
- Frösteln
- Kalte Hände und Füße
- Schwindelgefühl
- Übelkeit
- Kopfschmerzen
- Ohrensausen
- Depressive Verstimmung
- Unruhe
- Herzklopfen

Obwohl ein dauerhaft zu niedriger Blutdruck ohne erkennbare Ursache nicht lebensbedrohend ist, kann eine akute Komplikation von starker Hypotonie eine kurze Bewusstlosigkeit (Synkope) sein, die wiederum zu Folgeschäden führen kann.

5.3.2 Durchblutungsstörungen

Die Versorgung mit Sauerstoff und Nährstoffen ist die Grundlage für eine harmonische störungsfreie Herztätigkeit. Diese kann jedoch durch krankhafte Veränderungen an den Herzkranzgefäßen gestört sein.

Koronare Herzkrankheit

Bei der koronaren Herzkrankheit (KHK) handelt es sich um eine krankhaft reduzierte Durchblutung des Herzens, die einen akuten Sauerstoffmangel des Herzmuskels hervorruft. Diese Unterversorgung mit Sauerstoff stört das Verhältnis zwischen Sauerstoffbedarf und Sauerstoffangebot. Es gerät allmählich aus dem Gleichgewicht. Eine zunehmende arteriosklerotische Verengung oder der totale Verschluss eines Herzkranzgefäßes kann diese Störung hervorrufen. Unter dem Begriff KHK werden einige Herzerkrankungen beschrieben, die im Weiteren näher aufgeführt sind. Auch können mehrere Risikofaktoren die KHK in ihrer Entstehung unterstützen.

Risikofaktoren

- Hypertonie
- Übergewicht
- Stress
- Bewegungsmangel
- Rauchen
- Fettstoffwechselstörungen
- Diabetes mellitus

Angina Pectoris

Die Angina Pectoris zählt zu den koronaren Herzkrankheiten. Anfallsartige Schmerzen im Brustraum, begleitet von einem Enge- und Druckgefühl, weisen auf Durchblutungsstörungen des Herzmuskels hin. Auslöser ist eine Verengung (Stenose) eines Herzkranzgefäßes, also einer Koronararterie. Daher leitet sich auch der Name Angina Pectoris ab. Die deutsche Übersetzung bedeutet: „Enge der Brust". Ihr Krankheitsbild wird je nach Symptom aufgeteilt in stabile bzw. instabile Angina Pectoris.

Bei der **stabilen Angina Pectoris** hat der Anfall immer:

- den gleichen Verlauf und wird durch die gleiche Situation ausgelöst.

Von einer **instabilen Angina Pectoris** spricht man:

- bei einem ersten Anfall, denn jedes Erstauftreten hat die Bedeutsamkeit eines instabilen Zustandes,
- wenn die Häufigkeit der Anfälle allmählich zunimmt, die Anfallsdauer oder die Schmerzintensität sich erhöhen oder
- wenn die zu Pflegenden über einen Ruheschmerz klagen, der trotz medikamentöser Therapie des Herzens auftritt.

Ursachen:

- Arteriosklerose
- Herzmuskelvergrößerung
- Herzklappenfehler
- Herzrhythmusstörungen
- Psychische und physische Belastung
- Schilddrüsenerkrankungen

Die Symptome eines **leichten Anfalls** erzeugen zwar kaum Schmerzen, jedoch verspüren Betroffene eine beklemmende Enge und ein Druckgefühl im Brustraum. Die Symptome eines **schweren Anfalls** sind dagegen bedeutend intensiver und schmerzhafter:

- Plötzlich einsetzender Druckschmerz hinter dem Brustbein von wenigen Sekunden bis hin zu mehreren Minuten
- Schmerzausstrahlung in Arm, Hals, Unterkiefer, Schulter, Brustkorb und Rücken

- Engegefühl in der Brust
- Atemnot
- Beklemmungen
- Vernichtungsgefühl
- Todesangst

ACHTUNG!

Als schwere Komplikation droht ein Herzinfarkt. Der Angina-Pectoris-Anfall ist also ein akut lebensbedrohlicher Notfall, der auch als Vorbote eines Herzinfarktes auftreten kann. Schon bei Verdacht muss umgehend der/die Notarzt/-ärztin gerufen werden (➤ Kap. 18.3)!

Herzinfarkt (Myokardinfarkt)

Ursache des Herzinfarkts ist eine akute Sauerstoffunterversorgung des Herzmuskels (Myokard) durch den Verschluss eines oder mehrerer Herzkranzgefäße. Dies ist häufig die Folge von Ablagerungen in den Gefäßen (Arteriosklerose) oder Gerinnselbildung (Thrombus). Dabei kommt es zum Absterben von Herzmuskelgewebe (Myokard) in der betroffenen Region. Je länger diese Minderdurchblutung anhält, desto schwerer sind die Schäden, die am Myokard entstehen.

Bei Frauen und Männern unterscheiden sich die Symptome manchmal voneinander. Neben den typischen Symptomen äußern Frauen oftmals untypische Beschwerden, wie Schmerzen im Oberbauch und Rücken, Schweißausbrüche oder extreme Kurzatmigkeit und ungewöhnlich starke Müdigkeit. Das kann schnell mit einer weniger schwerwiegenden Erkrankung verwechselt werden.

Symptome

➤ Tab. 5.1

Tab. 5.1 Symptome eines Herzinfarkts bei Frauen und Männern

Symptom	Frauen	Männer
Plötzliche heftige Schmerzen hinter dem Brustbein (retrosternal)	Selten	Ja
Ausstrahlend in die Arme, den Bauch, die Schulter, den Unterkiefer, zwischen die Schulterblätter	Selten	Ja
Rückenschmerzen	Ja	Selten
Oberbauchschmerzen	Ja	Selten
Angst, Unruhe	Ja	Ja
Blässe, fahl graue Gesichtsfarbe, kalter Schweiß	Ja	Ja
Atemnot/Kurzatmigkeit	Ja	Ja
Übelkeit/Erbrechen	Ja	Selten
Müdigkeit	Ja	Selten

Komplikationen

- Lungenödem
- Herzinsuffizienz
- Herzrhythmusstörungen (Kammerflimmern)
- Schock
- Bewusstseinsverlust
- Herz-Kreislauf-Stillstand

Folgende Maßnahmen müssen sofort eingeleitet werden:

- **112** alarmieren, Verdacht auf Herzinfarkt äußern
- Den Oberkörper bequem erhöht positionieren
- Atmung und Bewusstsein überwachen
- Beengende Kleidung öffnen
- Ggf. Fenster öffnen
- Die Person beruhigen
- Nicht alleine lassen
- Wenn nötig, Herz-Lungen-Wiederbelebung einleiten

ACHTUNG!

Der Herzinfarkt ist ein akut lebensbedrohlicher Notfall. Bei Verdacht muss er sofort vom Notarzt oder der Notärztin behandelt werden (➤ Kap. 18.3)!

5.3.3 Herzinsuffizienz

Bei der Herzinsuffizienz handelt es sich um das Unvermögen des Herzens, das für den körperlichen Bedarf notwendige Blutvolumen zu befördern. Die Auswurfleistung, also die Menge Blut, die das Herz pro Minute befördern kann, ist herabgesetzt. Die Herzinsuffizienz entsteht als Folge bereits bestehender Herz-Kreislauf-Erkrankungen.

- Je nach Symptombefund wird die Herzinsuffizienz in Linksherz-, Rechtsherz- oder Globalinsuffizienz unterschieden.
- Je nachdem, über welchen Zeitraum die Symptome bestehen, unterscheidet man zwischen akuter oder chronischer Herzinsuffizienz.

Akute Herzinsuffizienz

Bei einer akuten Herzinsuffizienz entwickelt sich sehr rasch eine plötzliche Druck- oder Volumenüberbelastung des bereits geschwächten Herzens. Das Herz ist nicht mehr in der Lage, die Störung auszugleichen. Als Ursache können vorliegen:

- Herzinfarkt
- Hypertensive Krise
- Lungenembolie

Chronische Herzinsuffizienz

Eine chronische Herzinsuffizienz entsteht allmählich. Bestehen ein oder mehrere Herzerkrankungen weiterhin, so nimmt die Auswurfleistung der Herzkammern stetig ab und der Herzmuskel wird schwächer. Die New York Heart Association (NYHA) hat zur Ermittlung des Zustands der Erkrankung folgende Einteilung vorgegeben:
- Grad I Beschwerdefrei in Ruhe und bei Belastung
- Grad II Leicht eingeschränkte körperliche Leistungsfähigkeit
- Grad III Deutlich eingeschränkte Leistungsfähigkeit bei geringer Belastung
- Grad IV Bestehende Atemnot in Ruhesituationen

Krankheitsentstehung

Die Ursache für eine chronische Herzinsuffizienz ist häufig eine länger bestehende Hypertonie des Lungen- oder Körperkreislaufs. Das Herz muss gegen einen erhöhten Gefäßdruck anpumpen, also mehr Muskelarbeit in den Kammern aufbringen. Dieser Druck muss überwunden werden, damit dem Kreislauf genug Blut zur Verfügung gestellt werden kann. Hält die Druckbelastung über längere Zeit an, wird das Herz überfordert und die Auswurfleistung der Kammern nimmt ab. Das heißt, es bleibt immer etwas Blut nach jedem Herzschlag in den Kammern zurück. Die in den Kammern zurückbleibende Blutmenge nimmt immer weiter zu und „leiert" (dilatiert) die Kammern dauerhaft aus.

Häufig leidet der Herzmuskel zusätzlich noch unter einer Minderdurchblutung durch verengte Herzkranzgefäße, was die Auswurfleistung durch eine sauerstoffunterversorgte und somit geschwächte Muskulatur zusätzlich begrenzt.
Weitere Ursachen für eine chronische Herzinsuffizienz können sein:
- Herzklappenfehler
- Herzinfarkt
- Herzrhythmusstörungen
- Herzmuskelerkrankungen
- Herzentzündungen
- Herzwandaneurysmen

Symptome

Die Herzinsuffizienz zeigt sich hauptsächlich in Form von **Stauungszeichen,** die durch den vor der jeweiligen Kammer aufkommenden Blutstau entstehen.

Bei der **chronischen Linksherzinsuffizienz** staut sich das Blut in den kleinen Kreislauf, den Lungenkreislauf, zurück. Durch den Rückstau werden die im Blut vorhandenen Flüssigkeiten aus den Gefäßen in das Lungenbindegewebe und die Lungenbläschen gedrückt. Die Betroffenen verspüren einen Hustenreiz und Atemnot. Dabei treten auch geringe Mengen Blut in das Lungengewebe über und färben den Hustenauswurf möglicherweise rostbraun. Vorerst treten die Symptome nur bei Belastung auf, bei andauernder Stauung auch in Ruhe, vor allem nachts. Die Betroffenen sitzen mit aufgestützten Armen im sogenannten Kutschersitz. Das Aufstellen der Arme unterstützt die Einatmung. Hierbei wird die Atemhilfsmuskulatur am Brustkorb aktiviert, die dafür sorgt, dass der Brustkorb sich weitet. Die fortschreitende Druckbelastung im linken Herzen kann in schweren Fällen zu einem Lungenödem führen, bei dem die Lunge sich mit Wasser füllt und der Betroffene kaum noch atmen kann. Da auch die Sauerstoffaufnahme durch die Wasseransammlungen in der Lunge gestört ist, zeigt sich eine Zyanose (Blaufärbung der Lippen), weiterhin können Herzrhythmusstörungen auftreten (➤ Abb. 5.8).

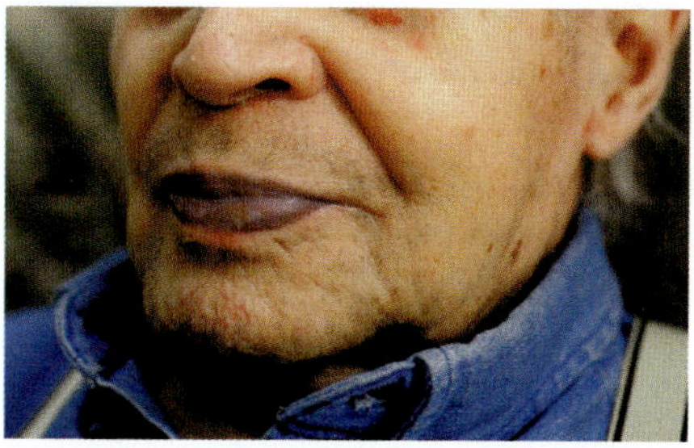

Abb. 5.8 Zyanose [K157]

Bei der **chronischen Rechtsherzinsuffizienz** staut sich das Blut in den großen Kreislauf (Körperkreislauf). Deutliche Zeichen sind lageabhängige Wasseransammlungen, hauptsächlich an den Fußknöcheln und Schienbeinkanten sowie gestaute Halsvenen und Zyanose. Das gestaute Blut in den Magenvenen führt zur sogenannten Stauungsgastritis mit Appetitlosigkeit, Übelkeit, Oberbauchdruck und Aufstoßen. Leber und Milz sind bei lang andauernder Herzinsuffizienz vergrößert, in schweren Fällen haben die Betroffenen auch Wasseransammlungen in der Bauchhöhle (Aszites). Auch der Urin weist Stauungszeichen in Form von dunkler Färbung und stärkerer Konzentration auf.

Eine weitere Symptomatik zeigt sich bei der Links- und Rechtsherzinsuffizienz hauptsächlich in der Nacht. Da durch die Bettruhe das geschwächte Herz entlastet wird und die Nieren ihre Arbeit wieder uneingeschränkt aufnehmen können, werden die Wasseransammlungen im Körper besser ausgeleitet und jetzt über den Urin ausgeschieden. Die Betroffenen müssen daher häufig zum Wasserlassen aufstehen (Nykturie).

Die wichtigsten Ursachen und Symptome sind in der Übersicht noch einmal kurz zusammengefasst (➤ Abb. 5.9).

Therapeutische Maßnahmen

Ziel der Therapie ist es, die Symptome abzumildern und möglichst die Ursache der Insuffizienz zu beseitigen. Die Abmilderung besteht in erster Linie in der Gabe von verschiedenen Medikamenten (➤ Kap. 5.4). Falls die Ursache in einem Herzklappenfehler liegt, kann eine operative Versorgung notwendig werden. In schweren Fällen einer Globalherzinsuffizienz, die sich nicht mehr durch Medikamente oder eine operative Versorgung therapieren lässt, kann eine Herztransplantation nötig sein.

Auch die Betroffenen können soweit wie möglich die therapeutischen Maßnahmen unterstützen. Übergewicht sollte reduziert werden. Individuelle diätetische Maßnahmen sind im Einzelfall abzuklären. Andere Risiken, wie beispielsweise das Rauchen, sollten möglichst vermieden werden.

ACHTUNG!

Die akute Links- oder Rechtsherzinsuffizienz sind lebensbedrohliche Krankheitsbilder und müssen sofort vom Notarzt oder von der Notärztin behandelt werden!

5

Linksherzinsuffizienz	Rechtsherzinsuffizienz
Häufige Ursachen: KHK einschl. Herzinfarkt, arterielle Hypertonie, Klappenfehler (v.a. des linken Herzens), Rhythmusstörungen	Häufige Ursachen: Linksherzinsuffizienz, Herzklappenfehler (v.a. des rechten Herzens), Lungenerkrankungen

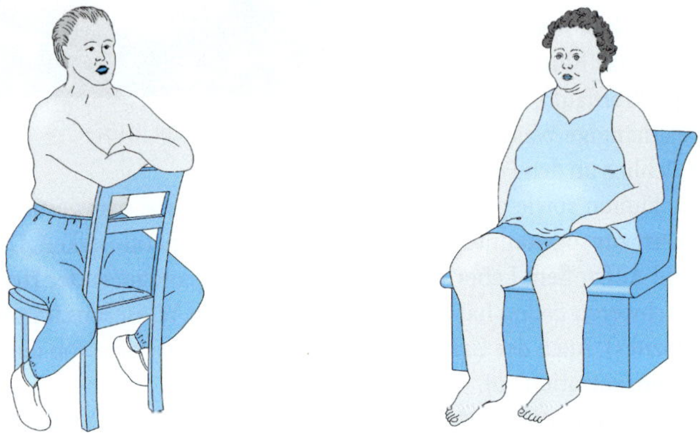

Symptome bei Linksherzinsuffizienz	Symptome bei Rechtsherzinsuffizienz
▸ Belastungs-, Ruhedyspnoe, Orthopnoe ▸ Rasselgeräusche über Lunge, Husten ▸ Lungenödem ▸ Zyanose ▸ Einsatz der Atemhilfsmuskulatur	▸ Gestaute, erweiterte Halsvenen ▸ Ödeme (Bauch, Unterschenkel, Füße) ▸ Gewichtszunahme ▸ Leber- und Milzvergrößerung ▸ Aszites ▸ „Magenbeschwerden“

Gemeinsame Symptome

- Eingeschränkte Leistungsfähigkeit, Schwäche und Ermüdbarkeit
- Nykturie
- Tachykardie bei Belastung, Herzrhythmusstörungen
- Herzvergrößerung, Pleura- und Perikarderguss
- Im Spätstadium niedriger Blutdruck

Abb. 5.9 Ursachen und Symptome der Links- und Rechtsherzinsuffizienz (vgl. [1], S. 464) [L190]

5.3.4 Herzrhythmusstörungen

Als Herzrhythmusstörungen (Arrhythmie) bezeichnet man die Störung des Herzschlages in Frequenz und Regelmäßigkeit. Sie werden durch Störung der Erregungsbildung und Erregungsleitung hervorgerufen. Das kann verschiedene Formen der Rhythmusstörung erzeugen:

- Von **Extrasystolen** spricht man, wenn zum Grundrhythmus zusätzliche Herzschläge auftreten.
- Bei einer **Bradykardie** wird der Puls auf weniger als 60 Schläge/Minute verlangsamt.
- Die **Tachykardie** erhöht den Puls auf mehr als 100 Schläge/Minute.

Ursachen

- Nervosität
- Stress
- Körperliche Belastung
- Koronare Herzkrankheiten
- Herzfehler, angeboren oder erworben
- Entzündliche Herzerkrankungen
- Stoffwechselentgleisungen
- Störungen des Elektrolythaushaltes

Symptome

- Schwindel
- Sehstörungen
- Verminderte körperliche Leistungsfähigkeit
- Luftnot
- Herzbeschwerden
- Herzstolpern
- Bewusstseinsstörungen

Therapeutische Maßnahmen

Ziel ist je nach Ursache der Herzrhythmusstörungen, die Beseitigung oder Milderung der Symptome zu erreichen. Je nach Form der Rhythmusstörung kommen auch verschiedene Herz-Kreislauf-Medikamente zum Einsatz (> Kap. 5.4) (> Abb. 5.10).

5.3.5 Schlaganfall (Apoplex)

Der Schlaganfall bezeichnet eine plötzlich und akut auftretende Minderdurchblutung des Gehirns oder einzelner Hirnregionen mit neurologischen Ausfällen. Ausgelöst wird die verminderte Durchblutung durch den Verschluss eines Hirngefäßes (ischämischer Infarkt) oder das Zerreißen einer Hirnarterie (Hirnblutung).

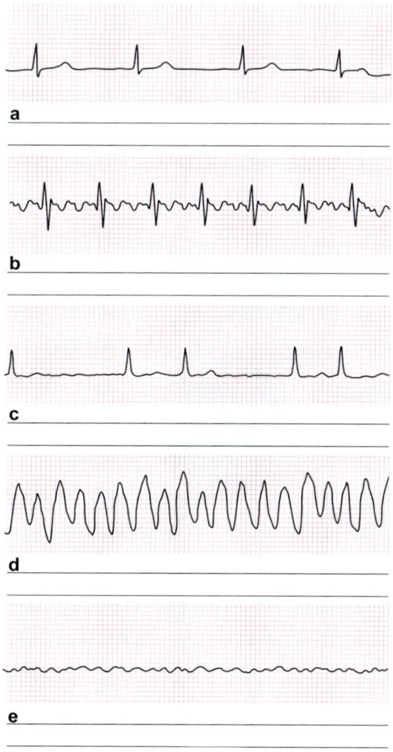

Abb. 5.10 EKG-Normalbefund und EKG-Bilder bei verschiedenen Herzrhythmusstörungen: **a)** Normalbefund, **b)** Vorhofflattern, **c)** absolute Arrhythmie mit Vorhofflimmern, **d)** Kammerflattern, **e)** Kammerflimmern [L190]

5

Ischämischer Infarkt/weißer Insult

Verschluss durch Arteriosklerose oder durch ein Blutgerinnsel (Thrombus).

Hirnblutung/Roter Insult

Zerreißen einer oder mehrerer Hirnarterien durch geschädigte Gefäße oder eine Gefäßwandausbuchtung (Aneurysma) aufgrund von Bluthochdruck (Hypertonie). Sowohl beim Verschluss einer Hirnarterie als auch bei der Hirnblutung wird das von den betroffenen Gefäßen zu versorgende Hirngewebe nicht mehr ausreichend mit Sauerstoff versorgt. Als Folge der Sauerstoffunterversorgung sterben die Nervenzellen in diesem Bezirk ab. Je nachdem, welches Hirnzentrum betroffen ist, kommt es zu unterschiedlichen Symptomen.

Die häufigste Form ist der Infarkt der mittleren Hirnarterie (Arteria cerebri media), die sich in einen linken und rechten Ast aufteilt. Da sich die auf- und absteigenden Nervenbahnen im Gehirn kreuzen, versorgen die aus der rechten Gehirnhälfte absteigenden Nervenbahnen die linke Körperhälfte und die aus der linken Gehirnhälfte absteigenden Nervenbahnen die rechte Körperhälfte. Somit ist auch die Symptomlokalisation abhängig davon, in welcher Hälfte des Gehirns sich der Infarkt ereignet hat.

- Beim Infarkt der **rechten** A. cerebri media ist die **linke** Körperhälfte betroffen.
- Beim Infarkt der **linken** A. cerebri media ist die **rechte** Körperhälfte betroffen.

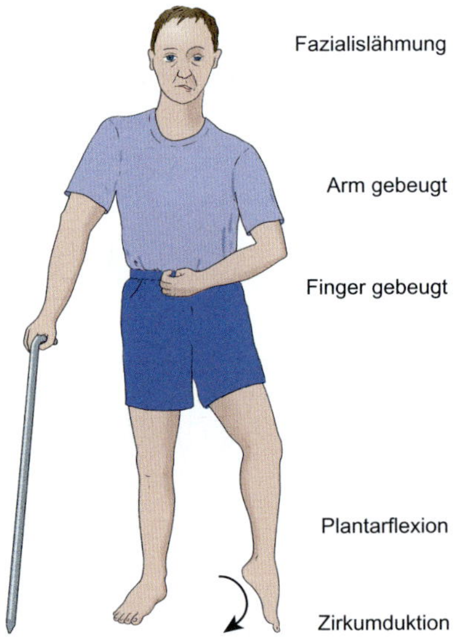

Abb. 5.11 Hemiparese links nach Apoplex. Wernicke-Mann-Lähmung nach Läsion der absteigenden motorischen Bahnen in der rechten Hemisphäre [L190]

Symptome

Halbseitenlähmung (Hemiparese, Hemiplegie)

Unvollständige, in seltenen Fällen auch vollständige Lähmung einer Körperhälfte, die üblicherweise an einem Arm betont auftritt. Meist besteht ebenfalls eine Lähmung oder Schwäche der betroffenen Gesichtshälfte (Fazialisparese) mit herabhängendem Mundwinkel, fehlendem Lidschluss und Unvermögen, die Stirn der betroffenen Seite zu runzeln. Die Lähmungen der betroffenen Körperhälfte sind zu Beginn schlaff, entwickeln sich jedoch über Tage und Wochen zu einer spastischen Lähmung (gr. *spasmos:* Krampf) (➤ Abb. 5.11).

Sensibilitätsstörungen

Es kann zu Taubheitsgefühlen oder Kribbel-Missempfindungen, dem sogenannten „Ameisenlaufen“, an den betroffenen Körperzonen kommen.

Störungen des Sprachverständnisses oder der Sprachproduktion (Aphasie)

Die Aphasie tritt bei Verschluss der linken A. cerebri media auf, da sich das Sprachzentrum in dieser Hirnregion befindet.

Unfähigkeit, bestimmte Handlungen auszuführen (Apraxie)

Die Betroffenen sind unfähig, zwischen ihrem Körper und einem Objekt zu unterscheiden. Beispiel: Statt die Tür mit einem Schlüssel aufzuschließen, benutzen sie einen Finger.

Bewusstseinseintrübungen

Sie können in verschiedenen Schweregraden auftreten. Dies umfasst leichte Eintrübungen bis tagelange Bewusstlosigkeit, je nachdem, wie groß das betroffene Hirnareal war.

Akute Verwirrtheit

Die Betroffenen verlieren ihre Orientierung und sind teilnahmslos.

Harninkontinenz oder Harnverhalt

Die Anregung der Muskulatur zur störungsfreien Entleerung der Blase (Miktion) ist durch die neurologische Schädigung beeinträchtigt.

Je nachdem, wie viele Nervenzellen des Gehirns unterversorgt wurden oder auch abgestorben sind, ist die Rückbildung der neurologischen Ausfälle nicht mehr umkehrbar (irreversibel).

Vorboten

Dem Schlaganfall gehen oftmals Warnsignale voraus, die es ermöglichen, einen drohenden Apoplex rechtzeitig zu erkennen.

TIA

Die **t**ransitorische **i**schämische **A**ttacke (vorübergehende Durchblutungsstörung) des Gehirns mit neurologischen Ausfällen ist einer der häufigsten Vorboten und somit ein wichtiges Warnsignal in der Früherkennung eines Apoplexes. Die Betroffenen haben beispielsweise eine plötzlich einsetzende Sprach-, Sensibilitäts- oder Sehstörung oder auch eine Schwäche im Arm oder Bein. Die Symptome bilden sich jedoch innerhalb von 24 Stunden vollständig zurück (reversibel).

Risikofaktoren

- Hypertonie
- Diabetes mellitus
- Fettstoffwechselstörungen
- Nikotin
- Medikamente wie Marcumar® oder Ovulationshemmer (Pille)

ACHTUNG!

Der Schlaganfall ist ein akut lebensbedrohlicher Notfall. Bei Verdacht muss er sofort vom Notarzt oder von der Notärztin behandelt werden (➤ Kap. 18.3).

5.4 Herz-Kreislauf-Medikamente

In der Praxis wird eine Reihe von Herz-Kreislauf-Medikamenten verabreicht. Hier sollen einige der gängigsten Wirkstoffe aufgeführt werden.

Betablocker

Sie wirken beruhigend auf das Herz. Der Puls wird gesenkt und das Herz verbraucht weniger Sauerstoff.

Indikationen

- Hypertonie
- KHK
- Herzrhythmusstörungen
- Herzinsuffizienz
- Nach einem Herzinfarkt

Bekannte Nebenwirkungen

- Die Erregungsleitung des Herzens kann zu stark absinken.
- Die Bronchien verengen sich.
- Die Insulinausschüttung und Zuckerverwertung werden herabgesenkt.

Diuretika

Sie wirken harntreibend und entziehen dem Körper Wasser. Das entlastet das Herz und senkt den Blutdruck.

Indikationen

- Herzinsuffizienz
- Hypertonie

Bekannte Nebenwirkungen

- Durch den Wasserentzug verliert der Körper Salze, daher kann es zu Herzrhythmusstörungen kommen.

ACE-Hemmer (Angiotensin converting enzyme)

Sie hemmen die Produktion eines Hormons, das den Blutdruck erhöht.

Indikationen

- Herzinsuffizienz
- Hypertonie

Bekannte Nebenwirkungen

- Hustenreiz
- Quincke-Ödem (Schwellung der Augen, Lider, Lippen, Kinn und Zunge)

Gerinnungshemmer

Oftmals besteht bei Herz-Kreislauf-Erkrankungen die Gefahr der Bildung von Blutgerinnseln. Durch die Anwendung von Gerinnungshemmern kann man diese medikamentös einschränken.

- Thrombozytenaggregationshemmer/Acetylsalicylsäure (kurz ASS). Sie verhindern das Zusammenballen der Blutplättchen.
- Antikoagulanzien/Marcumar®. Sie greifen in die Gerinnungskaskade ein und verzögern das Verkleben der Blutplättchen.

Indikationen

- Herzinfarkt
- Nach einem Schlaganfall
- Nach einer Bypass-Operation
- KHK
- pAVK (periphere arterielle Verschlusskrankheit)

Bekannte Nebenwirkungen

- Erhöhte Gefahr von Magengeschwüren
- Blutungen

Antiarrhythmika

Sie normalisieren den Herzrhythmus, indem sie direkt in den Herzrhythmus eingreifen.

Indikationen

- Herzrhythmusstörungen
- Hypertonie
- Herzklappenfehler

Bekannte Nebenwirkungen

- Übelkeit
- Blutdruckabfall
- Schwindel
- Atembeschwerden
- Verdauungsbeschwerden
- Beschwerden bei der Urinausscheidung

Herzglykoside

Sie steigern die Schlagkraft und senken gleichzeitig die Frequenz des Herzens. Das Herz schlägt seltener pro Minute. Dafür ist es kräftiger und spart so Sauerstoff.

Indikationen

- Herzinsuffizienz
- Herzrhythmusstörungen

Bekannte Nebenwirkungen

- Vergiftungsgefahr bei zu hoher Dosierung
- Herzrhythmusstörungen
- Übelkeit mit Erbrechen
- Durchfall
- Verwirrtheitszustände
- Störungen des Farbsehens

Einsatz von Bedarfsmedikamenten

Für den Notfall werden sogenannte Bedarfsmedikamente verschrieben, die bei Auftreten von Symptomen schnell Abhilfe schaffen können. Jedoch sind hier Grenzen gesetzt. Sollten sich Symptome nicht mehr durch die angeordneten Arzneimittel beheben lassen oder starke Nebenwirkungen auftreten, muss umgehend eine Abklärung durch den/die behandelnde/n Arzt/Ärztin – oder in schweren Fällen durch den Notarzt oder die Notärztin – erfolgen. Zumeist werden **Nitropräparate** als Bedarfsmedikation angewendet. Sie erweitern die Gefäße und somit auch vorhandene Engstellen der Herzkranzgefäße. Das Herz wird wieder besser durchblutet und die Enge in der Brust nimmt ab. Die Darreichungsform besteht in Sprays zum Inhalieren oder in Kapseln, die zerbissen werden müssen.

Indikationen

- Angina Pectoris
- Herzinfarkt
- Herzinsuffizienz

Bekannte Nebenwirkungen

- Kopfschmerzen
- Schwindel
- Übelkeit
- Schwäche
- Blutdruckabfall

Der Einsatz der Bedarfsmedikation muss in der Menge und in der Situation der ärztlichen Anordnung entsprechen (➤ Kap. 3.9).

VON DER AUTORIN VERWENDETE LITERATUR

[1] Al-Abtah, Jallal, 2020. I care Pflege. 2., überarbeitete Auflage. Stuttgart; New York: Georg Thieme Verlag. ISBN 978-3-13-241832-5
[2] Amrhein, Peter, 2020. I care Krankheitslehre. 2., überarbeitete Auflage, 3. korrigierter Nachdruck. Stuttgart; New York: Georg Thieme Verlag. ISBN 978-3-13-241832-5
[3] Bierbach, Elvira, 2020. Naturheilpraxis Heute kompakt. 4. Auflage, auf der Grundlage von „Naturheilpraxis heute", 6. Auflage. München: Elsevier. ISBN 978-3-437-57615-7
[4] Deutsche Herzstiftung e.V. (2022). Koronare Herzkrankheit und Herzschwäche – was ist bei Frauen anders? verfügbar unter www.herzstiftung.de (letzter Zugriff 16.01.2023)
[5] Deutsche Gesellschaft für Allgemeinmedizin und Familienmedizin e.V. (DEGAM) (2020) Schlaganfall, S3 Leitlinie Verfügbar unter www.awmf.org (letzter Zugriff 16.01.2023)
[6] Schmitz Frank und Karin Schwarz, 2020. I care Anatomie Physiologie. 2., aktualisierte Auflage, 3. korrigierter Nachdruck. Stuttgart; New York: Georg Thieme Verlag. ISBN 978-3-13-241820-2
[7] Schraut, Veronika und Jens Trögner, 2020. PflegeHeute geriatrische Pflege. München: Elsevier. ISBN 978-3-437-26701-7

WEITERFÜHRENDE LITERATUR

Gerlach, U.; Wagner, H.; Wirth, W.: Innere Medizin für Pflegeberufe. Georg Thieme Verlag, 8. Auflage, Stuttgart 2015
Kurz, A.; Rey, J. (Hrsg.): Pflege konkret Innere Medizin. Elsevier/Urban & Fischer Verlag, 7. Auflage, München 2018

Kurz, A. (Hrsg.): Pflegetechniken heute. Pflegehandeln Schritt für Schritt verstehen. Elsevier/Urban & Fischer Verlag, 3. Auflage, München 2017
Menche, N.: Weiße Reihe Innere Medizin. Elsevier/Urban & Fischer Verlag, 10. Auflage, München 2016
Weiße Reihe Anatomie und Physiologie. Elsevier/Urban & Fischer Verlag, 10. Auflage, München 2017

KAPITEL

6

Janina Danz-Volmer

Umgang mit medizinischen Kompressionsstrümpfen (MKS)

Medizinische **K**ompressions**s**trümpfe (MKS) werden in der Medizin an peripheren, also körperfernen Gefäßen eingesetzt. Sie können sowohl an Beinen als auch an Armen sowie an Teilen der Extremitäten angelegt werden. Hierfür gibt es unterschiedliche Modelle. Kompressionsstrümpfe dienen dazu, den Rückfluss des Blutes aus den peripheren Gefäßen zum Herzen zu unterstützen. Dies geschieht durch Druckeinwirkung von außen.

6.1 Anatomie/Physiologie der Gefäße

Da Kompressionsstrümpfe nur an den Extremitäten angelegt werden können, wird an dieser Stelle auf den Bau und die Funktion der peripheren Gefäße eingegangen.

Blutgefäße und Herz bilden zusammen das Herz-Kreislauf-System. Blutgefäße können unterschieden werden aufgrund der Flussrichtung des Blutes:

Arterien → transportieren das Blut vom Herzen weg
Venen → transportieren das Blut zum Herzen hin

Arterien

Die Wand einer Arterie besteht aus drei Schichten. Diese sind aus unterschiedlichen Geweben gebaut. Die innere Wand besteht aus glatten Zellen und die mittlere Schicht enthält starke Muskelfasern. Die äußere Wand einer Arterie besteht aus Bindegewebe, welches das Gefäß in seine Umgebung einbettet. Durch die Muskulatur können die Arterien weit oder eng gestellt werden, um eine mehr oder minder große Menge Blut hindurchzulassen. Auf diese Weise kann auch der Blutdruck reguliert werden (➤ Kap. 5.2.1).

Venen

Venen haben einen größeren Durchmesser als Arterien und ihre Wände sind zarter. Auch ist die Muskelschicht wesentlich dünner. Jede Vene liegt neben einer oder zwei Arterien und ist in Muskulatur eingebettet. Durch das Anspannen der umliegenden Muskulatur (Muskel-Venen-Pumpe) und die Bewegung der anliegenden Arterie wird das Blut zum Herzen befördert.

Außer in den herznahen Gefäßen haben Venen Taschenklappen, die das Blut zum Herzen lenken und einen Rückstrom verhindern. Dies sind die so genannten Venenklappen. Diese sind ähnlich aufgebaut wie die Taschenklappen im Herzen (➤ Kap. 5.1).

Venen haben Klappen, die als Rückschlagventil fungieren.

Lymphgefäße

Die Lymphgefäße verlaufen parallel zu den Venen. Sie nehmen in den peripheren Regionen des Körpers Flüssigkeit aus dem Gewebe auf. Diese Flüssigkeit wird im Schlüsselbein- und Halsbereich aus den Lymphgefäßen in die Venen abgegeben.

Lymphgefäße haben eine dünne Muskelschicht und Klappen, die dafür zuständig sind, die Flüssigkeit zu transportieren. Im Verlauf der Lymphgefäße gibt es Lymphknoten, die als Filter für Krankheitserreger und Fremdkörper dienen und so einen Teil des Immunsystems bilden.

6.2 Indikationen für MKS

Verschiedene Erkrankungen oder Begleiterscheinungen von Erkrankungen können dazu führen, dass das Tragen von medizinischen Kompressionsstrümpfen (MKS) notwendig wird. Auf die wichtigsten Indikationen wird im Folgenden eingegangen.

Krampfadern (Varizen)

Ist aus irgendeinem Grund die Spannung der venösen Gefäßwände nicht groß genug, so entfernen sich die Enden der Klappen voneinander und sie können nicht mehr dicht schließen. Man spricht von einer Venenklappeninsuffizienz (lat. *insuffizienz:* Unzulänglichkeit, Unfähigkeit).

So kann ein Teil des Blutes der Schwerkraft folgen und zurück in die kleineren Venen fließen. Mit der Zeit kommt es dazu, dass die Gefäße aussacken und sich schlängeln. Krampfadern entstehen (lat. *varix:* Knoten, Plural: Varizen, auch Varikose).

In den Winkeln der Venenklappen, die einander nicht mehr erreichen, können sich Verwirbelungen des Blutes bilden und die enthaltenen Zellen können sich an der Gefäßwand ablagern. Eine Thrombose kann entstehen (➤ Abb. 6.1).

Thrombose

Eine Thrombose ist ein teilweiser oder vollständiger Verschluss eines Blutgefäßes. Zumeist besteht ein Thrombus aus einer Mischung aus Blutzellen und Ablagerungen an den Gefäßwänden. Ein Thrombus sitzt fest an einer Stelle der Gefäßwand und bewegt sich von dort nicht weg. Er kann sich jedoch auch mit dem Blutstrom leicht hin und her bewegen wie eine Anemone im Meer. Eine Thrombose entwickelt sich wegen der langsameren Strömungsgeschwindigkeit des Blutes, der Klappen und der geringen Muskelschicht zumeist in Venen. Eine Thrombose begünstigende Faktoren sind Veränderungen und **Schäden der Gefäßwände,** eine **erhöhte Gerinnungsneigung** sowie ein **verlangsamter Blutfluss.** Dies ist die sogenannte **Virchow-Trias.** Es sind die entscheidenden drei Faktoren, die das Entstehen einer Thrombose begünstigen. Sie wurden Ende des 19. Jahrhunderts erstmals vom deutschen Arzt Rudolf Virchow beschrieben.

6

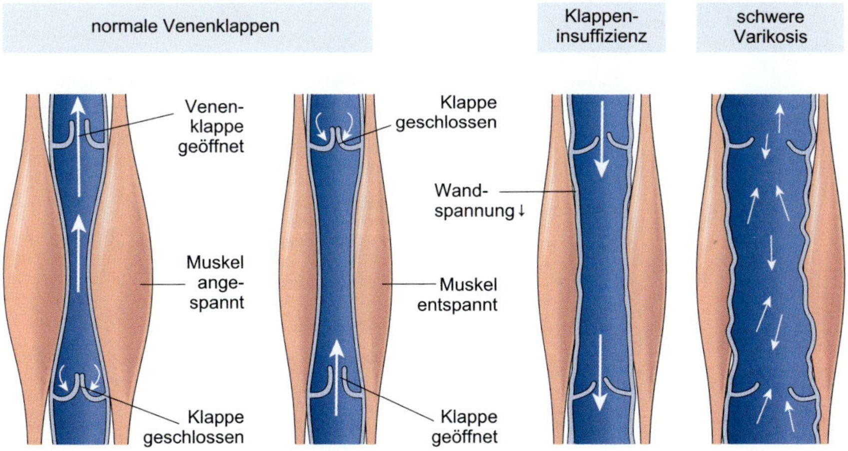

Abb. 6.1 Die Funktion der Venenklappen [L190]

Virchow-Trias:
- Schäden der Gefäßwände
- Erhöhte Gerinnungsneigung
- Verlangsamter Blutfluss

Einige wichtige Risikofaktoren für die Entstehung einer Thrombose finden Sie in ➤ Abb. 6.2.

Anzeichen einer Thrombose

Woran Sie eine Thrombose erkennen (➤ Kap. 18.3) und wie Sie eine venöse von arterieller Thrombose unterscheiden können, ist in ➤ Tab. 6.1 dargestellt.

ACHTUNG!
Eine Thrombose kann auch ohne Symptome verlaufen!

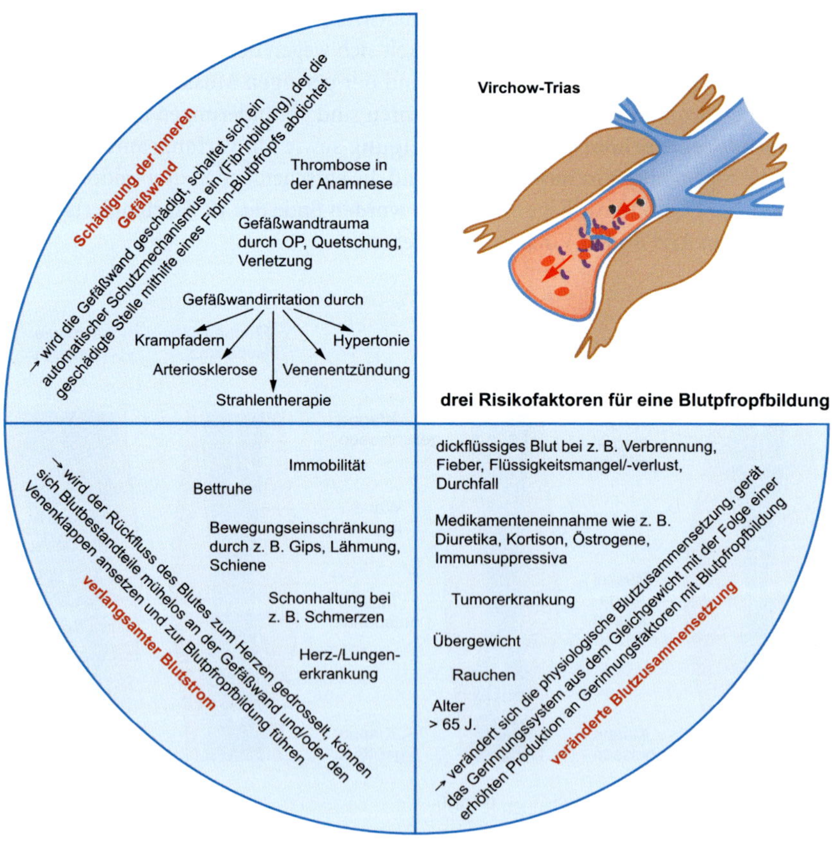

Abb. 6.2 Entstehungsursachen einer Thrombose – Virchow-Trias [L231]

Tab. 6.1 Mögliche Anzeichen einer Thrombose

Venöse Thrombose	Arterielle Thrombose
→ Abfluss ist gestört	→ Zufluss ist gestört
Schmerzen im betroffenen Körperteil	Schmerzen im betroffenen Körperteil
Rötung und Schwellung des Körperteils	Blässe und Kälte des Körperteils
Bläuliche, marmorierte Hautfarbe	
Maßnahme	Maßnahme
Körperteil hochlegen, um Abfluss des Blutes zu erleichtern. Das Körperteil wird dadurch entlastet.	Körperteil tief hinlegen, um den Zufluss des Blutes und die Sauerstoffversorgung zu unterstützen

Embolie

Löst sich ein Thrombus von der Gefäßwand ab und bewegt sich innerhalb des Blutsystems fort, so wird er Embolus genannt. Setzt er sich an einer anderen Stelle wieder fest und verschließt ein Gefäß, so spricht man von einer Embolie. Zumeist bleibt er in einem Gefäß stecken, welches einen kleineren Durchmesser hat als der Embolus selbst.

Aufgrund des Verlaufs der venösen Gefäße hat eine Embolie zumeist einen Verschluss eines Gefäßes in der Lunge zur Folge. Dies nennt man Lungenembolie. Sie geht zumeist mit Luftnot, Schmerzen und Panik/Angst einher. Die seltener auftretenden arteriellen Embolien können beispielsweise einen Herzinfarkt oder Schlaganfall auslösen (➤ Kap. 18.3).

6

Sowohl Thrombose als auch Embolie und Schlaganfall sind lebensbedrohliche Notfälle und erfordern das sofortige Absetzen eines Notrufes (**112**)!

ACHTUNG!

Eine Embolie kann auch ohne Symptome verlaufen!

Herzrhythmusstörungen

Folgen die Herzschläge nicht einem regelmäßigen Rhythmus, sondern treten in Abständen auf, die vom normalen Rhythmus abweichen, spricht man von Herzrhythmusstörungen oder einer Arrhythmie.

Herzrhythmusstörungen werden auch Arrhythmie genannt.

Es gibt verschiedene Formen der Arrhythmie, die dazu führen, dass die Gefahr der Entstehung einer Thrombose oder Embolie erhöht ist. Das sogenannte Vorhofflimmern (VHF) ist die wohl bekannteste Form der Arrhythmie. VHF kann jedoch im Rahmen der Pulsmessung nicht ertastet werden (➤ Kap. 5.3.4).

Durch die unregelmäßigen Herzschläge entwickeln sich im Herzen Verwirbelungen. Die festen Blutbestandteile können sich so an den Wänden und den Herzklappen ablagern. Ein Thrombus entsteht. Durch die große Kraft, die das Herz entwickelt, wenn es das Blut in den Körper ausstößt, kann sich der Thrombus lösen und es kommt zu einer Embolie.

Kompensierte Herzinsuffizienz

Aufgrund der ausgeglichenen Minderleistung des Herzens (kompensierte Insuffizienz) kommt es dazu, dass das Blut in den Extremitäten, besonders in den Beinen versackt. Dadurch kann das Blut nicht mehr so schnell durch die Gefäße fließen, wird also nicht mehr so rasch zum Herzen transportiert (➤ Kap. 5.3.3). Thromben können sich bilden. Zudem kann Flüssigkeit aus dem Blut durch dessen geringe Fließgeschwindigkeit ins Gewebe übertreten. Das Verhältnis der festen und flüssigen Blutbestandteile im Gefäßsystem verschiebt sich. Das Blut wird zähflüssiger.

Chronisch-venöse Insuffizienz

Die chronisch-venöse Insuffizienz (CVI) tritt zumeist als Folgeerscheinung von Krampfadern auf. Sie kann aber auch Folge einer venösen Thrombose sein.

Die CVI geht zunächst mit der Neigung zu Ödemen (Wasseransammlung im Gewebe) einher, später verhärten Haut und Unterhaut. Das Blut staut sich in den Venen und übt einen hohen Druck auf die Gefäße aus. Es kommt zu Schädigungen der Hautanhangsgebilde (Haare, Nägel, Drüsen) und einer vermehrten Einlagerung von Pigmenten in der Haut. Da die Haut in ihrer Funktion geschädigt ist, kommt es vermehrt zu Entzündungen. Wunden heilen nur schlecht. Als Spätfolge treten oftmals Geschwüre an den Unterschenkeln auf. Ein solches Geschwür heißt **Ulcus cruris venosum** und ist oftmals von Bakterien besiedelt, was eine schlechte Wundheilung begünstigen kann (lat. *ulcus:* Geschwür; *crus:* Schenkel, Unterschenkel; *venosum:* auf die Venen bezogen).

Lymphödem

Ein Lymphödem ist eine Flüssigkeitsansammlung im Gewebe aufgrund einer Beeinträchtigung des Abflusses in den Lymphgefäßen.

Ein Lymphödem kann angeboren oder Folge verschiedener Erkrankungen sein. Dies können Entzündungen sein oder auch Tumore, welche die Lymphgefäße mechanisch verengen. Auch kann ein Lymphödem als Folge einer chirurgischen Therapie wie beispielsweise der Entfernung der Brust und der umliegenden Lymphknoten bei Brustkrebs entstehen.

Auch Männer können an Brustkrebs erkranken!

Verbrennungen

Auch bei schwerwiegenden Verbrennungen und Verbrühungen kommen Kompressionsverbände, medizinische Kompressionsstrümpfe oder Kompressionskleidung zum Einsatz. Wenn die Wunde abgeheilt ist und Narbengewebe entsteht, wird Kompression angewandt, um die Spätfolgen der Verbrennung/Verbrühung möglichst gering zu halten.

Die Kompressionstherapie nach solch hochgradigen Verletzungen soll ein ungeordnetes Wachstum von Narbengewebe verhindern, welches durch Verdickung und Verhärtung des

Gewebes Einschränkungen nach sich ziehen würde. Diese Einschränkungen reichen von kosmetischen Aspekten, über eingeschränkte Beweglichkeit und Fehlstellung von Gelenken bis hin zu völliger Immobilität der betroffenen Körperbereiche.

6.3 Kontraindikationen für MKS

Zu den Gründen, weshalb ein Kompressionsstrumpf **nicht** angelegt werden darf, gehören:
- Dekompensierte Herzinsuffizienz, die mit Ödemen und Luftnot einhergeht (lat. *de-compensatio:* Unausgeglichenheit, Entgleisung), da das Herz in diesem Zustand bereits von der Menge an Blut, die bei ihm ankommt, sehr belastet ist
- Periphere arterielle Verschlusskrankheit (pAVK), da bei dieser die Versorgung der peripheren Gewebe mit Blut gestört ist und durch Kompression weiter vermindert werden würde
- Ablehnung der MKS durch die betroffene Person. In diesem Fall müssen Sie sie über die Risiken verordneter, aber nicht getragener MKS informieren und aufklären und dies wertfrei dokumentieren
- Nicht sitzende MKS. Passen MKS nicht oder nicht mehr, können sie ihren Zweck nicht erfüllen, sondern stellen eine potenzielle Gefahr dar. In diesem Fall setzen Sie sich mit dem/r behandelnden Arzt/Ärztin in Verbindung und beschaffen Sie neu angepasste MKS
- Defekte MKS. Sie können ihre Wirkung nicht korrekt ausüben und die Druckverhältnisse im Verlauf des MKS verändern sich. Beim Vorhandensein von Laufmaschen oder Löchern müssen die Kompressionsstrümpfe dem Sanitätshaus vorgelegt werden. Dort kann entschieden werden, ob die MKS repariert werden können oder ausgetauscht werden müssen.

Sind Wunden, Dekubiti oder Ulzera am entsprechenden Körperteil vorhanden, muss unbedingt ein Arzt oder eine Ärztin hinzugezogen werden.

Beim Vorhandensein von Wunden muss eine sorgfältige medizinische Wunddiagnose durch Experten erfolgen. Auf ihrer Grundlage kann unter Berücksichtigung der weiteren Diagnosen der Person eine geeignete Therapie erfolgen. Diese ist vom Arzt oder der Ärztin anzuordnen.

6.4 Grundlagen Kompressionsstrümpfe

Für den Umgang mit medizinischen Kompressionsstrümpfen sollte man einige Aspekte berücksichtigen, auf die im Folgenden näher eingegangen wird.

Wirkweise von Kompressionsstrümpfen

Durch ihre elastischen Fasern komprimieren MKS die oberflächlichen Venen gleichmäßig (pressen sie zusammen), sodass auch das Blut in den tiefer gelegenen größeren Gefäßen schneller fließen kann. Die einzelnen Venenklappen können wieder besser schließen und der Rückfluss wird verringert. Ebenso unterstützen sie die Wirkung der Muskel-Venen-Pumpe, die den Blutfluss zum Herzen unterstützt. Ödeme können durch die Kompression verringert werden, sodass das Gewebe entlastet wird und dem Körper die Flüssigkeit im Herz-Kreislauf-System zur Verfügung steht. Dies beschleunigt den Blutfluss und fördert zudem die Beweglichkeit der betroffenen Person.

Auf diese Weise sollen Kompressionsstrümpfe das Entstehen von Thrombosen und Embolien verhindern und einen weitgehend normalen Blutfluss in den Venen gewährleisten. Dieser wiederum unterstützt das Herz bei seiner Arbeit und es muss nicht mehr so viel Kraft aufbringen, um das Blut im Körper zu verteilen.

Das gleiche Wirkprinzip gilt auch für die MKS, die wegen eines Lymphödems getragen werden.

Einsatzorte von Kompressionsstrümpfen

Es gibt Kompressionsstrümpfe, die – je nach Indikation – am Arm oder am Bein angelegt werden.

Beine

Für die Anwendung am Bein gibt es sowohl Strümpfe als auch Strumpfhosen. Die Strümpfe können unterschenkel- oder oberschenkellang sein. Auch kann es sein, dass nur an einem Bein ein Kompressionsstrumpf angelegt werden muss. MKS können wie normale Strümpfe die Zehen mit einschließen, diese aber auch frei lassen und an der Stelle, an der die Zehen in den Fuß übergehen, beginnen. In der Regel ist der Teil des Strumpfes, der die Ferse bedecken soll, erkennbar.

Arme

Auch für die Arme gibt es Strümpfe in unterschiedlicher Länge. Die häufigste Art ist der Strumpf, der an den gesamten Arm angelegt wird. Es kann aber auch sein, dass zwei Strümpfe kombiniert an einen Arm angelegt werden. Hier gibt es Strümpfe, welche die Hand einschließen, und solche, bei denen die Hand frei liegt.

Wesentlich häufiger als an den Beinen kommt der MKS für den Arm nur einseitig zum Einsatz, was sich aus den möglichen Indikationen, wie beispielsweise der Entfernung der Brust mit nachfolgendem Lymphödem, ergibt.

Klassen von Kompressionsstrümpfen

Es gibt bei MKS vier verschiedene Kompressionsklassen, die je nach Ausprägung der Symptome und der Schwere der Erkrankung eingesetzt werden.

Klasse I: leichte Kompression

- Leichtes/beginnendes Krampfaderleiden
- Schwere- und Müdigkeitsgefühl in den Beinen

- Keine bis leichte Ödeme
- Prophylaxe

Klasse II: mittelkräftige Kompression

- Stärkere Beschwerden
- Ausgeprägtes Krampfaderleiden mit Neigung zu Ödemen
- Postoperativ nach Krampfader-Operationen
- Nach Abheilen kleinerer Ulcera cruris zur weiteren Prophylaxe

Klasse III: kräftige Kompression

- Schweres Krampfaderleiden mit ausgeprägter Neigung zu Ödemen
- Chronisch-venöse Insuffizienz mit Verhärtung der Haut
- Nach Abheilen schwerwiegender und wiederkehrender Ulcera cruris zur weiteren Prophylaxe
- Leichtes Lymphödem
- Thrombose, Embolie

Klasse IV: extra kräftige Kompression

- Lymphödem
- Elephantiasis (extremer Lymphstau)

Anpassen von Kompressionsstrümpfen

Damit ein MKS richtig wirken kann, muss er an das zu komprimierende Körperteil angepasst sein. Das Ausmessen der Extremität wird zumeist vom Sanitätsfachhandel durchgeführt. Hierbei werden die Länge und der Umfang der Extremität an verschiedenen Stellen genau ausgemessen. Wichtig ist, dass das Körperteil nicht geschwollen sein darf, da sonst eine falsche Größe ermittelt wird und der Kompressionseffekt zu gering ist.

Mittlerweile gibt es eine große Auswahl an MKS, die in Serie hergestellt werden. Jedoch kann es auch sein, dass ein Strumpf ganz individuell angefertigt werden muss.

Bei Gewichtszunahme oder -abnahme des Trägers müssen der richtige Sitz und die Größe der MKS überprüft und gegebenenfalls neue Strümpfe angepasst werden. Es sollte in diesem Fall Rücksprache mit dem Sanitätshaus und dem/r behandelnden Arzt/Ärztin gehalten werden.

Pflege von Kompressionsstrümpfen

MKS sollten alle ein bis zwei Tage gewechselt und gewaschen werden. Zum einen aus Gründen der Hygiene und des Wohlbefindens. Zum anderen, weil die Elastizität der Strümpfe nachlässt. Durch das Waschen der Strümpfe erhalten diese ihre Elastizität zurück und können ihre Wirkung wieder entfalten.

Beim Waschen der Strümpfe sind die Pflegehinweise des Herstellers in jedem Fall zu beachten.

Hier ein paar allgemeine Hinweise und Empfehlungen:
- Zumeist darf kein Weichspüler verwendet werden
- MKS in der Waschmaschine in ein Wäschenetz geben, um sie zu schonen
- Nach Handwäsche MKS in ein Handtuch einschlagen und abtupfen
- Auswringen schadet den elastischen Fasern
- Nicht alle Modelle sind für den Trockner geeignet
- Nicht auf der Heizung trocknen, da die Hitze die elastischen Fasern angreift
- MKS liegend trocknen, um die elastischen Fasern zu schonen, z. B.
  - auf dem Wäscheständer oder
  - auf dem Boden (Fußbodenheizung schadet den MKS nicht)

Um die Kompressionsstrümpfe nicht zu beschädigen, empfiehlt es sich, Fußnägel kurz zu halten und spitze Kanten abzufeilen. Ebenso sollte die Hornhaut an den Füßen gepflegt werden, sodass sie nicht im Übermaß vorhanden und nicht rau ist (ggf. Fußpflege einschalten). Beim Tragen von Schuhen muss darauf geachtet werden, dass es innen keine scharfen Kanten oder Nieten etc. gibt und keine Steinchen o. Ä. im Schuh sind. Die entstehende Reibung würde dazu führen, dass die MKS in Form von Laufmaschen oder Löchern Schaden nehmen.

Bei guter Pflege und sorgsamem Umgang halten MKS ca. 6 Monate und müssen dann ausgetauscht werden.

6.5 An- und Ausziehen von Kompressionsstrümpfen

Pflegehilfskräfte mit Qualifizierung in der Behandlungspflege dürfen Patienten/innen oder Bewohnern/innen nur Kompressionsstrümpfe/-strumpfhosen anziehen.

ACHTUNG!
Das Anziehen von MKS hoher Kompressionsklassen sowie das Anlegen eines Kompressionsverbandes obliegen der Pflege**fach**kraft (PFK).

Anziehen von Kompressionsstrümpfen

Aufgrund der individuellen Anpassung ist auf folgende Aspekte zu achten:
- Die richtigen MKS werden für die richtige Person verwendet.
- MKS müssen passen und dürfen nicht ausgeleiert oder defekt sein.
- Bei einigen Strümpfen muss zudem beachtet werden, welcher Strumpf an welche Extremität gehört.

MKS werden immer bei entstauten Venen angezogen. Dies kann morgens vor dem Aufstehen geschehen oder nachdem der Patient bzw. die Patientin die Beine ca. 30 Minuten hoch gelagert hat. So wird sichergestellt, dass sich kein Blut und keine Flüssigkeit in den Beinen angesammelt haben.

Auch muss die Haut trocken sein, da sonst der Strumpf nur schwer angezogen werden kann und sich unter dem Strumpf ein feucht-warmes Milieu bildet, in dem sich Krankheitserreger besonders gut vermehren können. Durch die Feuchtigkeit mazeriert die Haut (sie weicht auf) und Keime können in den Körper eintreten.

Cremes und Lotionen sollten vor dem Anziehen von MKS nicht verwendet werden, da die elastischen Fasern durch die Inhaltsstoffe beschädigt werden können. Zudem wird das Anziehen erheblich erschwert. Mittlerweile gibt es jedoch auch spezielle Produkte, die das Material nicht angreifen. Hier müssen die Produktinformationen sorgfältig gelesen werden, um geeignete Produkte auswählen zu können.

Die Hinweise der Hersteller der MKS und der Hautpflegeprodukte sind zu beachten. Im Zweifel sollten weitere Informationen bei den Herstellern oder im Sanitätshaus angefragt werden.

Vorbereitung

- Gemäß der Hygienevorschriften ist es die Pflicht der Pflegekraft, vor Dienstbeginn Uhr und Schmuck abzulegen (➤ Kap. 2.1). Ist dies nicht geschehen, so muss es nun erfolgen, um die MKS nicht zu beschädigen.
- Absprechen des Ablaufes der Maßnahme mit dem Patienten bzw. der Patientin.
- Bereiten Sie die benötigten Materialien (MKS, Anziehhilfe) vor oder lassen Sie den Patienten/die Patientin die Materialien bereitstellen.
- Sorgen Sie für eine Position, in der Sie Ihren Rücken schonen können! Idealerweise arbeiten Sie stehend auf Hüfthöhe und mit geradem Rücken.
- Vor dem Anziehen muss eine sorgfältige Hautinspektion stattfinden. Hierbei ist auf die Hautfarbe, die Temperatur der Extremität und auf das Vorhandensein von Verfärbungen und Wunden zu achten. Möglicherweise werden Beobachtungen gemacht, die dem Anziehen der MKS widersprechen.
- Pflegestandards der Einrichtung sind zu berücksichtigen.

Durchführung

Da die meisten MKS an den Beinen zum Einsatz kommen, wird hier auf das Anziehen von Bein-Strümpfen eingegangen (➤ Abb. 6.3). Für das Anziehen an den Armen gilt prinzipiell das gleiche Vorgehen.

Der betroffene Mensch kann mit in die Pflegehandlung einbezogen und dazu angeleitet werden, beim Anziehen der MKS zu helfen, soweit ihm dies möglich ist.

Auch bei der Technik, wie ein Kompressionsstrumpf angezogen wird, sollten die Herstellerangaben berücksichtigt werden.

Dokumentation

Das Anziehen der Strümpfe muss mit folgenden Angaben dokumentiert werden:

- Datum, Uhrzeit und Handzeichen der durchführenden Pflegekraft
- Hautveränderungen und Beschwerden müssen genau beschrieben und ggf. der Arzt oder die Ärztin informiert werden

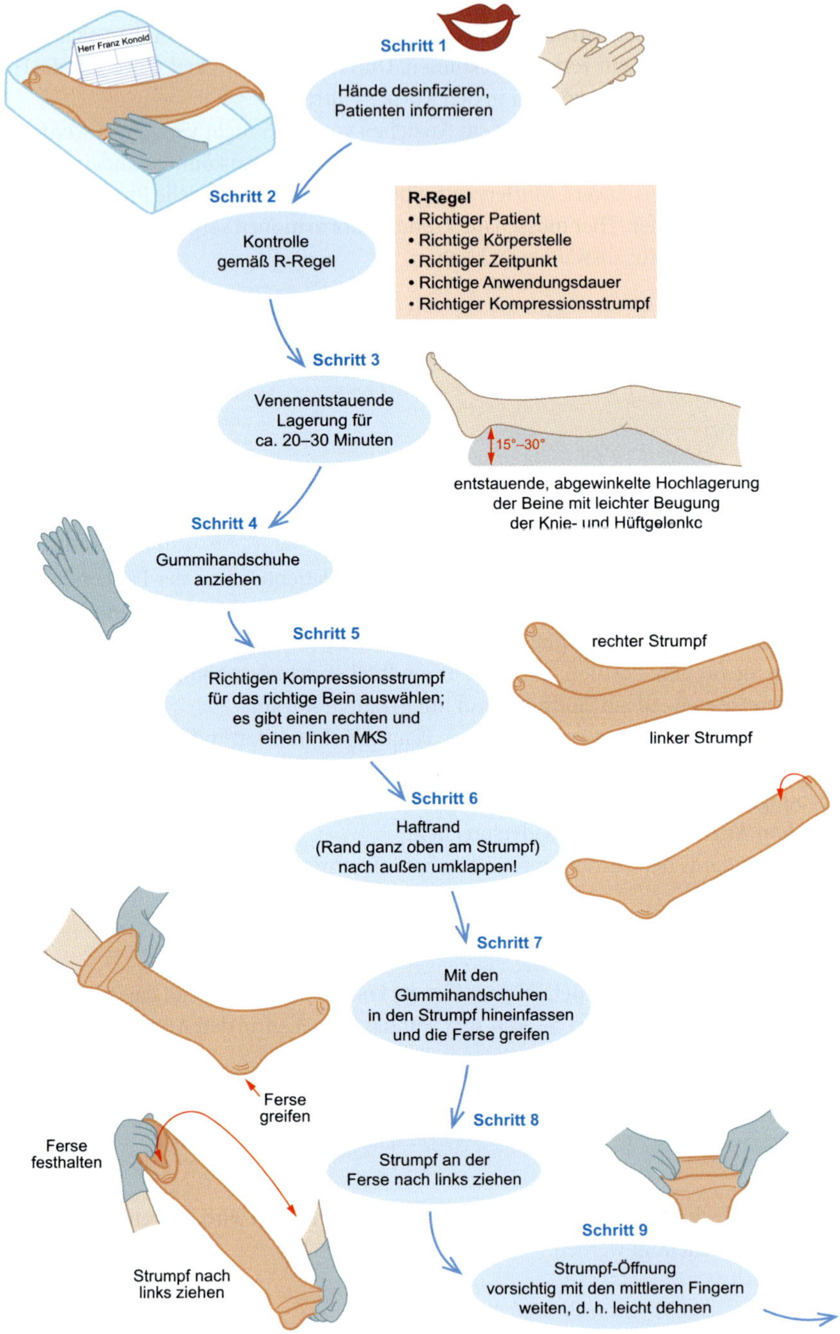

Abb. 6.3a Anziehen von Kompressionsstrümpfen Schritt für Schritt [L231]

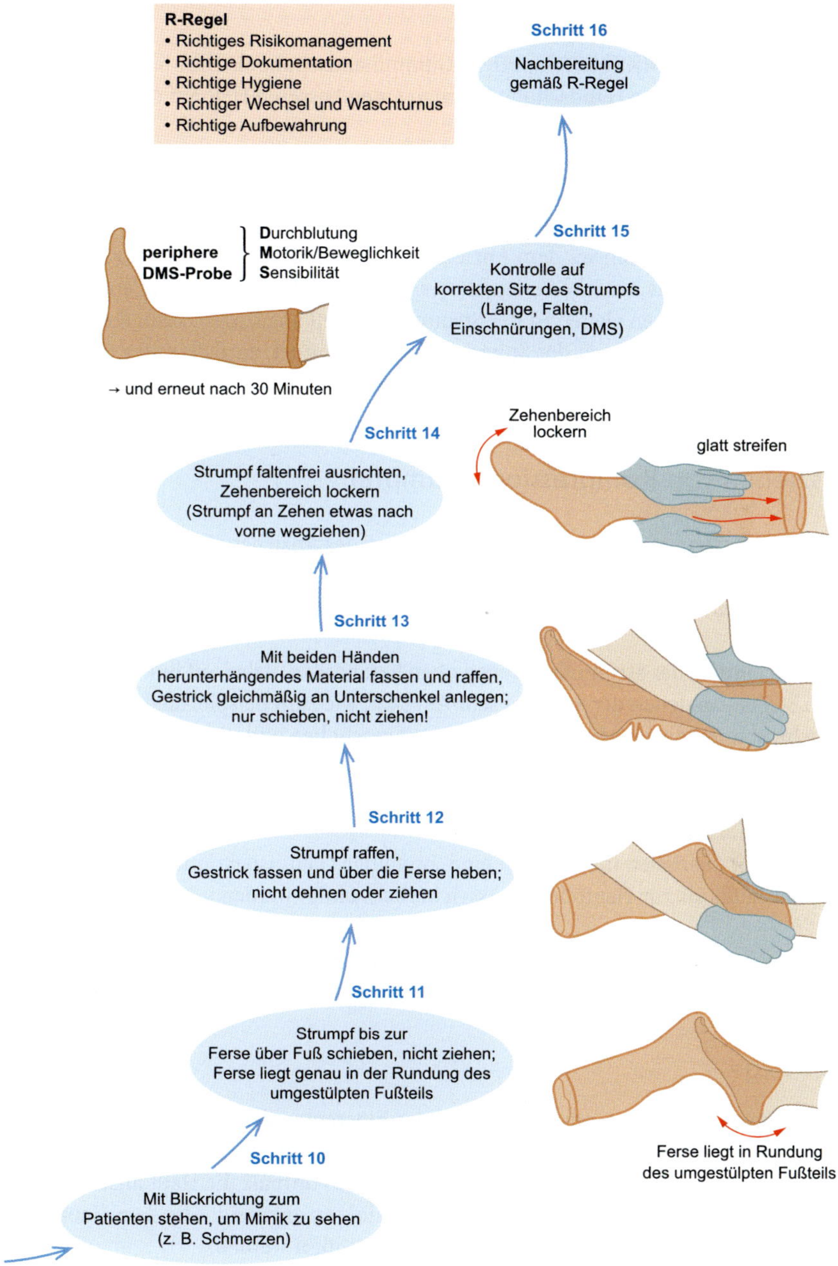

Abb. 6.3b *(Forts.)*

Anziehhilfen

Viele Hersteller von MKS bieten spezielle Gummihandschuhe als Hilfe beim An- und Ausziehen an. Durch diese Handschuhe hat man einen besseren Halt auf dem Material und rutscht nicht so leicht ab.

Es gibt diverse Anziehhilfen, die sowohl der Pflegekraft als auch den Patienten das Anziehen der MKS erleichtern sollen. Gängige und sinnvolle Anziehhilfen sind beispielsweise Überzieher für den Fuß. Diese gibt es in dreieckiger tütenartiger Form und in unterschiedlichen Längen. Sie werden vor dem Anziehen von **an den Zehen offenen Strümpfen** über den Fuß gestülpt. Das Anziehen erleichtern sie dadurch, dass der Strumpf auf dem Kunststoff leichter nach oben gleitet. Ist der Strumpf komplett angezogen, kann die Anziehhilfe an einer Lasche, die sich an der Spitze des Fußes befindet, einfach unter dem Strumpf hervorgezogen werden. Im Nachgang muss der Strumpf noch einmal gerichtet werden.

Ausziehen von Kompressionsstrümpfen

Das Ausziehen von MKS folgt ungefähr dem Ablauf des Anziehens in umgekehrter Reihenfolge:

- Schmuck und Uhren von den Händen der Pflegekraft entfernen (tragen Sie ja sowieso nicht ☺).
- Die Strümpfe oder Strumpfhosen von oben herabrollen, dabei auf links drehen.
- An Stellen, an denen der Strumpf sehr fest sitzt, wie zum Beispiel an den Fußknöcheln, können die Finger unter den Strumpf geschoben und dieser etwas von der Haut abgehoben werden; dies erleichtert das weitere Ausziehen.
- Die Strümpfe werden zum Lüften aufgehängt, von Hand gewaschen oder in die Schmutzwäsche gegeben.
- Nach dem Ausziehen muss erneut eine sorgfältige Hautinspektion stattfinden.
- Pflegestandards zur Hautpflege müssen berücksichtigt werden.

> Das Ausziehen der MKS und gemachte Beobachtungen müssen genau wie das Anziehen dokumentiert werden.

Nachsorge

Es ist sinnvoll, der Person ein Fußbad und das Eincremen der Extremität anzubieten. In MKS schwitzen Füße oftmals und ein Fußbad kann sowohl ein frisches Gefühl erzeugen, als auch unangenehme Gerüche beseitigen. Da MKS oftmals die Haut austrocknen, ist außerdem eine individuelle Hautpflege mit Produkten angezeigt, die dem Hauttyp entsprechen. Auch diese Maßnahmen müssen dokumentiert werden.

6.6 Exkurs: Maßnahmen zur Thromboseprophylaxe

Neben dem Tragen von Kompressionsstrümpfen gibt es eine Reihe weiterer Maßnahmen, die das Entstehen einer Thrombose verhindern und in den Alltag eingebaut werden können.

Da die Thromboseprophylaxe selbst jedoch nicht zu den Inhalten der Behandlungspflege gehört, werden hier nur einige dieser Maßnahmen kurz genannt. Grundsätzlich sind hier Maßnahmen sinnvoll, die die Virchow-Trias positiv beeinflussen.

Pflegerische Maßnahmen

Die folgenden Maßnahmen können auch von der betroffenen Person selbst oder ihren Angehörigen angewendet werden.

Faustregel:
Schlecht sind Sitzen und Stehen. Lieber Laufen und Liegen.

Bewegung

Bewegung fördert die Aktivität der Muskel-Venen-Pumpe und verhindert, dass das Blut in den Beinen versackt und so die Venen „ausleiern". Die Angabe von Schmerzen oder auch das Vorhandensein von Kontrakturen (Gelenkversteifungen) sind beispielhafte Gründe dafür, Bewegungsübungen nur in geringem Maße durchzuführen.

Aktive Bewegungsübungen sind auch im Bett möglich, beispielsweise durch Fahrradfahren in der Luft oder Anziehen und Kreisen der Fußspitzen durch die Person selbst. Ebenso fördern passive Bewegungsübungen, also durch eine andere Person vorsichtig durchgeführte Bewegungen, den Blutfluss.

Flüssigkeitszufuhr und Ernährung

Eine ausreichende Flüssigkeitszufuhr sorgt dafür, dass das Blut seinen hohen Wasseranteil halten kann und „flüssig" bleibt. So kann es in der richtigen Geschwindigkeit durch das Gefäßsystem fließen und die Gefahr der Bildung von Thromben wird verringert. Hierbei müssen eventuelle Beschränkungen der Flüssigkeitszufuhr beachtet werden.

Der Verzehr von grünem Gemüse, welches viel Vitamin K enthält, sollte sich in Grenzen halten. Vitamin K steigert die Fähigkeit des Blutes zu gerinnen und kann somit die Bildung von Thromben fördern.

Positionierung

Eine erhöhte Positionierung der Beine fördert aufgrund der Schwerkraft den Rückfluss des Blutes zum Herzen und verringert Ödeme. Hierbei ist darauf zu achten, dass die Gelenke nicht zu stark angewinkelt werden, da sonst die Gefäße abgeknickt werden. Das Hochlagern der Beine ist bei einer bestehenden arteriellen Durchblutungsstörung **kontraindiziert.**

Ausschalten von Risikofaktoren

Das Ausschalten von Risikofaktoren wie Rauchen und Übergewicht ist eine wichtige Maßnahme im Rahmen der Thromboseprophylaxe. Beides führt zu vermehrten Ablagerungen an den Gefäßwänden und begünstigt die Entstehung von Thromben.

Obstipationsprophylaxe

Verstopfung führt dazu, dass bei der Stuhlausscheidung ein vermehrter Kraftaufwand notwendig wird. Dies führt zu einem erhöhten Druck in den Gefäßen (besonders im Bauchraum). Durch diese Druckerhöhung können sich vorhandene Thromben von der Gefäßwand lösen und zu einer lebensbedrohlichen Embolie führen. Geeignete Maßnahmen zur Obstipationsprophylaxe sind beispielsweise ballaststoffreiche, ausgewogene Ernährung, eine angemessene Flüssigkeitszufuhr sowie Bewegung. Alle Maßnahmen müssen individuell mit den Betroffenen ausgehandelt und angepasst werden.

Medikamente

Eine weitere, jedoch ärztlich zu verordnende Maßnahme ist die Einnahme von gerinnungshemmenden Medikamenten wie ASS, Marcumar®, Xarelto® oder auch Heparin. Gerinnungshemmende Medikamente gibt es als Tabletten oder auch als subkutane Injektion. Sie führen dazu, dass das Blut nicht so schnell gerinnt und sich nicht so leicht Thromben bilden können.

> Wichtig zu beachten ist hierbei, dass durch die Wirkung der Medikamente auch Wunden länger bluten und nicht so schnell verschließen. Ebenso kommt es schneller zu Hämatomen (blaue Flecken).

Menschen, die gerinnungshemmende Medikamente einnehmen, müssen regelmäßig Kontrollen der Blutwerte durchführen (lassen) und sehr genau auf die korrekte und regelmäßige Einnahme der Medikamente achten. Auch muss auf mögliche Nebenwirkungen der Medikamente geachtet werden.

VON DER AUTORIN VERWENDETE UND WEITERFÜHRENDE LITERATUR

[1] Deutsches Netzwerk für Qualitätsentwicklung in der Pflege (Hrsg.): Expertenstandard Pflege von Menschen mit chronischen Wunden, Entwicklung – Konsentierung – Implementierung. Deutsches Netzwerk für Qualitätsentwicklung in der Pflege (DNQP), 1. Aktualisierung Osnabrück 2015

[2] Faller, A.; Schünke, M.: Der Körper des Menschen. Einführung in Bau und Funktion. Georg Thieme Verlag, 18. Auflage, Stuttgart 2020

[3] Medi GmbH & Co. KG: Gebrauchsanweisung für medizinische Kompressionsstrümpfe. www.medi.de/fileadmin/Storage/Documents/GA-mediven.pdf (letzter Zugriff: 31.05.2022)

[4] Menche N (Hrsg.) Pflege Heute 7. Edition 2019 München: Urban & Fischer Verlag/Elsevier GmbH

[5] Menche, N.: Biologie, Anatomie, Physiologie. Elsevier/Urban & Fischer Verlag, 9. Edition, München 2020

[6] Protz, K.: Moderne Wundversorgung. Elsevier/Urban & Fischer Verlag, 10. Edition, München 2022

[7] Wundzentrum Hamburg e.V. (Hrsg.): Kompressionstherapie einfach – tragbar. Informationen für Betroffene und Angehörige. 2. Auflage, Hamburg 2018 https://www.wundzentrum-hamburg.de/wp-content/uploads/2019/09/Patientenbroschuere_Kompression_2018.pdf (letzter Zugriff: 31.05.2022)

KAPITEL

7

Martina Cajetan, Sabrina-Maxi Steffens

Ernährung im Alter und Blutzuckermessung

Die Ernährung hat einen besonderen Stellenwert in der Betreuung und Pflege des kranken und/oder älteren Menschen. Bei ärztlichen Untersuchungen wird häufig eine Fehlernährung festgestellt. Als häufigste Auswirkung einer Fehlernährung werden Über- oder Untergewicht diagnostiziert sowie die Unterversorgung mit Flüssigkeit, Eiweiß, Ballaststoffen, Vitaminen, Mineralstoffen und Spurenelementen.

7.1 Ernährung im Alter

Das Altern ist begleitet von natürlichen körperlichen Veränderungsprozessen. Es kommt zu einer nachlassenden Versorgung der Zellen mit Sauerstoff. Die Zellen der

Bauchspeicheldrüse produzieren weniger Hormone. Leber und Niere lassen in ihrer Funktion nach. Die Knochendichte und die Kraft der Muskulatur ändern sich, die Resorption von wichtigen Nährstoffen funktioniert nicht mehr so gut, die Verdauungstätigkeit lässt nach und der Energiebedarf sinkt. Diese Veränderungen im Organismus nehmen Einfluss auf die Ernährung und müssen daher besonders bei der Lebensmittelwahl beachtet werden.

Doch nicht nur diese natürlichen altersbedingten Prozesse des Körpers bestimmen den Ernährungszustand des älteren Menschen. Abgesehen von der sozialen und psychosozialen Situation haben auch die Höhe des Einkommens, die soziale Integration, die Familiensituation oder die Wohnbedingungen großen Einfluss.

Viele ältere Menschen sind beispielsweise durch Erkrankungen des Bewegungsapparates in ihrer Mobilität eingeschränkt und daher nur schwerlich in der Lage, regelmäßig einkaufen zu gehen, um sich mit frischen und nahrhaften Lebensmitteln zu versorgen.

Die Versorgung mit einer Zahnprothese kann ebenfalls erhebliche Einschränkungen mit sich bringen, wenn die Prothese nicht richtig sitzt oder nicht regelmäßig angepasst wurde. Die Nahrungsaufnahme kann so zur Qual werden, wenn Druckstellen oder Entzündungen im Mundbereich vorliegen.

Auch Medikamente nehmen Einfluss auf die Ernährung und können sogar eine Mangelernährung unterstützen. Medikamente, die Erkrankungen des Bewegungsapparates lindern sollen, haben als Nebenwirkung oftmals Störungen des Verdauungssystems wie Übelkeit, Sodbrennen oder Durchfall.

Anforderungen an eine altersgerechte Ernährung

Um also lange gesund und leistungsfähig zu bleiben, sollten an eine altersgerechte Ernährung verschiedene Überlegungen geknüpft werden.

Allgemein gilt für alte und junge Menschen, dass eine ausreichende Versorgung durch die drei Nährstoffgruppen, Kohlenhydrate, Eiweiße und Fette gewährleistet sein sollte. Weitere Empfehlungen an eine altersgerechte Ernährung werden nachfolgend aufgeführt:

- Individueller Geschmack und die Vorlieben sollten ernst genommen werden
- Beachten von eingeschränkten Körperfunktionen
- Verdauung fördernde Wirkung
- Ausreichende Versorgung mit Nährstoffen
- Anpassung an den gesunkenen Energiebedarf
- Stärkung des Immunsystems
- Stärkung der geistigen Leistungsfähigkeit
- Körperliche Leistungsfähigkeit

ACHTUNG!

Gesunde ältere Menschen brauchen keine Schonkost, vielmehr muss die individuelle Verträglichkeit Beachtung finden.

7.2 Anatomie/Physiologie der Bauchspeicheldrüse

Die Bauchspeicheldrüse, das Pankreas, liegt lang gestreckt an der Hinterwand des Oberbauches. Sie ist etwa 80 g schwer und ungefähr 18 cm lang. Das Pankreas wird in Kopf, Körper und Schwanz eingeteilt. Der Pankreaskopf wird auf der rechten Seite vom Zwölffingerdarm (Duodenum) umgeben, der Pankreasschwanz reicht zur Linken bis an die Milz heran.

Durch das Innere des Organs zieht sich der etwa 2 mm dicke exkretorische Ausscheidungsgang (Ductus pancreaticus). Über diesen wird das Pankreassekret in den Dünndarm geleitet (Exkretion).

Im Laufe von 24 Stunden werden im Pankreas etwa 1,5 Liter Bauchspeicheldrüsensaft produziert. Dieser hat die Aufgabe, den sauren Magensaft im Duodenum zu neutralisieren. Dem Speisebrei werden Verdauungsenzyme zugeführt, um Kohlenhydrate, Fette und Eiweiße im Dünndarm weiter zu verdauen. Die Ausschüttung von Pankreassekret kann durch den Anblick von Speisen oder durch hormonelle Steuerung angeregt werden.

Überall im Pankreas verteilen sich Zellanhäufungen, die sogenannten Langerhans-Inseln. Ihre Zellen produzieren wichtige Hormone und erfüllen die endokrine Funktion der Drüse. Das heißt, sie geben die Hormone direkt ins Blut ab ohne den Umweg über einen Zufuhrkanal. Die beiden wichtigsten Zellarten sind die B- und die A-Zellen (➤ Abb. 7.1).

A-Zellen

In diesen Zellen wird das Hormon Glukagon produziert. Ein niedriger Blutzuckerspiegel (BZ) löst die Abgabe von Glukagon ins Blut aus. Glukagon regt die Leber an, die gespeicherte Glukose wieder dem Kreislauf zuzuführen, um den Blutzuckerspiegel anzuheben.

7

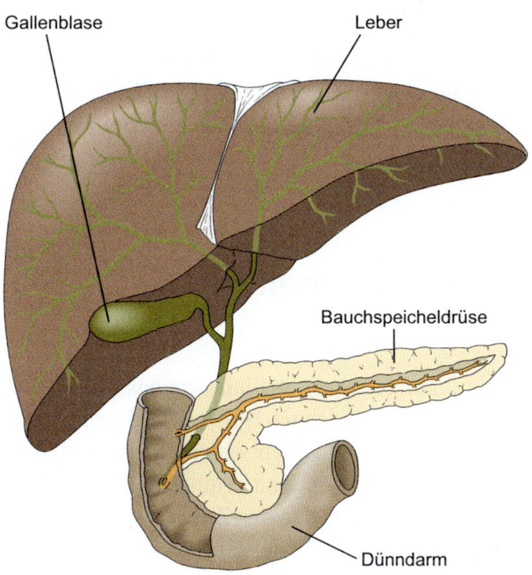

Abb. 7.1 Anatomische Lage der Bauchspeicheldrüse (Pankreas) [L190]

B-Zellen

In den B-Zellen wird das Hormon Insulin gebildet. Es ist das einzige Hormon, das den Blutzuckerspiegel senken kann. Es reguliert die Glukosezufuhr (Einfachzucker) aus dem Blut in das Innere der Zellen, wo der Zucker zur Energiegewinnung benötigt wird. Insulin funktioniert wie ein Schlüssel, der ein Schloss aufschließt.

Insulin funktioniert nach dem Schlüssel-Schloss-Prinzip: Falls die B-Zellen nur ungenügend oder gar kein Insulin mehr produzieren, also zu wenig oder keine Schlüssel vorhanden sind, kommt es zu einem Mangel an Glukose in der Zelle – trotz eines erhöhten Blutzuckerspiegels.

Weiterhin regt das Insulin die Leber- und Muskelzellen an, Glukose zu speichern, um in nährstoffarmen Zeiten die Zellernährung zu gewährleisten.

Kohlenhydratstoffwechsel

Kohlenhydrate (Saccharide) sind wichtige Bausteine zur Energieversorgung des Körpers und sollten mehr als 50 Prozent unserer Nahrung ausmachen. Hauptsächlich werden Kohlenhydrate in Form von Kartoffeln, Obst, Zucker, Getreide- und Getreideprodukten aufgenommen. Die Kohlenhydrate werden im Verdauungstrakt in ihre Einzelteile zerlegt und über die Dünndarmwand ins Blut aufgenommen (resorbiert). Es gibt verschiedene Arten von Kohlenhydraten, für die der Körper mehr oder weniger Zeit zur Aufspaltung benötigt. Kohlenhydrate werden wie folgt eingeteilt:

- Einfachzucker/Monosaccharide: Traubenzucker, Fruchtzucker
- Zweifachzucker/Disaccharide: Milch-, Malz- oder Haushaltszucker
- Mehrfachzucker/Polysaccharide: pflanzliche oder tierische Stärke

Einfach gesagt ist Kohlenhydrat also ein anderes Wort für Zucker (Glukose). Die Zellen benötigen die Glukose zur Energiegewinnung, somit ist sie der Hauptenergielieferant des menschlichen Körpers. Die Einfach- und Zweifachzucker liefern dem Körper schnell Energie und der Blutzuckerspiegel steigt zügig an. Für die Aufspaltung der Mehrfachzucker braucht der Körper mehr Zeit. Demnach steigt der Blutzuckerspiegel langsamer an.

Doch auch wenn der Organismus mit Zucker versorgt ist, wird die restliche Glukose als Reserve gespeichert. Sind die Speicher voll, wandelt er die Glukose in Fett um. So ist in nährstoffarmen Zeiten eine zusätzliche Versorgung möglich.

7.3 Diabetes mellitus

Die Erkrankung Diabetes mellitus, gr.: *honigsüßer Durchfluss,* wird umgangssprachlich als Zuckerkrankheit bezeichnet. Die Ursache der Erkrankung liegt in einer Störung der Insulinproduktion. Das Insulin ist entweder nur vermindert wirkfähig oder nur wenig bis gar nicht vorhanden. Die Glukose kann demnach nicht von der Zelle aufgenommen werden. Es entsteht ein Glukosemangel in den Zellen, trotz erhöhter Konzentration von Glukose im Blut.

Ab einer bestimmten Konzentration von Glukose im Blut schaffen die Nieren es nicht mehr, die Glukose zurückzuhalten und der Zucker geht in den Urin über. Daher kommt auch

Tab. 7.1 Formen des Diabetes mellitus nach Leitlinie der Deutsche-Diabetes-Gesellschaft (DDG) 2018

Form	Ursache
Typ I-Diabetes	Zerstörung der B-Zellen des Pankreas mit daraus entstehendem absoluten Insulinmangel Meist autoimmunologisch (durch körpereigene Abwehr) ausgelöst
Typ II-Diabetes	Insulinresistenz: dadurch relativer Insulinmangel In der Folge nachlassende bis komplett versagende Insulinproduktion
Andere spezifische Formen	Entzündungen des Pankreas, genetische Defekte, Infektionen
Schwangerschaftsdiabetes	Erstmals während der Schwangerschaft auftretende Form

der Name der Erkrankung: *honigsüßer Durchfluss.* Im Normalfall findet sich keine Glukose im Urin. Die Grenze, bei der die Glukose in den Urin übergeht, nennt man Nierenschwelle. Der Blutzucker weist dann eine Konzentration von 180 mg/dl auf. Je nach Ursache wird der Diabetes mellitus in verschiedene Formen eingeteilt (➤ Tab. 7.1).

Diagnostik eines Diabetes mellitus

Um die Erstdiagnose Diabetes mellitus zu stellen, sind einige Untersuchungen notwendig, die Aussagen über die Zuckerverwertung des Organismus liefern. Zunächst wird der HbA1c-Wert bestimmt, das ist ein Langzeit-Blutzuckerwert, mit dem der durchschnittliche Blutzuckerspiegel der letzten sechs bis zehn Wochen ermittelt werden kann. Sein Wert wird in Prozent angegeben. Die Nüchtern-Plasma-Glukose (NPG) bestimmt die Konzentration an gelöster Glukose im Blut. Dieser Wert wird in mg/dl oder mmol/l angegeben.

Zur Diagnosestellung wird der sogenannte orale Glukose-Toleranz-Test (oGTT) durchgeführt. Zwei Stunden nach dem Trinken einer Glukoselösung wird der Blutzucker gemessen, um zu überprüfen, wie schnell der Körper den Zucker verwertet hat. 2 Stunden nach Glukosebelastung sollte das Ergebnis < 140 mg/dl (7,8 mmol/l) ergeben. Sonstige Anzeichen eines Diabetes, z. B. Glukosurie (Zucker im Urin), sind ebenso Bestandteil der ärztlichen Untersuchung. Liegen Diabetes-Symptome und/oder ein erhöhtes Diabetes-Risiko vor, können bestimmte Parameter gemessen werden (➤ Tab. 7.2).

Tab. 7.2 Werte bei Vorliegen von Diabetes-Symptomen und/oder erhöhtem Diabetes-Risiko

Diagnose	Diabetes liegt nicht vor	Verdacht auf Diabetes	Diabetes liegt vor
HbA1c	< 5,7 %	5,7 bis > 6,5 %	≥ 6,5 %
Nüchtern-Plasma-Glukose (NPG) und/oder oraler Glukose-Toleranz-Test (oGTT)	• NPG < 100 mg/dl < 5,5 mmol/l • oGTT nach 2 h < 140 mg/dl	• NPG 100 bis 125 mg/dl 5,5 bis 7 mmol/l • oGTT nach 2 h 140–199 mg/dl	• NPG ≥ 126 mg/dl ≥ 7 mmol/l • oGTT nach 2 h ≥ 200 mg/dl
Weiteres Vorgehen	–	• Aufklärung über Diabetes • Risiko • Behandlung der Risikofaktoren • Regelmäßige Kontrollen	Therapie gemäß Leitlinien der DDG

7

7.3.1 Typ I-Diabetes

An dieser Form des Diabetes erkranken Menschen meist vor dem 40. Lebensjahr. Ursache ist ein absoluter Insulinmangel, ausgelöst durch körpereigene Abwehrstoffe, die sich zerstörerisch gegen die B-Zellen des Pankreas richten. In der Folge produzieren die B-Zellen kein Insulin mehr. Somit kann die Glukose nicht zur Energiegewinnung herangezogen werden. Das Krankheitsbild dieser autoimmunologischen Reaktion kann sich rasch innerhalb von Stunden oder Wochen entwickeln.
Symptome, die auf den Typ I-Diabetes hinweisen:
- Erhöhte Ausscheidung von Urin (Polyurie)
- Zuckernachweis im Urin (Glucosurie)
- Starker Durst (Polydipsie)
- Gewichtsabnahme trotz reichlicher Nahrungszufuhr (Süßhunger!)
- Übelkeit
- Schwäche
- Bewusstseinsstörungen

Therapeutische Maßnahmen bei Diabetes Typ I

Therapieziel ist das Erreichen eines normalen Blutzuckerspiegels, um das Wohlbefinden und die Leistungsfähigkeit wiederherzustellen und die Gefahr von Langzeitschäden zu reduzieren. Die betroffenen Personen müssen Insulin injizieren. Wie oft und wie viel Insulin zugeführt werden muss, ist abhängig vom Grad der Erkrankung, Alter, Persönlichkeit und Krankheitseinsicht des Betroffenen. Insulin kann bislang nicht oral verabreicht werden, da es aufgrund seiner chemischen Zusammensetzung im oberen Magen-Darm-Trakt sofort abgebaut wird.

Allgemeine Maßnahmen

- Schulung der Betroffenen
- Stressreduktion
- Nicht rauchen
- Alkohol vermeiden
- Regelmäßige körperliche Bewegung
- Für ausreichend Schlaf sorgen
- Regelmäßige Blutzuckerkontrollen
- Fußpflege
- Regelmäßige Kontrolle der Nierenfunktion und der Augen

Ernährungstherapie

Die Ernährungstherapie nimmt einen besonderen Stellenwert ein, weil eine an der Krankheit orientierte Nahrungsaufnahme beste Ergebnisse für die Stabilisierung des Zuckerhaushaltes bietet, ohne den Körper mit weiteren Medikamenten unnötig zu belasten:
- Bedarfsgerechte, qualitativ vollwertige Ernährung
- Ausreichende Flüssigkeitszufuhr, viel trinken

- Vitamin- und mineralstoffreiche Speisen
- Abwechslungsreiche Nahrung
- Abstimmung von Nahrungsaufnahme, körperlicher Bewegung und Insulindosis

Beim jüngeren Typ I-Diabetiker, beispielsweise im Kindes- oder Teenageralter, muss unbedingt auf eine dem Alter entsprechende Energiezufuhr geachtet werden. Es sollte keine Tabuisierung von Süßigkeiten erfolgen. Dennoch muss sehr bewusst damit umgegangen werden.

Medikamentöse Therapie

Der Typ I-Diabetes erfordert die Zuführung von Insulin in Form von täglichen Insulin-Injektionen. Welche Arten mit welcher Wirkung zur Verfügung stehen wird in ➢ Kap. 7.3.3 näher erläutert.

7.3.2 Typ II-Diabetes

Der Diabetes Typ II ist die häufigste Form der Diabeteserkrankung. Sie tritt meist im höheren Lebensalter auf, auch wenn mittlerweile immer mehr junge Menschen an dieser Form des Diabetes erkranken. Kern der Krankheit ist eine verminderte Wirkung des Insulins an den Zellen. Am Anfang wird diese Insulinresistenz durch eine höhere Produktion des Hormons in der Bauchspeicheldrüse ausgeglichen. Die Krankheit entwickelt sich langsam und bleibt längere Zeit unbemerkt. Dies kann über Monate oder sogar Jahre hinweg geschehen. Irgendwann jedoch kann die erhöhte Insulinproduktion vom Körper nicht mehr aufrechterhalten werden. Das Insulin reicht nicht mehr aus, um den Blutzuckerspiegel konstant zu halten. Die Betroffenen haben zum Zeitpunkt der Erstdiagnose teils irreversible Langzeitschäden und sind oft übergewichtig.

Symptome, die auf den Typ II-Diabetes hinweisen:

- Erhöhte Infektanfälligkeit, Pilzinfektionen
- Juckreiz der Haut
- Schwäche
- Leistungsknick
- Sehstörungen
- Impotenz
- Ausbleibende Regelblutung
- Schlechte Wundheilung
- Im späteren Stadium auch: Durst, Polyurie und Gewichtsabnahme

Therapeutische Maßnahmen bei Diabetes Typ II

Therapieziel ist auch hier die Normalisierung des Blutzuckerspiegels. Bei mehrgewichtigen Personen kann dies oft schon durch eine konsequente Umstellung der Ernährungsgewohnheiten und der damit verbundenen Gewichtsreduktion erreicht werden.

Allgemeine Maßnahmen

- Schulung der Betroffenen
- Stressreduktion
- Nicht rauchen
- Alkohol vermeiden
- Regelmäßige körperliche Bewegung
- Ausreichender Schlaf
- Regelmäßige Blutzuckerkontrollen
- Fußpflege
- Regelmäßige Kontrolle der Nierenfunktion und der Augen

Ernährungstherapie

Sie ist für die Diabetes-Typ-II-Therapie als zentral anzusehen, weil eine konsequente Umstellung der Essgewohnheiten mit einer Gewichtsabnahme automatisch zum angestrebten Resultat der Therapie führen:
- Gewichtsreduktion
- Normalgewicht erhalten oder anstreben
- Energiezufuhr entsprechend des Körpergewichtes
- Bedarfsgerechte, qualitativ vollwertige Ernährung
- Ausreichende Flüssigkeitszufuhr
- Vitamin- und mineralstoffreiche Speisen
- Abwechslungsreiche Nahrung

Medikamentöse Therapie

Solange die Bauchspeicheldrüse noch Insulin produziert, ist vorerst keine oder eine nur niedrig dosierte Therapie mit oralen Antidiabetika zur Unterstützung notwendig. Ist die Produktion der B-Zellen endgültig erschöpft, müssen auch Diabetes-Typ-II-Betroffene Insulin zuführen.

7.3.3 Antidiabetika

Wie bereits erwähnt, gibt es neben der Umstellung der Lebensgewohnheiten medikamentöse Therapieformen. Hierzu zählen die Therapie mit Insulin und die mit Tabletten. Beide Formen der medikamentösen Therapie zielen auf eine Normalisierung des Blutzuckerwertes ab.

Insulin

Die Insulinersatztherapie bei Diabetes Typ I und Typ II kennt zwei Arten von Insulin: die Humaninsuline und die Insulinanaloga. Abhängig vom Wirkstoff werden sie in langwirksame und kurzwirksame Insuline unterschieden. Eine Kombination der beiden Arten ist auch als Mischinsulin erhältlich, der Wirkeintritt und die Wirkdauer sind hier abhängig

Tab. 7.3 Insulinarten, Wirkeintritt und Wirkdauer

Insulinart	Beispiel	Wirkeintritt in Minuten	Wirkdauer in Stunden
Insulinanaloga – Basalinsulin	Lantus®	60	20–27
Insulinanaloga – Bolusinsulin (Mahlzeiteninsulin)	Novorapid®	20	4–5
Humaninsulin – Basal-Verzögerungsinsulin	Huminsulin ® Basal	60–120	14
Humaninsulin – Bolusinsulin (Mahlzeiteninsulin)	Actrapid®	30–60	8
Human-/Analog-Mischinsulin	Actraphane® 30	30–60	14

vom Mischungsverhältnis. (➤ Tab. 7.3). Für Personen, die viel Insulin benötigen, also täglich mehrmals spritzen müssen, sind Mischinsuline gut geeignet, da sich die Anzahl der Injektionen so reduzieren lässt.

Die Menge an Insulin, die ein/e Betroffene/r zuführen muss, ist individuell unterschiedlich. Die Insulintherapie muss genau abgestimmt werden. Es kann einige Zeit dauern, bis der Blutzucker richtig „eingestellt" ist und annähernd normale Blutzuckerwerte erreicht werden. Bei Veränderungen im Tagesablauf, Erkrankungen, neuen Medikamenten oder Operationen wird eine Anpassung der Therapie an die aktuellen Gegebenheiten erforderlich (➤ Abb. 7.2).

ACHTUNG!

Die Dosierung von Insulin erfolgt in der Maßeinheit I.E., der Internationalen Einheit. Die Einheit richtet sich nicht nach Menge, sondern nach pharmakologischer Wirksamkeit.
1 I.E. Insulin = 34,7 Mikrogramm (µg)

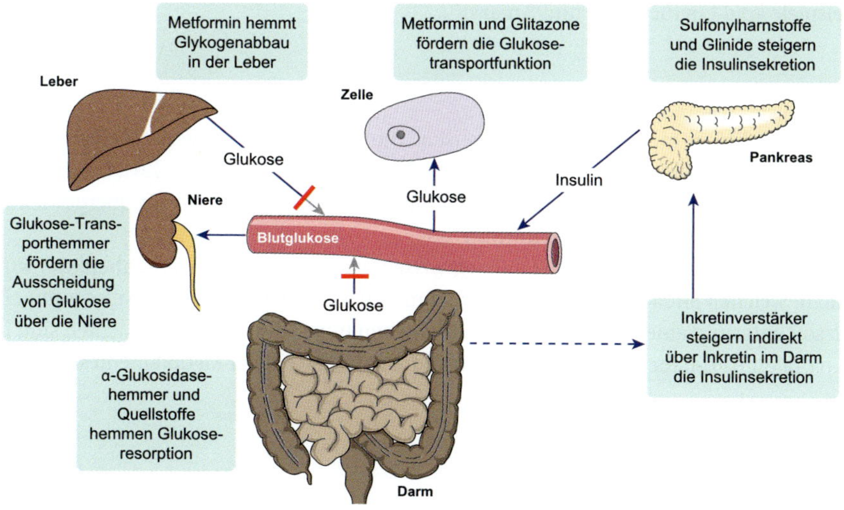

Abb. 7.2 Wirkungen von Insulin und oralen Antidiabetika [L157]

Lagerung von Insulin

Die Vorgaben zur sach- und fachgerechten Lagerung von Insulin sind aus den Empfehlungen und Angaben des Beipackzettels zu entnehmen. Allgemein kann das Insulin in der Stechampulle oder in der Penampulle für den täglichen Gebrauch bei Zimmertemperatur gelagert werden. Eine Kühlkette einzuhalten ist nicht für jedes Insulin nötig. Gefrorenes Insulin ist unbrauchbar, da es seine Wirksamkeit verliert. Auch starke Hitzeeinwirkungen, zum Beispiel durch Sonnenlicht, schaden der Wirkung.

Orale Antidiabetika

Orale Antidiabetika werden über den Verdauungstrakt vom Körper aufgenommen. Ihre Verabreichung erfolgt in Tablettenform über den Mund, also oral. Sie werden in verschiedene Wirkstoffgruppen unterteilt, die alle das Ziel haben, den Blutzucker zu normalisieren. Zu den Personen, die orale Antidiabetika einnehmen, zählen die Typ-II-Diabetiker mit erhaltener Insulinproduktion, aber verminderter Insulinwirkung (Insulinresistenz). Die Dosierung wird individuell eingestellt. Oft erhalten die Betroffenen eine Kombination aus verschiedenen Präparaten. Beispiele für Wirkstoffgruppen werden im Folgenden aufgeführt.

Glukose-Resorptionsverzögerer

Die Glukose wird langsamer im Darm resorbiert, die Zellen können die Glukose besser verarbeiten. Beispiel dafür ist Glucobay®.

Sulfonylharnstoffe

Die Produktion von Insulin in der Bauchspeicheldrüse wird durch das Medikament erhöht. Beispiele sind Euglucon N® und Amaryl®.

Biguanide

Biguanide haben mehrere Wirkungsweisen. Die Glukoseaufnahme der Zellen wird gesteigert und die Resorption von Glukose im Darm wird verlangsamt. Zusätzlich wirken sie positiv auf den Fettstoffwechsel. Daher eignen sich Biguanide gut für übergewichtige Diabetiker. Beispiel dafür ist Metformin®.

Betroffene und Pflegepersonal müssen wissen, wie das jeweilige Antidiabetikum wirkt und in welchen Situationen es nicht eingenommen werden darf, beispielsweise wenn eine Person aufgrund einer Operation nüchtern bleiben muss. Besonders zu beachten sind bei den oralen Antidiabetika die Kontraindikationen des jeweiligen Medikamentes.

Zielbereiche und Grenzwerte

➤ Abb. 7.3

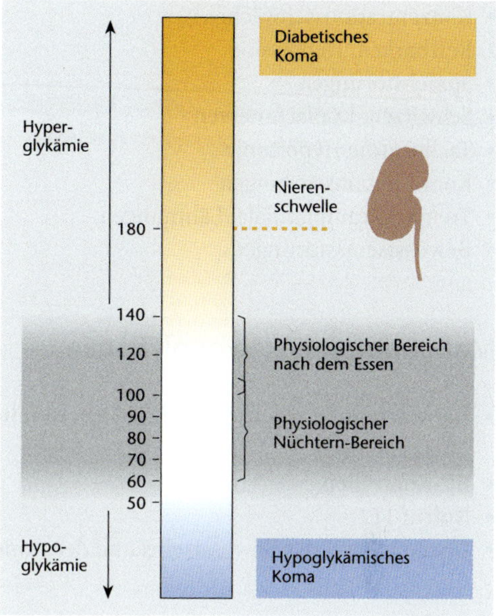

Abb. 7.3 Blutzuckerspiegel Grenzwerte (Angaben in mg/dl) [L190]

7.4 Blutzuckerentgleisungen

Unregelmäßigkeiten und Abweichungen der Blutzuckerwerte vom normalen Zustand bezeichnet man als Blutzuckerentgleisungen. Liegt ein erhöhter Blutzuckerspiegel vor, spricht man von Hyperglykämie. Demgegenüber bezeichnet der Begriff Hypoglykämie einen zu niedrigen Blutzucker. Sowohl bei Diabetes mellitus Typ I und Typ II besteht die Gefahr einer Hypo- oder Hyperglykämie und den damit verbundenen Gefahren. In den folgenden beiden Abschnitt werden die zwei lebensbedrohlichen Formen der Hypo- und Hyperglykämie genauer beschrieben.

7.4.1 Hypoglykämie/hypoglykämischer Schock

Der hypoglykämische Schock kann als Folge eines viel zu niedrigen Blutzuckerspiegels auftreten. Innerhalb von Minuten bis hin zu wenigen Stunden stellt sich eine akute Unterzuckerung ein. Ursache ist eine stark erhöhe Zufuhr von Insulin, die den Blutzuckerspiegel rapide senkt. Das kann eine Insulinüberdosierung sein, aber auch jede Situation, die es nötig macht, dass der Körper die gespeicherten Zuckerreserven freisetzt. Dies können beispielsweise starke körperliche Anstrengungen ohne ausreichende Nahrungszufuhr sein. Man unterscheidet leichte Unterzuckerungen, bei denen sich die Betroffenen oft noch selbst durch Zufuhr von Glukose helfen kann, und schwere Unterzuckerungen, bei denen es nötig wird, dass von außen Hilfe geleistet wird.

Blutzuckerwert, der auf eine Hypoglykämie hinweist: < 50–60 mg/dl

Symptome der Hypoglykämie

- Heißhunger
- Übelkeit, Erbrechen
- Unruhe, Nervosität

- Konzentrationsschwäche
- Reizbarkeit, Depression
- Sprachstörungen
- Schwitzen, Kopfschmerzen
- Tachykardie Hypertonie
- Koordinationsstörungen
- Tremor, Krampfanfälle, Lähmungen
- Bewusstseinsstörungen

Maßnahmen bei Hypoglykämie

- Der **wachen** Person zuckerhaltige Lebensmittel zuführen, z. B. Glukose-Gel oder Glukosespray
- BZ-Kontrollen
- Notruf 112
- Überwachung des Bewusstseins und der Atmung

Gefahren eines hypoglykämischen Schocks

- Bewusstlosigkeit
- Herz-Kreislauf-Stillstand
- Gehirnschäden

ACHTUNG!
Der hypoglykämische Schock ist ein lebensbedrohlicher Notfall und muss vom Notarzt oder der Notärztin behandelt werden (➤ Kap. 18.3).

7.4.2 Hyperglykämie/diabetisches Koma

Die Spanne der Hyperglykämie reicht von leichten Überzuckerungen bis hin zu schweren Hyperglykämien mit massiven Stoffwechselentgleisungen, bei denen die BZ-Werte um 500 mg/dl und höher liegen können. Die Gefahr, dass aus einer leichten Hyperglykämie ein schweres diabetisches Koma entsteht, darf nicht unterschätzt werden. Ursache der Hyperglykämie ist eine fehlende oder unzureichende Insulinzufuhr. Dies passiert beispielsweise, wenn vergessen wurde, sich zu spritzen. Ebenso kann eine Ursache sein, dass ein Mensch seine oralen Antidiabetika nicht eingenommen und dabei normal oder zu viele Kohlenhydrate zugeführt hat.

Blutzuckerwert, der auf eine Hyperglykämie hinweist: ≥ 200 mg/dl.

Symptome der Hyperglykämie/des diabetischen Komas

- Durst
- Vermehrtes Trinken
- Vermehrte Urinausscheidung
- Müdigkeit
- Übelkeit, Erbrechen, Bauchschmerzen
- Azeton-Geruch der Atemluft
- Schwindendes Bewusstsein bis hin zur Bewusstlosigkeit
- Kußmaul-Atmung (langsame und vertiefte Atmung)

Maßnahmen bei Hyperglykämie/diabetischem Koma

- Evtl. Bedarfsmedikation Insulin nach Insulindosisplan
- BZ-Kontrollen
- Notruf 112
- Überwachung des Bewusstseins und der Atmung

Gefahren eines hyperglykämischen/diabetischen Komas

- Herzrhythmusstörungen durch Elektrolytentgleisungen
- Nierenversagen
- Herz-Kreislauf-Stillstand
- Spätschäden des Diabetes mellitus

ACHTUNG!

Das hyperglykämische Koma ist ein lebensbedrohlicher Notfall und muss vom Arzt oder von der Ärztin behandelt werden (➤ Kap. 18.3).

Die wichtigsten Ursachen und Symptome des hypoglykämischen Schocks und des hyperglykämischen Komas sind in der nachfolgenden Übersicht noch einmal kurz zusammengefasst (➤ Tab. 7.4).

7.5 Begleit- und Folgeerkrankungen bei Diabetes mellitus

Diabetes mellitus begünstigt abhängig von der Qualität der Stoffwechseleinstellung weitere Erkrankungen, die begleitend und als Folge des Diabetes auftreten können. Sie werden in folgende zwei Bereiche unterteilt.

7

Tab. 7.4 Ursachen und Symptome des hypoglykämischen Schocks und des hyperglykämischen Komas ([3], S. 207)

Befunde	Hypoglykämischer Schock	Hyperglykämisches Koma
Beginn	Schnell, innerhalb von Minuten	Langsam, Stunden bis Tage
Haut	Kaltschweißig	Trocken
Atmung	Normal	Kußmaul
Atemluft	Ohne Befund	Azeton-Geruch, obstartig
Urinbefund	Azeton	Glukose, Azeton, Polyurie
Hunger	Heißhunger	Kein besonderer Hunger
Durst	Kein Durst	Polydipsie
Muskulatur	Gespannt, zittrig, Krämpfe	Schlaff, entspannt
Exsikkosezeichen	Nein	Ja
Blutdruck	Normal	Niedrig
Puls	Schnell	Schnell, schwer tastbar

Makroangiopathie

Bei der Makroangiopathie (lat. *makro:* groß, *angiopathie:* krankhafte Veränderungen der Blutgefäße) kommt es zu Ablagerungen in den großen Blutgefäßen, der sogenannten Arteriosklerose. Durch die Ablagerungen verliert das Blutgefäß an Elastizität und verhärtet. Im Inneren wird der Fluss des Blutes durch die immer enger werdenden Gefäße behindert. Immer weniger Blut kann hindurchfließen. Die Gefahr, an einer akuten Durchblutungsstörung zu erkranken, steigt an.
Zu den Durchblutungsstörungen zählen:

- Arterieller Verschluss der Hirngefäße (Schlaganfall)
- Koronare Herzerkrankung (KHK)
- Bluthochdruck (Hypertonie)
- Periphere arterielle Verschlusskrankheit (pAVK)

Mikroangiopathie

Bei der Mikroangiopathie (lat: *mikro:* klein, *angiopathie:* krankhafte Veränderungen der Blutgefäße) handelt es sich um eine Schädigung, genauer um eine Wandverdickung der kleinsten Blutgefäße. Die Aufgabe dieser kleinsten Blutgefäße, der Kapillaren, ist die Versorgung aller Zellen mit O_2 und Nährstoffen. Durch die stetig erhöhten Blutzuckerwerte verdicken die Gefäßwände der Kapillaren und die Durchblutung des Gewebes ist nicht mehr ausreichend. Die im Folgenden beschriebenen Erkrankungen beruhen auf dieser Ursache.

Diabetische Retinopathie

Die feinsten Blutgefäße der Netzhaut am Auge werden als Folge des Diabetes brüchig und platzen. Als Folge treten leichte Sehstörungen auf. Bleiben die Symptome unbehandelt, schreitet der Krankheitsprozess weiter fort und kann bis zur Erblindung führen. Zur Vorsorge gehören regelmäßige Kontrollen des Augenhintergrundes durch den/die Augenarzt/ärztin.

Diabetische Nephropathie

Durch die ständig erhöhten Blutzuckerwerte vergrößern sich die feinen Maschen im Gefäßsystem der Nieren. Größere, feste Blutbestandteile, wie Blutkörperchen oder Eiweiße, können das Filtersystem der Nieren normalerweise nicht verlassen. Durch die vergrößerten Maschen gelangen sie jetzt in den Urin. Unbehandelt kommt es zur fortschreitenden Einschränkung der Nierenfunktion bis hin zur Dialysepflicht mit völligem Nierenversagen.

Diabetische Neuropathie

Hier sind die Blutgefäße geschädigt, die zur Aufgabe haben, die Nerven in Armen und Beinen zu versorgen. Erste Anzeichen einer solchen Nervenschädigung können Missempfindungen wie Kribbeln, Taubheitsgefühl, pelziges Gefühl und nächtliche Beinschmerzen sein. Die Nervenfasern sterben ab, wenn die Symptome unbehandelt bleiben. Die Gefahr von Verletzungen der Hände, und besonders der Füße, kann weitere Komplikationen hervorrufen.

Diabetisches Fußsyndrom

Durch die geschädigten Nervenzellen bemerken Betroffene Verletzungen am Fuß nur schwer oder gar nicht. Druckstellen, die durch zu enges Schuhwerk oder Stoßverletzungen entstanden sind, heilen sehr schlecht oder gar nicht ab. Eine weitere Komplikation ist eine Infektion der entstandenen Wunde. Im späteren Verlauf kann es bis zur Amputation einzelner Zehen oder des gesamten Beines kommen. Betroffene sollten daher ihre Füße mindestens einmal täglich selbst oder mit Hilfe einer Pflegekraft auf Verletzungen überprüfen.

Ein gut eingestellter Stoffwechsel ist die Voraussetzung zur Verhinderung oder Vermeidung von möglichen Begleit- und Folgeerkrankungen. Dazu gehören engmaschige Kontrollen durch die Betroffenen selbst und die Pflegekraft sowie regelmäßige Arztbesuche, die gezielt auf diabetische Veränderungen ausgerichtet sind. Ein steter Austausch zwischen Hausarzt, Pflegedienst und speziell geschultem Fachpersonal (Diabetesberater/Diabetesassistent) ist ebenfalls anzustreben.

Schulungen zur Erkrankung, zu möglichen Folgen und vorsorglichen Maßnahmen versprechen einen guten Erfolg. Je mehr die Betroffenen über ihre Erkrankung wissen, desto besser verstehen sie den Sinn der einzelnen Maßnahmen. Auch das Pflegepersonal sollte regelmäßig geschult werden, um mit Rat und Tat zur Seite stehen zu können. Nicht zu vergessen: Eine Schulung kann auch zweimal besucht werden.

7.6 Grundlagen der Blutzuckerkontrolle

Im vorangegangenen Teil des Kapitels ist bereits Grundsätzliches zur Ernährung im Alter und zu physiologischen Vorgängen im Körper zur Blutzuckerregulierung dargestellt worden. In diesem Teil werden nun die theoretischen Kenntnisse zur Blutzuckerkontrolle

(BZK) vermittelt. Die Kontrolle der Blutzuckerwerte ist ein unerlässlicher Teil der Behandlung des Diabetes mellitus. Durch eine gut geführte Dokumentation der Blutzuckerwerte ist dem/der Betroffenen ein besseres Verständnis der Zusammenhänge im Körper und daraus resultierend ein besseres Krankheitsverständnis möglich. Ohne eine Ermittlung der Blutzuckerwerte, ist eine adäquate Therapie des Diabetes nicht möglich.

Auch ist es wünschenswert, dass Menschen mit Diabetes die Kontrolle der Blutzuckerwerte selbstständig durchführen und gemessene Werte interpretieren können. So wird es den Betroffenen möglich, Einfluss auf ihre Therapie zu nehmen und bei abweichenden Messwerten adäquat zu reagieren. Wenn Betroffene die Blutzuckerkontrollen selbstständig oder unter Aufsicht bzw. Anleitung der Pflegekraft durchführen, sollten die gemessenen Werte in einem Diabetikertagebuch eingetragen werden. Dieses Diabetikerbuch kann der/die Betroffene bei sich führen und bei Arztbesuchen vorlegen. Auch können gemessene Werte bewertet werden, wenn die Besonderheiten der Lebensführung wie Bewegung, Sport, Stress, Ruhephasen, Krankheiten etc. mit eingetragen werden. So kann nachvollzogen werden, welche Umstände den Blutzucker senken und welche zu einem Anstieg der Blutzuckerwerte führen. Blutzuckerkontrollen können nur dann zum Therapieerfolg beitragen, wenn sämtliche Messwerte sowie wichtige Ereignisse und Lebensumstände dokumentiert werden. Es ist immer erstrebenswert, dem erkrankten Menschen die Durchführung der Blutzuckerselbstkontrolle beizubringen, damit dieser Handlungssicherheit erlangen kann.

Darstellung der Blutzuckerkonzentration

Die Darstellung der Blutzuckerkonzentration kann je nach Gerät oder auch Wunsch des Arztes oder Betroffenen in unterschiedlichen Einheiten angegeben werden. Es gibt zwei Arten, die Glukosekonzentration im Blut darzustellen: in Milligramm pro 100 ml Blut (mg/dl) oder in Millimol pro Liter Blut (mmol/l).

Die internationale und offizielle Darstellung erfolgt in mmol/l, in vielen Ländern ist die Darstellung mit mg/dl üblich. In Deutschland ist ebenfalls die Angabe mg/dl verbreitet, jedoch hat noch keine nationale Einigung stattgefunden.
Die Konzentrationen werden wie folgt umgerechnet:

- 1 mmol/l = 18 mg/dl
- 1 mg/dl = 0,055 mmol/l

Um mühselige Umrechnungen und eventuell daraus resultierende Rechenfehler zu vermeiden, sollte eine Einheit konsequent verwendet werden. Die Entscheidung, welche Einheit verwendet werden sollte, wird vor Inbetriebnahme des Gerätes festgelegt. Das eingestellte Gerät gibt dann die Einheit an, in welcher es misst.

Messhäufigkeit

Eine allgemeine Angabe, wie oft die Messung des Blutzuckers erfolgen sollte, kann nicht gemacht werden. Die Messhäufigkeit richtet sich nach verschiedenen Faktoren, wie dem Typ des Diabetes, der medikamentösen Einstellung bzw. der Therapiewahl. Gemessen werden sollte: vor Injektionen, körperlicher Anstrengung, bei längeren Autofahrten und vor dem Zubettgehen (bed-time-Wert) ([14], S. 16). Zudem sollte bei Unwohlsein oder bei Anzeichen einer Hyper- oder Hypoglykämie in jedem Fall zusätzlich gemessen werden. In besonderen Situationen, wie z. B. bei fiebrigen Infekten, bei Schwangerschaftsdiabetes oder im Urlaub, ist es ratsam, den Blutzucker häufiger als gewohnt zu überprüfen. Die genaue Messfrequenz kann bei Unsicherheiten der behandelnde Arzt nennen. In der häuslichen Versorgung von Menschen mit Diabetes ist in der vom Arzt ausgestellten Verordnung die tägliche Messhäufigkeit angegeben.

7.7 Materialien zur Blutzuckerkontrolle

Um eine sichere Durchführung der Blutzuckerkontrolle (BZK) zu gewährleisteten und um Unsicherheiten vorzubeugen, sollte die Pflegekraft das Material (Messgerät, Stechhilfe), das zur BZK verwendet wird, in seinem Aufbau und seiner Anwendung bekannt sein (➤ Abb. 7.4).

Blutzuckermessgeräte

Es gibt heute eine Vielzahl an Messgeräten von verschiedenen namhaften Herstellern. Deswegen ist es unerlässlich, sich mit dem jeweilig verwendeten Gerät auseinanderzusetzen, bevor es eingesetzt wird. Hierzu können Sie sich im Rahmen einer Schulung des Herstellers (viele bieten diese kostenfrei an) oder mit dem Benutzerhandbuch des Geräts auseinandersetzen. Im Benutzerhandbuch sind alle wichtigen Informationen zum Gerät, dessen Handhabung, Teststreifen, Umgang mit dem Gerät, Fehlermeldungen, Eichung, Umgang mit Codierung und ggf. Kontrolllösung zur Überprüfung des Gerätes aufgeführt. Auch geben viele Hersteller interessante allgemeine Informationen zum Thema BZK. Bevor Sie ein Gerät in Betrieb nehmen, das Sie nicht kennen, müssen Sie sich mit dem Benutzerhandbuch auseinandersetzen, um eine korrekte Blutzuckermessung durchführen zu können.

7

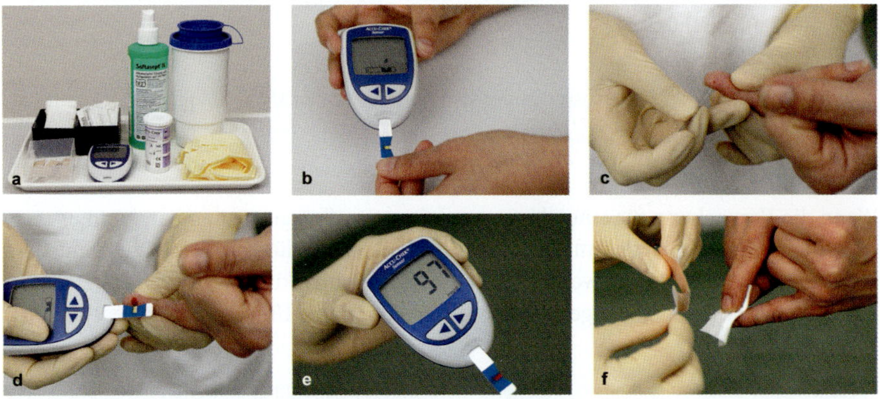

Abb. 7.4 Blutzuckermessung mit Messgerät: **a)** Material auf einem Tablett richten, **b)** Teststreifen in das Messgerät einführen, **c)** Fingerbeere seitlich punktieren (alternativ auch Ohrläppchen), **d)** Testfeld vollständig mit Blut füllen (ohne den Finger zu quetschen), **e)** Messung abwarten; Wert ablesen, **f)** Falls es nachblutet, Punktionsstelle mit einem Pflaster versorgen [K115]

Für die Messung der Glukose-Konzentration im Blut, also die Bestimmung des Blutzuckers, werden biochemische Reaktionen genutzt. Aufgrund dieser hochtechnisierten Messweise ist es wichtig, einen umsichtigen Umgang mit dem Gerät zu pflegen. Die biochemischen Reaktionen, die für die Blutzuckerkontrolle verwendet werden, sind an einen bestimmten Temperaturbereich gebunden. Dieser liegt in etwa zwischen 10 °C und 40 °C. Außerhalb dieses Bereichs kommt es zu Störungen. Deswegen ist das Gerät genauso wie die zu verwendenden Teststreifen unbedingt vor extremen Kälte- und Wärmeeinflüssen zu schützen.

Einige Geräte müssen bei der Inbetriebnahme passend zum verwendeten Teststreifen codiert werden. Die Codierung kann mittels eines Codierchips oder durch manuelle Eingabe am Gerät erfolgen. Das Gerät zeigt im Display einen Code an, der mit dem auf der Verpackung des Teststreifens angegeben Code abzugleichen ist. Stimmen die Codes nicht überein, kommt es zu differenten Messwerten. Messgeräte müssen auf ihre Funktionstüchtigkeit überprüft werden. Funktionskontrollen können zum Beispiel bei Anbruch einer neuen Teststreifenpackung, Unsicherheiten bei gemessenen Werten, Fehlermeldungen oder bei länger nicht erfolgter Benutzung eines Geräts erfolgen. Die Überprüfung des Gerätes muss verzeichnet und die Dokumentation aufbewahrt werden. Funktionskontrollen erfolgen mittels einer spezifischen vom Hersteller entwickelten Kontrolllösung.

Alle Angaben zu Zielwerten und zur Durchführung sind dem Benutzerhandbuch zu entnehmen und entsprechend der Empfehlung durchzuführen. Achten Sie bei Anbruch der Kontrolllösung auf das Haltbarkeitsdatum. Zudem sollte das Öffnungsdatum auf dem Fläschchen vermerkt werden, damit die Haltbarkeit nach Anbruch überprüft werden kann.

Teststreifen

Der Umgang mit Teststreifen ist augenscheinlich einfach, dennoch verbergen sich wie dargestellt hinter dem Teststreifen hochkomplizierte chemische Verfahren. Um eine richtige Messung sicherzustellen, ist auf einige wesentliche Punkte im Umgang mit Teststreifen zu achten.

Ein Umfüllen in eine andere Aufbewahrung ist nicht ratsam, da sich zumeist im Deckel der Aufbewahrung vom Hersteller ein Trockenmittel befindet, welches die Teststreifen vor Feuchtigkeit schützt. Zudem sind die Teststreifen im Originalgefäß vor Einflüssen durch Licht und Luft geschützt.

Die Teststreifen müssen verschlossen in der vom Hersteller entwickelten Originalverpackung verbleiben.

Wenn die Verpackung für einen längeren Zeitraum offen gestanden hat, kann es sein, dass die Teststreifen durch Luft, Feuchtigkeit oder Lichteinflüsse so beschädigt sind, dass inkorrekte Werte gemessen werden. Bei einer Einzelabpackung durch den Hersteller in Folie, ist dies zu vernachlässigen, da der Streifen durch die Umverpackung geschützt ist.

Teststreifen müssen vor extremen Hitze- und Kälteeinflüssen geschützt aufbewahrt werden.

Die chemischen Reaktionen, die zur Blutzuckerbestimmung angewendet werden, können nur innerhalb eines vom Hersteller definierten Temperaturbereiches korrekt erfolgen.

Lanzetten und Stechhilfen

Zu den Blutzuckergeräten werden zumeist Stechhilfen direkt mitgeliefert. Auch hier gibt es eine Vielzahl von Produkten. Stechhilfen sind einfach in ihrer Anwendung und bieten sich an, wenn Kontaktängste mit Lanzetten oder Schwierigkeiten mit deren Handhabung bestehen. Die einzelne Handhabung der Stechhilfe ist der Herstellerangabe zu entnehmen. Der Vorteil einer Stechhilfe gegenüber einer Lanzette ist, dass die Einstichtiefe einstellbar ist und somit die Entnahme weniger schmerzhaft gestaltet werden kann. Auch kann die Verletzungsgefahr für Pflegepersonal und den erkrankten Menschen verringert werden, da sich die Nadel der Stechhilfe nach dem Auslösen in die Stechhilfe zurückzieht.

Lanzetten und Nadeln von Stechhilfen sind als Einwegartikel konzipiert. Schon nach einmaliger Verwendung, müssen diese in einem Kanülenabwurfbehälter entsorgt werden.

7.8 Durchführung der Blutzuckerkontrolle

Die Blutzuckerkontrolle lässt sich wie alle direkten pflegerischen Tätigkeiten in verschiedene Schritte einteilen. Der Ablauf wird im Folgenden erklärt.

Vorbereitung

Der zu testende Mensch sollte vor jeder BZK die Hände waschen und gut trocknen.

In der Regel reicht es aus, wenn eine Waschung mit lauwarmem Wasser und ggf. mit etwas Seife erfolgt, außer bei starken Verunreinigungen der Hände. Eine Desinfektion der Entnahmestelle ist zumeist nicht erforderlich. Reste des Desinfektionsmittels (nicht vollständig verflogener Alkohol) können die Messergebnisse beeinflussen. Auch Verdünnungseffekte durch Wasserrückstände können die Messergebnisse beeinflussen. Ebenso können an der Entnahmestelle haftende Rückstände von Lebensmitteln (Süßigkeiten, Obst, Getränke) oder andere auf der Haut verbliebene Rückstände (Schweiß, Cremes und Salben) das Messergebnis stark verfälschen.

An der Entnahmestelle sollte kurz vor der Entnahme die Durchblutung angeregt werden, um die Gewinnung eines Blutstropfens zu erleichtern und einen ausreichend großen Tropfen zu gewinnen.

Die Durchblutung kann durch Massage oder durch die Verwendung von warmem Wasser zur Händewaschung angeregt werden. Auch können Betroffene vor der Entnahme am Finger die Arme locker schütteln oder die Arme herunterhängen lassen, sodass die Schwerkraft für mehr Durchblutung sorgen kann. Weiterhin kann der Finger in Richtung der Entnahmestelle ausgestrichen werden. Diese Techniken helfen auch, wenn der ausgetretene Blutstropfen für eine Messung noch zu gering sein sollte.

Verwendet werden zur Blutentnahme vorzugsweise der kleine Finger, Ring- oder Mittelfinger.

Diese Finger weisen in der Regel nicht so viel Hornhaut wie Daumen oder Zeigefinger auf und die Entnahme wird erleichtert.

Um die Schmerzen der BZK so gering wie möglich zu halten, sollte am Finger an den Außenseiten der Fingerbeere (Fingerkuppe) mit genügend Abstand zum Nagelbett Blut entnommen werden.

Die Außenseiten der Finger enthalten weniger Nerven als die Spitze der Fingerkuppe und sind deshalb weniger schmerzempfindlich. Auch sind die Außenseiten der Fingerspitzen besser durchblutet und es muss nicht so tief eingestochen werden.

Lanzetten werden nach einmaliger Benutzung verworfen, so können die Schmerzen der BZK zusätzlich so gering wie möglich gehalten werden.

ACHTUNG!
Der Blutstropfen zur Messung darf nicht unter Herausquetschen oder Pressen gewonnen werden.

Wenn der zur Messung gewonnene Bluttropfen aus dem umliegenden Gewebe gequetscht wurde, gelangt Gewebewasser mit in den Bluttropfen und der Wert wird verfälscht (kann zu niedrig ausfallen).

Im Vorfeld der Blutzuckerkontrolle werden alle Materialien zusammengestellt, die benötigt werden. Die Materialien sollten auf einem Tablett gerichtet werden, welches mit zur BKZ genommen wird. In der häuslichen Versorgung von Menschen mit Diabetes verbleibt das fertige Tablett oder ähnliches vor Ort.

Materialien

- Tablett
- Schutzhandschuhe
- Desinfektionsmittel (Händedesinfektion der Pflegekraft)
- Tupfer/Pflasterstreifen oder einen Wundschnellverband
- Abwurfbehälter/Kanülenabwurfbehälter
- Messgerät
- Teststreifen
- Lanzetten oder Stechhilfen

Die Materialien beziehen sich auf eine „herkömmliche" Blutzuckerkontrolle, wenn die Kontrolle mit einem Lesegerät an einem Sensor erfolgt, entfällt die obige Auflistung, da auch die Blutentnahme entfällt.

Vor der Durchführung der Maßnahme muss der zu testende Mensch über die Blutzuckerkontrolle informiert werden und sein Einverständnis geben.

Durchführung der Messung

- Benötigte Materialien griffbereit stellen
- Zu testende Menschen informieren
- Erfragen, ob die Hände gereinigt wurden (wenn nicht, Händewaschen erbitten oder Hilfestellung leisten)
- Geeignete Entnahmestelle auswählen (zumeist wissen die Betroffenen, welche Stellen sich am besten eigenen)
- Pflegekraft desinfiziert sich die Hände
- Gerät zur Messung vorbereiten
- Gerät einschalten, manche Geräte schalten sich mit dem Einlegen des Teststreifens ein
- Code des Gerätes mit dem Code der Teststreifen abgleichen
- Bei stimmigem Code Teststreifen einlegen (bei differierendem Code diesen einstellen)
- Auf Rückmeldung der Testbereitschaft des Gerätes warten
- Handschuhe anziehen
- Mit Stechhilfe oder Lanzette in den Finger einstechen
- Stechhilfe/Lanzette in den Kanülenabwurfbehälter entsorgen
- Teststreifen an den Bluttropfen führen, darauf achten, nicht die Haut des Betroffenen zu berühren
- Dem getesteten Menschen einen Tupfer reichen, damit dieser auf die Einstichstelle drücken kann, ggf. Hilfestellung leisten
- Ablesen des gemessenen Wertes am Gerät
- Information über den gemessenen Wert
- Kontrolle der Einstichstelle auf Nachblutungen
- Bei Nachblutungen Versorgung des Menschen mit einem Wundschnellverband oder Tupfer mit Pflasterstreifen

Wenn der gemessene Wert abweichend von den üblichen BZ-Werten ist oder das Gerät einen Messfehler anzeigt, muss die Messung erneut erfolgen. Sollte die Messung mit einem Lesegerät erfolgen, können auch die vorliegenden Daten verglichen werden. Auch hier sollten Messfehler ausgeschlossen werden. Wenn ein Messfehler ausgeschlossen werden kann und der Wert abweicht, muss die zuständige Pflegefachkraft und ggf. der Arzt informiert werden.

Dokumentation der Messwerte

Messwerte müssen sorgfältig dokumentiert werden. Die durchgeführte Dokumentation sollte dem Arzt zur Beurteilung des Blutzuckerstoffwechsels in regelmäßigen Abständen vorgelegt werden. Ob dieses in Form eines Diabetikerbuches oder in der Dokumentationsvorlage der Einrichtung stattfindet, ist zweitrangig. Um den Alltag zu erleichtern, verfügen einige Geräte bereits über ein integriertes elektronisches Diabetes-Tagebuch. Sensorsysteme stellen Daten zur Verfügung und können auf dem Computer verwaltet werden. Zudem gibt es Software zum Gerät, um Daten zu verwalten, zu erhalten oder weiterzuleiten, es gibt je nach Anbieter verschiedene Möglichkeiten. Auch können die Sensoren via App ausgelesen (vorausgesetzt, es handelt sich um ein passendes Telefon) und verwaltet werden. Es gibt unterschiedliche Apps mit unterschiedlichem Funktionsumfang. Die App kann unterstützen, Muster und Zusammenhänge zu erkennen und Alltagsgewohnheiten besser zu verstehen ([13], S. 7).

Der Wert wird mit gewählter Messeinheit (mg/dl oder mmol/l), Uhrzeit und Handzeichen der durchführenden Pflegekraft im Diabetikertagebuch und/oder der hauseigenen Dokumentation zeitnah vermerkt oder zur Weitergabe an die Weiterbehandler als PDF ausgedruckt. Wenn die Einstellung des Diabetes des Betroffenen mit Insulin erfolgt, ist auch die injizierte Dosis in Verbindung mit dem gemessenen BZ-Wert einzutragen oder digital zu erfassen. Aus der Dokumentation können so Zusammenhänge und Verläufe ersehen und abgeleitet werden.

Weitere Vorteile, die sich aus der Dokumentation der Messwerte ergeben, sind mehr Sicherheit im Umgang mit der Erkrankung und Ausnahmesituationen wie Unter- oder Überzuckerungen für den Betroffenen selbst. Informierte und geschulte Diabetiker, die Zusammenhänge ihrer Erkrankung verstehen und steuern können, sind durchschnittlich seltener von diabetischen Spätschäden betroffen.

Ursachen für abweichende Messwerte

Ein abweichender Messwert kann unterschiedliche Ursachen haben. Die Ursachen können in der fehlerhaften Durchführung der Blutentnahme, im Umgang mit Teststreifen oder dem Gerät liegen. Häufige Fehler entstehen in der Vorbereitung und Durchführung der Blutzuckerkontrolle. Weniger häufig sind defekte Geräte. Blutzuckerwerte können sich je nach Stoffwechsellage schnell verändern.
Mögliche Ursachen für abweichende BZ-Werte:
- Die Hände des zu testenden Menschen sind verunreinigt.
- Der Bluttropfen wurde durch Quetschen oder Pressen verdünnt.
- Es wurde eine unzureichende Menge Blut auf den Teststreifen aufgebracht.
- Die Codierung der Teststreifen stimmt nicht mit dem Code des Geräts überein.
- Durch unsachgemäßen Umgang sind Teststreifen oder Gerät defekt.
- Bedienungsfehler von Software, Apps.

Alternative Entnahmestellen/Alternate Site Testing (AST)

Wenn die üblichen Entnahmestellen, wie zum Beispiel die Außenseiten der Finger oder das Ohrläppchen, durch die jahrelange Messung verhornt oder auch schmerzhaft sind, sollten alternative Entnahmestellen verwendet werden. So können sich diese Hautareale regenerieren. Bevor alternative Messstellen gewählt werden, sollten zunächst mehrere parallele Messungen erfolgen. So kann verglichen werden, inwieweit gemessene Werte von Entnahmestelle zu Entnahmestelle differieren. Auch ist ein solches Vorgehen mit dem behandelnden Arzt abzustimmen. Bei schnellen Stoffwechselveränderungen, wie sie nach Nahrungsaufnahme, Insulininjektion oder auch körperlichen Belastungen auftreten können, kann die Blutzuckerkonzentration bei der Entnahme zum Beispiel am Unterarm im Vergleich zur Fingerbeere unterschiedlich ausfallen. Wenn zu erwarten ist, dass der Blutzucker nur geringen Schwankungen ausgesetzt ist, vor dem Schlafengehen, nachts, vor einer Hauptmahlzeit, können alternative Entnahmestellen gewählt werden ([14], S. 21).

Alternative Entnahmestellen sind:

- Daumen- oder Handballen
- Ober- oder Unterarm
- Oberschenkel oder Wade

Besteht der Verdacht einer Hypoglykämie (Unterzuckerung), sollte die Fingerbeere verwendet werden!

VON DEN AUTORINNEN VERWENDETE LITERATUR

Da dieses Kapitel von zwei Autorinnen verfasst wurde, wurde auch unterschiedliche Literatur verwendet. Daher wird diese im Folgenden anhand der zugehörigen Gliederungspunkte aufgeführt.

LITERATUR 7.1–7.5

[1] Al-Abtah, J.: I care Pflege. 2. überarbeitete Auflage. Stuttgart; New York: Georg Thieme Verlag 2020. ISBN 978-3-13-241832-5.

[2] Bierbach, E.: Naturheilpraxis Heute kompakt. 4. Auflage, auf der Grundlage von „Naturheilpraxis heute", 6. Auflage. München: Elsevier 2020. ISBN 978-3-437-57615-7.

[3] Deutsche Gesellschaft für Ernährung (2022) Fit im Alter, gesund essen, besser leben Verfügbar unter www.dge.de (letzter Zugriff 16.01.2023).

[4] Das Diabetesinformationsportal (diabinfo) (2022) Übersicht Insulinpräparate. Verfügbar unter www.diabinfo-fachkreise.de (letzter Zugriff 16.01.2023).

[5] Deutsche Diabetes Gesellschaft (DDG) (2018) S2k-Leitlinie Diagnostik, Therapie und Verlaufskontrolle des Diabetes mellitus im Alter, 2. Auflage. Verfügbar unter www.ddg.de (letzter Zugriff 16.01.2023).

[6] Deutsche Diabetes Gesellschaft (DDG) (2018) S3-Leitlinie Therapie des Typ-1-Diabetes 2. Auflage. Verfügbar untervwww.ddg.de (letzter Zugriff 30.09.2022).

[7] Pschyrembel, W. und Zink, C.: Pschyrembel Klinisches Wörterbuch: Mit klinischen Syndromen und Nomina anatomica. 256., neu bearbeitete Auflage 1989. Reprint 2020. Berlin; Boston: De Gruyter. ISBN 9783112328545.

[8] Menche, N. und Asmussen-Clausen, M.: Repetitorium Pflege heute: passend zur 6. Auflage Pflege heute. 4. Aufl. München: Elsevier, Urban & Fischer 2015. ISBN 3-437-27843-6.

[9] Schmitz, F. und Schwarz, K.: I care Anatomie Physiologie. 2. aktualisierte Auflage, 3. korrigierter Nachdruck. Stuttgart; New York: Georg Thieme Verlag 2020. ISBN 978-3-13-241820-2.

[10] Schraut, V. und Trögner, J.: PflegeHeute geriatrische Pflege. München: Elsevier 2020. ISBN 978-3-437-26701-7.

LITERATUR 7.6–7.8

[11] Baumgartner, L. et al.: Häusliche Pflege Heute, Elsevier/Urban & Fischer Verlag, München 2003.

[12] Brand, I. (Hrsg.) (2010): Pflegetechniken heute, Pflegehandeln Schritt für Schritt verstehen, Elsevier/Urban & Fischer Verlag, 2. Auflage, München 2010.

[13] Ebert, O.: Wie finde ich die richtige Diabetes-App? Die große Checkliste. In: Schriftenreihe diabetes-forum.de, Heft 2, 3. Auflage 2018, www.diabetes-forum.de/media/file/2958/636555814826970000/df-Schriftenreihe-Nr-2-3-Auflage.pdf (letzter Zugriff 16.01.2023).

[14] Schmeisel, Gerhard-W. (2011): Schulungsbuch für Diabetiker, Elsevier Urban & Fischer Verlag, 7. Auflage, München 2011.

[15] Weber, C.: Richtig Blutzuckermessen. Kleines 1 × 1 der Blutzuckermessung. www.abbott-diabetes-care.de/kleines_1x1.html (letzter Zugriff 16.01.2023).

[16] Weber, C.: Richtig Blutzuckermessen. Wie funktioniert ein Blutzuckermessgerät. www.abbott-diabetes-care.de/wie_funktioniert_ein_blutzuckerm.html (letzter Zugriff 16.01.2023).

WEITERFÜHRENDE LITERATUR

Hodeck, K.; Bahrmann, A.: Pflegewissen Diabetes. Praxistipps für die Betreuung älterer Diabetes-Patienten. Springer-Verlag, Berlin 2014.

Kurz, A. (Hrsg.): Pflegetechniken. Von Absaugen bis ZVK. Elsevier/Urban & Fischer Verlag, 3. Auflage, München 2017.
Pleyer, B.; Raidl, A.: Ernährung im Alter. Praxishandbuch mit Checklisten für Pflege und Betreuung. Springer-Verlag, Berlin 2017.
Schmeisl, G.-W.: Schulungsbuch für Diabetiker. Elsevier/Urban & Fischer Verlag, 8. Auflage, München 2015.
Weiße Reihe Anatomie und Physiologie. Elsevier/Urban & Fischer Verlag, München 2017.

KAPITEL

8

Martina Cajetan

Umgang mit einer perkutanen endoskopischen Gastrostomie (PEG)

DEFINITION

Die **perkutane endoskopische Gastrostomie,** abgekürzt PEG, ist ein Verfahren, bei dem ein Schlauch zur künstlichen Ernährung in den Magen gelegt wird.

Der Eingriff geschieht im Rahmen einer Magenspiegelung (endoskopisch). Dabei werden mit einer Kanüle die Bauchdecke (perkutan) und der Magen durchstoßen (Gastrostomie). Über diese wird nun die PEG-Sonde in den Magen vorgeschoben und die Kanüle entfernt. Die Sonde wird von zwei Halteplatten gesichert, um ein Heraus- oder Hineinrutschen zu verhindern. Eine Platte wird im Mageninneren an der Magenwand angelegt, während die Gegenplatte außen an der Bauchdecke fixiert wird. Anschließend wird die PEG mit einem antiseptischen Verband versorgt (➤ Abb. 8.1).

Die Indikation, also die Notwendigkeit für diesen Eingriff, wird durch die behandelnden Ärzte und Ärztinnen gestellt. Der zu Pflegende muss über den Eingriff genau aufgeklärt werden und seine schriftliche Einverständniserklärung dazu gegeben haben. Kann er das nicht mehr, tritt an seine Stelle der gesetzliche Vertreter.

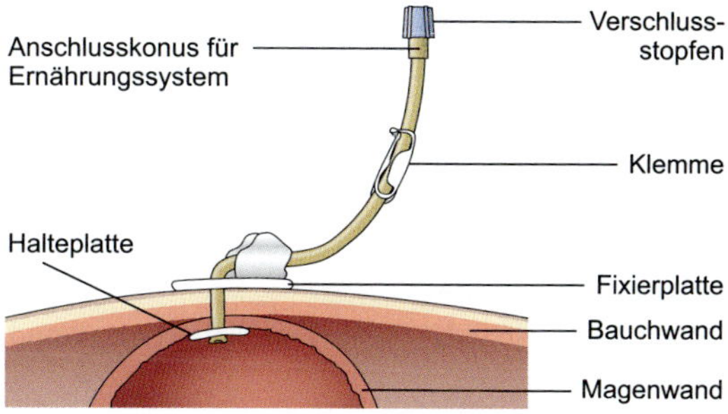

Abb. 8.1 Fixierung der PEG an Magenwand und Bauchdecke [L190]

Indikationen

Die Versorgung mit einer PEG erfolgt bei zu Pflegenden, bei denen eine ausreichende Nahrungsmittel- und Flüssigkeitsversorgung langfristig nicht gesichert ist. Diese Form der Ernährung ist physiologischer und schonender für den Körper als eine parenterale Ernährung. Indikationen sind:

- Schluckstörungen
- Mangelernährung
- Wachkoma
- Erkrankungen des oberen Magen-Darm-Traktes
- Erkrankungen des Hals-Nasen-Ohren-Bereichs

Ein Vorteil gegenüber einem Ernährungsschlauch durch die Nase ist, dass sich kein Fremdkörpergefühl im Nasen-Rachen-Bereich einstellt. Das Gesicht wird nicht durch Schläuche und Verbindungen eingeengt und es besteht nicht die Gefahr eines nasalen Wundgeschwürs.

Zusätzlich zur PEG kann der zu Pflegende auch Nahrung und Flüssigkeit über den Mund aufnehmen und weiterhin Schlucktraining ausüben.

8.1 Verbandwechsel bei liegender PEG

Direkt nach Anlage der PEG muss täglich der Verband gewechselt werden. Ab dem zweiten Tag wird beim Verbandwechsel die Sonde mobilisiert. Ist die Wunde reizlos und komplikationsfrei abgeheilt, erfolgen die Verbandwechsel nur noch alle zwei bis drei Tage. In der häuslichen Versorgung kann die Häufigkeit des Verbandwechsels je nach Anordnung des behandelnden Arztes oder der behandelnden Ärztin abweichen. Nachfolgend beschrieben sind die für einen aseptischen Verbandwechsel benötigten Materialien und der Ablauf der Pflegearbeit.

Materialien

- Händedesinfektionsmittel
- Wunddesinfektionsmittel
- Desinfektionsmittel für den PEG-Schlauch
- Ggf. Reinigungslösung für Pflasterreste
- Ggf. Mundschutz
- Drei Paar keimarme Einmalhandschuhe
- Sterile Kompressen
- Sterile Schlitzkompresse
- Sterile Pinzette
- Mulltupfer
- Pflaster zur Fixierung
- Alternativ: Verbandset SPK (Komplettset aus Wundauflage, Polsterung und Fixierung)
- Abwurf
- Schere

Vorbereitungen

- Zu Pflegende/n informieren
- Andere Personen bitten, das Zimmer zu verlassen
- Sichtschutz gewähren
- Fenster schließen und Zimmertemperatur angenehm halten
- Zu Pflegende/n nach Schmerzen im Sondenbereich fragen
- Materialien auf geeigneter desinfizierter Fläche abstellen

Durchführung

- Hygienische Händedesinfektion
- Handschuhe anziehen
- Sonde abstöpseln
- Zu Pflegende/n bequem in flacher Position lagern
- PEG-Bereich freimachen
- Verband vorsichtig abziehen, dabei keinen Zug auf die Sonde ausüben
- Den alten Verband mit den Handschuhen zusammen entsorgen
- Optische Wundinspektion, dabei achten auf:
  - Rötungen
  - Schwellungen
  - Eiterauflagerungen
- Händedesinfektion und neue Handschuhe anziehen
- Sondenaustrittsstelle, Halteplatte und körpernahen Schlauchanteil desinfizieren
- Sichtbare Verschmutzungen oder Auflagerungen mit einer sterilen Kompresse aseptisch entfernen
- Klebereste mit geeigneter Lösung entfernen
- Nach Abschluss der Reinigung die Handschuhe entsorgen
- Händedesinfektion und neue Handschuhe anziehen
- Sondenmobilisation:
  - Desinfizierten PEG-Schlauch in der äußeren Halteplatte lockern
  - PEG etwas nach innen schieben und ein bis zwei Mal hin und her bewegen (Austauschsonden, wie der Gastrotube, müssen je nach Herstellerangaben zusätzlich um 180 oder 360 Grad gedreht werden. Ebenfalls muss bei diesen Sonden geprüft werden, ob sie ausreichend geblockt sind).
  - Vorsichtig bis zum Widerstand wieder nach außen ziehen
- Schlitzkompresse mit steriler Pinzette um den PEG-Schlauch legen
- Äußere Halteplatte ohne Zug auf die Schlitzkompresse zurückschieben und befestigen
- Mit steriler Kompresse abdecken und mit Pflaster fixieren
- Materialien entsorgen
- Arbeitsplatz aufräumen und säubern
- Handschuhe entsorgen
- Abschließende Händedesinfektion

Im Anschluss an den Verbandwechsel kann der zu Pflegende sich wieder ankleiden oder die Hilfe der Pflegekraft dazu in Anspruch nehmen. Die Positionierung erfolgt entsprechend den Wünschen des zu Pflegenden.

Fehlerquellen

- Nicht durchgeführte Sondenmobilisation
- Nicht ausreichende Wundinspektion
- Falsches Desinfektionsmittel (Arbeitsfläche, Haut, PEG-Schlauch)
- Unhygienisches Arbeiten

Komplikationen

- Infektion der Sondeneinstichstelle
- Verrutschen der Sonde
- Bauchfellentzündung
- Blutung bei der Sondenmobilisation
- Buried-Bumper-Syndrom (eingewachsene Halteplatte)
- Materialdefekt

Dokumentation

- Durchgeführt mit Handzeichen
- Datum und Uhrzeit notieren
- Äußerungen des/der zu Pflegenden protokollieren
- Zustand der Einstichstelle beschreiben

ACHTUNG!
Während des Verbandwechsels darf nicht direkt über der Wunde gesprochen, gehustet etc. werden, da Keime auf das Wundgebiet gelangen könnten.

8.2 Nahrungsaufnahme über die PEG

Essen hat in unserer Gesellschaft eine große Bedeutung. Speisen dienen nicht nur der Nahrungsaufnahme, sondern sie sind auch Kommunikation, Gemeinschaft, Gemütlichkeit, Lebensfreude, Erinnerung, Kultur und Grundrecht. Untrennbar mit der Nahrungsaufnahme verbunden ist der Geruch, der dem Verdauungstrakt signalisiert, dass es gleich etwas zu Essen gibt. Duftende Speisen begleiten unser Leben. Essen ist Sinneserfahrung und Lust.

Im Rahmen seiner Möglichkeiten kann der zu Pflegende trotz PEG noch Nahrung und Flüssigkeit über den Mund aufnehmen. Die Menge der zusätzlichen Nahrung muss dokumentiert werden. Auch gezieltes Schluck- und Kautraining ist weiterhin möglich. Mit dem behandelnden Ärzteteam wird abgesprochen, in welchem Umfang eine orale Nahrungsaufnahme möglich und sinnvoll ist. Hierbei kann die Ergotherapie zusätzlich eine große Hilfe sein. In diesem Zusammenhang müssen auch die Grunderkrankungen des zu Pflegenden berücksichtigt werden, damit der Stoffwechsel nicht aus dem Gleichgewicht gebracht wird. Zur Soor- und Parotitisprophylaxe wird mehrmals täglich eine Mundpflege durchgeführt.

Sondenkost

Die Zusammensetzung und Menge der Sondenkost ist abhängig von der Grunderkrankung und wird ärztlich angeordnet. Es gibt viele industriell gefertigte Sorten zur Wahl. Sie beinhalten alle lebenswichtigen Nährstoffe und Wasser, um den Nahrungsbedarf eines Menschen zu decken. Sie werden als Fertigportion in Beuteln (Bags), Flaschen oder als Pulver, das in Wasser gelöst werden muss, angeboten.

ACHTUNG!

Der Wassergehalt einer Sondenkost ist im Falle einer Bilanzierung mit zu berechnen. Hinweise zum Wassergehalt pro 100 ml Sondenkost sind auf der Verpackung angegeben (➤ Kap. 11.2).

Zur Sondenkost ist auch eine ausreichende Flüssigkeitszufuhr zu beachten, da der Flüssigkeitsbedarf nicht allein über die Sondenkost gedeckt wird.

Es ist möglich, auf Wunsch die Sondenkost etwas zu erwärmen. Dabei müssen die Angaben des Herstellers auf der Packungsbeilage berücksichtigt werden. Auch die Lagerhaltung ist dieser zu entnehmen. In der Regel werden ungeöffnete Kostbeutel bei Zimmertemperatur und geöffnete Beutel (mit Datum und Uhrzeit vermerkt) im Kühlschrank gelagert und innerhalb 24 Stunden verbraucht.

Applikation

Grundsätzlich müssen vor der Zubereitung der Nahrung und der Nutzung der Systeme die Hände gewaschen und eine hygienische Händedesinfektion durchgeführt werden.

Die Versorgung eines Menschen mit Nahrung über die PEG erfolgt mit Hilfe der Schwerkraft (Schwerkraftapplikation) oder über eine elektrische Pumpe, die in einer festgelegten Zeit eine bestimmte Menge Nahrung oder Flüssigkeit abgibt (Pumpenapplikation). Die Applikation hat Einfluss auf die Verträglichkeit und Akzeptanz der Ernährungstherapie. Wird zu viel oder zu schnell verabreicht, können Störungen des Magen-Darm-Traktes auftreten, wie Blähungen, Verstopfung, Durchfall, Erbrechen oder Blutzuckerschwankungen. Während der Applikation sollte der Oberkörper erhöht positioniert werden und noch mindestens 30 Minuten nach Nahrungszufuhr in dieser Position verbleiben.

Schwerkraftapplikation

Die Sondenkost hängt bei der Schwerkraftapplikation mit der Öffnung nach unten an einem Ständer. Sondenkost in Flaschen wird in einen dafür vorgesehenen Leerbeutel kopfüber eingehängt. Handelt es sich um Kost in Fertigbeuteln, ist kein zusätzlicher Leerbeutel notwendig. An die Sondenkost wird ein Schlauchsystem (Überleitungsset) angebracht. Das System wird mit Kost befüllt und dadurch entlüftet. So vorbereitet wird das Überleitungsset an den PEG-Schlauch angeschlossen. Am Durchflussregler (Rollenklemme) des Schlauchsystems wird nun die Flussgeschwindigkeit der Nahrung eingestellt.

Pumpenapplikation

Auch hier werden der Fertigbeutel oder eine Flasche im Leerbeutel kopfüber an den Infusionsständer angehängt und ein Überleitungssystem angeschlossen und entlüftet. So vorbereitet kann das Set an der Pumpe angeschlossen werden. Von der Pumpe wird der Schlauch nun mit der PEG verbunden. Die Flussgeschwindigkeit der Nahrung kann an der Pumpe genau eingestellt werden. Am Monitor der Pumpe kann die bereits zugeführte Menge der Nahrung abgelesen werden. Die Pumpe meldet durch ein Signal das Ende der Zufuhr oder Störfälle, wie beispielsweise das Abknicken des Schlauches. Diese Form der Applikation eignet sich zum Kostaufbau bei neu angelegter PEG oder wenn die Kost innerhalb einer bestimmten Zeit verabreicht werden soll, beispielsweise bei Personen mit Diabetes mellitus. Auch wenn Verdauungsstörungen wie Übelkeit oder Erbrechen auftreten, ist die Pumpenapplikation eine gute Möglichkeit zur Sicherung der Ernährung. Bei der Pumpenapplikation ist zu beachten, dass die Pflegekraft in das Gerät eingewiesen ist und es bedienen kann. Sie muss ebenfalls darauf achten, dass das Pumpenzubehör vollständig ist. Für jede Form der Sondenkost gibt es passendes Zubehör: Überleitungsset, Leerbeutel etc.

Verabreichungsart

Die Sondenkost kann auf zwei Arten verabreicht werden. Dies kann entweder als kontinuierliche Zufuhr (stetig, andauernd) oder als Bolusgabe (Einzelportionen) erfolgen.

Kontinuierliche Zufuhr

Bei der kontinuierlichen Zufuhr wird eine langsame Flussgeschwindigkeit am Durchflussregler/an der elektrischen Pumpe eingestellt. Diese ist dem Therapieplan zu entnehmen. Bei kontinuierlicher Zufuhr sollte eine vierstündige Pause der Zufuhr geplant werden, damit der Magen seine bakterizide Funktion entfalten kann.
Arten: Schwerkraft → Pumpe

8

Bolusgabe

Diese Variante entspricht am ehesten den normalen Essgewohnheiten, da die Nahrung in mehreren Einzelportionen über den Tag verteilt verabreicht wird. Es werden maximal 250 ml pro Portion zugeführt. Zwischen den Portionen sollen etwa 1½ Stunden Pause eingehalten werden.
Arten: per Hand → Schwerkraft → Pumpe

Durchführung der Sondenkostverabreichung

Vor Beginn der Versorgung muss die Pflegekraft die Sondenkost auf Haltbarkeit überprüfen. Die Überleitungssysteme dürfen nicht länger als 24 Stunden verwendet werden.

Die Ernährungssonde muss in regelmäßigen Abständen durchgespült werden. Dies geschieht vor und nach jeder Applikation von Sondennahrung sowie mindestens einmal täglich bei Sonden, über die keine Zufuhr erfolgt. Es empfiehlt sich, zum Spülen nur Wasser zu verwenden. Die Menge der Spülflüssigkeit kann zwischen 10 und 50 ml liegen und muss dokumentiert werden.

Materialien

- 100 ml Spritze (wenn Bolusgabe per Hand)
- 100 ml Spritze zur Aspiration zwecks Lagekontrolle der PEG
- Neue Flasche stilles Wasser zum Spülen, alternativ abgekochtes, abgekühltes Wasser
- Glas/Becher
- Sondenkost
- Elektrische Pumpe bei Pumpenapplikation
- Infusionsständer bei Schwerkraftapplikation
- Passende Überleitungssysteme je nach Applikation
- Mundpflege-Material
- Einmalhandschuhe/Händedesinfektionsmittel
- Zellstoff
- Ggf. Medikamente (Material siehe Medikamentenapplikation)

8.3 Arzneimittelapplikation

Auch Arzneimittel können über die PEG-Sonde gegeben werden, wenn es nicht mehr möglich ist, sie oral aufzunehmen. Jedoch ist nicht jedes Medikament dazu geeignet, zerkleinert oder geöffnet zu werden. Hier gibt es häufig Unsicherheiten über die aus der Zerkleinerung entstehenden Folgen auf die Bioverfügbarkeit eines Medikaments. In der Regel finden sich Hinweise darauf, ob ein Medikament geeignet ist, zerkleinert zu werden, in der Packungsbeilage des Medikaments. Bei Fragen ist Rücksprache mit dem/der Arzt/Ärztin oder Apotheker/in zu halten. Grundsätzlich gilt, die Medikamente werden nicht direkt in die Sondenkost gegeben, sondern einzeln gemörsert und nacheinander über die Sonde zugeführt. Zwischen den einzelnen Medikamenten muss die Sonde mit jeweils mindestens 20 ml Wasser gespült werden.

Materialien

- Einmalhandschuhe/Händedesinfektionsmittel
- 20 ml Luer-Spritze
- Zerkleinerer/Mörser
- Adapter für Luer-Spritzen oder Universal-Trichteradapter
- Stilles Wasser, Glas/Becher
- Medikament

Arzneimittel werden je nach Form (fest, flüssig) unterschiedlich vorbereitet (➤ Tab. 8.1). Beispiele zur Vorgehensweise ➤ Tab. 8.2.

Um eine bestmögliche Versorgung zu gewährleisten, sollten auch die Angehörigen über Kenntnisse im Umgang mit der Pumpe bzw. Schwerkraftapplikation und der Sondenkost

Tab. 8.1 Vorbereitung von festen und flüssigen Arzneimitteln

Feste Arzneimittel	Flüssige Arzneimittel
Zerkleinern	In Wasser verdünnen
Zerkleinertes Material in 15–30 ml Wasser vollständig auflösen	Flüssiges Arzneimittel in 15–30 ml Wasser verdünnen
A Sonde mit 20 ml Wasser spülen	
B Gelöstes Medikament suspendieren	
C Sonde mit 20 ml Wasser spülen	
Weitere Medikamente einzeln, nacheinander wie zu **A B C** beschrieben verabreichen	

Tab. 8.2 Beispielhafte Vorgehensweise bei der Arzneimittelgabe über PEG [2]

Medikament	Teilbar	Kann gemörsert werden	Vorgehen	Einnahmehinweis
Acetylsalicylsäure Aspirin® 0,5–300 N Tabl.	✓	✗	In Wasser auflösen	Nicht nüchtern, kleine Mahlzeit vorab
Acetylsalicylsäure Aspirin® protect 100 Tabl.	✗	✗	Der magensaftresistente Überzug löst sich erst bei einem pH von 6–7 (Magen-pH: 1–2)	
Diazepam Valium® 5–10 Tabl.	✓	✓	Vorgehen: siehe Durchführung	Vor oder nach dem Essen, am Abend ½ h vor dem Schlafengehen
Metformin Glucophage® 500–850–1000 Filmtabl.	✗	✓	Vorgehen: siehe Durchführung	Zum oder nach dem Essen

8

verfügen. Die Pflegekraft kann hier eine beratende Funktion einnehmen und bei Sorgen, Ängsten und Nöten zur Seite stehen. Informationsmaterial kann über alle an der Versorgung Beteiligten bezogen werden. Die Ernährungspumpe und das nötige Zubehör können über die Apotheke auch leihweise bezogen werden.

VON DER AUTORIN VERWENDETE LITERATUR

[1] Al-Abtah, J.: I care Pflege. 2. überarbeitete Auflage. Stuttgart; New York: Georg Thieme Verlag 2020. ISBN 978-3-13-241832-5

[2] Fesenius Kabi, (2020). Enterale Ernährung zu Hause. Verfügbar unter www.fresenius-kabi.com (letzter Zugriff 16.01.2023)

[3] Menche, N. und Asmussen-Clausen, M.: Repetitorium Pflege heute: passend zur 6. Auflage Pflege heute. 4. Aufl. München: Elsevier, Urban & Fischer 2015. ISBN 3-437-27843-6

[4] Schraut, V. und Trögner, J.: PflegeHeute geriatrische Pflege. München: Elsevier 2020. ISBN 978-3-437-26701-7

WEITERFÜHRENDE LITERATUR

Kurz, A. (Hrsg.): Pflegetechniken heute. Pflegehandeln Schritt für Schritt verstehen. Elsevier/Urban & Fischer Verlag, 3. Auflage, München 2017.

Menche, N. et al.: Pflege Heute. Elsevier/Urban & Fischer Verlag, 7. Auflage, München 2019.

Palesch, A. (Hrsg.): Leitfaden Häusliche Pflege, Elsevier/Urban & Fischer Verlag, 4. Auflage, München 2016.

KAPITEL

9

Martina Cajetan

Klistier

DEFINITION

Ein **Klistier** (griechisch, *klysterion:* Reinigung) bezeichnet das Einbringen von Flüssigkeiten über den After in den Mastdarm (Rektum).

Klistiere sind gebrauchsfertige Beutel oder Fläschchen aus Kunststoff zur Einmalverwendung. Sie enthalten eine geringe Menge Spüllösung. Ein integrierter, flexibler Schlauch mit abgerundetem Ende erleichtert das Einführen in das Rektum. Die Indikation, also die Notwendigkeit zur Klistiergabe, wird von der/dem behandelnden Arzt/Ärztin gestellt. Diese entscheiden auch über die Menge und Zusammensetzung der Spüllösung (➤ Abb. 9.1).

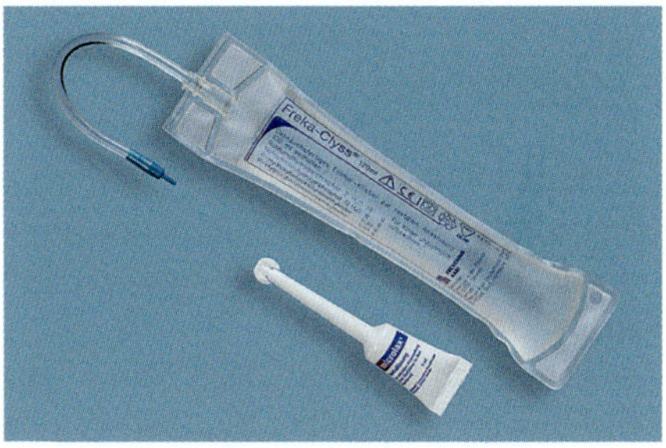

Abb. 9.1 Miniklistier und Klysma [K115]

Klistiere werden anhand ihrer Füllmenge unterschieden. Zur Anwendung kommen Klistiere mit 50–200 ml Volumen oder Mikroklistiere mit 5–10 ml Volumen.

Die zu pflegende Person muss über die Maßnahme aufgeklärt werden und ihr Einverständnis dazu geben. Kann sie das nicht mehr, tritt an ihre Stelle der gesetzliche Vertreter. Auch muss über Art, Wirkungsweisen und die erforderlichen Verhaltensweisen vor, während und nach der Klistiergabe aufgeklärt werden.

Am Anfang des Kapitels werden Anatomie und Physiologie des Darms beschrieben, zum Ende des Kapitels wird die Durchführung der Verabreichung eines Klistiers erläutert.

9.1 Anatomie/Physiologie des Darms

Der Darm (Intestinum) ist ein wichtiger Teil des Verdauungssystems des Menschen. Mit bis zu acht Metern Länge, die er beim Erwachsenen erreicht, ist er das größte innere Organ. Er erstreckt sich vom Magenausgang (Pylorus) bis zum Darmausgang (After) und wird in zwei große Bereiche, den Dünn- und den Dickdarm, eingeteilt.

Der Dünndarm

Der Dünndarm ist der erste Teil des Gesamtdarms. Er liegt schlingenförmig zwischen dem Magenausgang und dem Dickdarm. Innerhalb des Verdauungssystems leistet der Dünndarm den größten Teil der Verdauungsarbeit. Hier wird der vom Magen vorbereitete Speisebrei in seine Bestandteile zerlegt. Mit Hilfe von Enzymen werden Kohlenhydrate, Eiweiße und Fette aufgespalten und über die Darmwand ins Blut aufgenommen.

Täglich werden über die gesamten Abschnitte des Dünndarms zirka sieben Liter Flüssigkeit und die darin enthaltenen löslichen Substanzen aus den Blut- und Lymphgefäßen resorbiert (aufgenommen). Seine Resorptionsfläche von etwa 200 m^2 wird durch den Schleimhautaufbau, der die innere Oberfläche enorm vergrößert, erreicht.

Im Dünndarm wird aus verschiedenen Drüsen der Schleimhaut ein Sekret abgesondert, das dem Speisebrei zugegeben wird. Bewegt wird der Brei durch Zusammenspiel von Anspannung und Entspannung der in der Schleimhaut liegenden Muskelschicht. Der Dünndarm ist in die folgenden drei Teile gegliedert.

Zwölffingerdarm (Duodenum)

Als erster Dünndarmabschnitt beginnt am Magenausgang der Zwölffingerdarm. Seinen Namen hat er von dem Vergleich mit zwölf in der Breite nebeneinander gelegten Fingern. Das sind ca. 25 bis 30 cm, mit denen er sich ähnlich der Form des Buchstaben „C" um die Bauchspeicheldrüse legt.

An der Papilla Vateri, nach dem Mediziner Abraham Vater benannt, einer kleinen Erhebung an der größten Hautfalte des Zwölffingerdarms, münden der Gallengang und der Pankreasgang ins Duodenum. Dort liefern sie Galle und Pankreassäfte ins Verdauungssystem. Die Galle hilft, die Fette zu binden, und der Pankreassaft neutralisiert den Speisebrei, der aus dem Magen im Duodenum ankommt.

Leerdarm (Jejunum)

Der Leerdarm bildet den zweiten Teil des Dünndarms. Sein deutscher Name verweist auf die makabre Tatsache, dass er nach dem Tod zumeist „leer" ist. Beim lebenden Menschen ist hier die Aufspaltung der Nährstoffe in vollem Gange. Kohlenhydrate werden in Einfachzucker umgewandelt und Eiweiße in Aminosäuren.

Krummdarm (Ileum)

Auf den Leerdarm folgt als letzter und größter Abschnitt des Dünndarms, der Krummdarm. Der Übergang von Leer- zu Krummdarm ist rein optisch kaum auszumachen. Hier werden die Fette in Fettsäuren und Glyzerin aufgespalten. Am Ende des Ileums, nahe dem Übergang zum Dickdarm, liegen Strukturen des spezifischen Abwehrsystems.

Der Dickdarm

Der Dickdarm (Intestinum crassum) legt sich mit zirka 1,5 Metern Länge wie ein Rahmen um die Dünndarmschlingen. Hier werden dem Nahrungsbrei Wasser und Elektrolyte entzogen. Auf diese Weise wird der Stuhl eingedickt. Bakterien bauen die unverdaulichen Nahrungsbestandteile durch Gärungsprozesse ab. Als Endprodukt wird der Kot (Fäzes) ausgeschieden. Der Dickdarm ist in die folgenden drei Teile gegliedert.

Blinddarm (Zäkum) mit Wurmfortsatz (Appendix)

Der Blinddarm endet „blind", das heißt, er hat nur eine Verbindung, nämlich die in Richtung Dickdarm. An ihm ragt wie ein kleines Säckchen der Wurmfortsatz (Appendix) in den rechten Unterbauch.

Grimmdarm (Kolon)

Das deutsche Wort Grimmdarm gilt als veraltet. In Fachkreisen benutzt man eher den lateinischen Begriff Kolon, was so viel wie „Darm" oder „Wurst" heißt. In diesem Darmabschnitt wird die Ausscheidung der unverdaulichen Nahrungsbestandteile vorbereitet. Wasser und Elektrolyte werden resorbiert, während gleichzeitig Schleim produziert wird, der die Gleitfähigkeit der Bestandteile verbessert. Das Kolon wird in 4 Abschnitte unterteilt.

Mastdarm (Rektum)

Auch für den Mastdarm wird eher der lateinische Begriff Rektum verwendet. Die unverdaulichen Nahrungsreste, also der Kot, sammeln sich in diesem letzten Teil des Darms und werden über den After (Darmausgang) ausgeschieden. Ein Verschlussmechanismus aus zwei Schließmuskeln und einem Venengeflecht regulieren den Ausscheidungsprozess. Ihre Bewegungen werden durch das zentrale Nervensystem und durch mechanische Reize gesteuert (➤ Abb. 9.2).

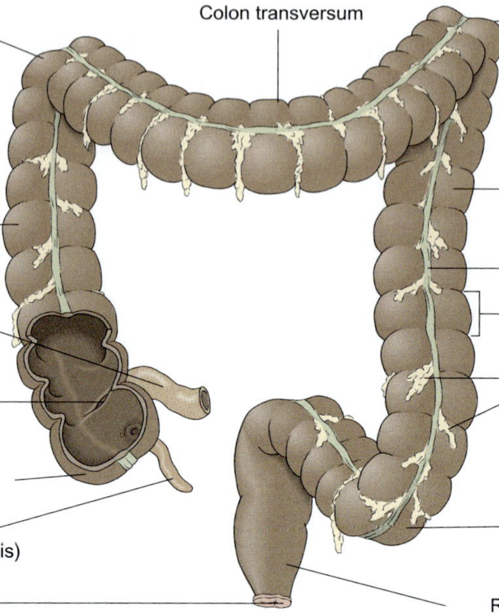

Abb. 9.2 Dickdarm und Rektum [L190]

9.2 Wirkungsmechanismen von Klistieren

Klistiere wirken über unterschiedliche Mechanismen auf die Darmschleimhaut und Darmmuskulatur.

Mechanischer Reiz

Bereits das Einführen eines Klistiers in den After ist ein mechanischer Reiz. Der Druck und die Menge der einlaufenden Flüssigkeit dehnen die Darmschleimhaut und erregen die dort sitzenden dehnungsempfindlichen Zellen. Es kommt zu verstärkter Peristaltik (Eigenbewegung) des Dickdarms.

Thermischer Reiz

Je kühler die Flüssigkeit ist, die appliziert wird, desto stärker ist der Reiz, der auf die Darmschleimhaut ausgeübt wird. Die Reduktion der Temperatur löst sehr starke Peristaltik (Hyperperistaltik) des Dickdarms aus, was zu schmerzhaften Krämpfen führen kann. Daher sollte kühle Flüssigkeit vermieden werden. Es empfiehlt sich, körperwarme Flüssigkeit zu verwenden.

Chemischer Reiz

Die Zusätze der Flüssigkeit lösen eine verstärkte Sekretion von Schleim im Dickdarm aus oder regen die Ausschüttung von Wasser aus dem Gewebe in den Dickdarm an. Der Stuhl wird weicher und gleitfähiger. Durch die erhöhte Füllung des Rektums wird dann wieder die Schleimhaut gedehnt und somit das Absetzen des Stuhlgangs ausgelöst.

9.3 Verabreichen von Klistieren

Ein Klistier wird hauptsächlich zur Behandlung einer akuten Verstopfung angewandt. Es kann aber auch zur Darmreinigung vor Untersuchungen (Darmspiegelung), vor Entbindung, vor kleinen Operationen am After (Hämorrhoiden) oder zum Einbringen von Medikamenten bei entzündlichen Darmerkrankungen angewendet werden.

Die Positionierung auf die linke Seite folgt den anatomischen Bedingungen des Darms. Die Spülflüssigkeit kann so tiefer eingespült werden.

Klistiere dürfen nicht bei ungeklärten Beschwerden des Bauchraumes, Darmverschluss, Blutungen im Magen-Darm-Trakt, nach Darmoperationen, bei akuten gynäkologischen Erkrankungen oder bei Gefahr einer drohenden Fehlgeburt angewandt werden. Nachfolgend beschrieben sind der Ablauf der Pflegearbeit und die dafür benötigten Materialien.

Material

- Händedesinfektionsmittel
- Körperwarmes Klistier
- Vaseline
- Einmalhandschuhe
- Schutzschürze
- Schutzbrille
- Ggf. Mundschutz
- Einmalunterlage
- Ggf. Inkontinenzvorlage
- Zellstoff
- Toilettenstuhl oder Steckbecken
- Abfallbehälter

Vorbereitungen

- Zu Pflegende/n informieren
- Andere Personen bitten, das Zimmer zu verlassen
- Sichtschutz gewährleisten
- Fenster schließen und Zimmertemperatur angenehm halten
- Materialien auf geeigneter sauberer Fläche abstellen

Durchführung

- Zu Pflegende/n bequem auf die linke Seite positionieren
- Beine anwinkeln lassen (entspannte Bauchdecke)
- Hygienische Händedesinfektion
- Persönliche Schutzausrüstung PSA (Einmalhandschuhe, Schutzschürze und Schutzbrille) anlegen
- Einmalunterlage vor- bzw. unterlegen
- Verschlusskappe vom Klistier entfernen, flexiblen Schlauch des Klistiers mit Vaseline einfetten
- Schlauch des Klistiers etwa 10 cm in den After einführen
- Durch Aufrollen in Richtung After die Lösung langsam applizieren
- Behälter in komprimiertem Zustand herausziehen, den Handschuh darüber stülpen und beides in den Abfall geben
- Händedesinfektion und neue Einmalhandschuhe anlegen
- Zu Pflegende/n auffordern, die Flüssigkeit noch einige Minuten zu „halten“
- Bei Stuhldrang den/die zu Pflegende/n auf den Toilettenstuhl oder das Steckbecken setzen lassen bzw. zur Toilette begleiten
- Nach dem Toilettengang die Ausscheidung kontrollieren
- Intimtoilette anbieten
- Evtl. Inkontinenzvorlage anlegen
- Zimmer lüften
- Arbeitsplatz aufräumen, säubern und Materialien entsorgen
- Handschuhe entsorgen
- Abschließende Händedesinfektion

Während der Verabreichung des Klistiers muss der/die zu Pflegende auf etwaige Veränderungen von Atmung und Kreislauf beobachtet werden. Bei Schmerzäußerungen ist der Vorgang sofort abzubrechen und der Arzt oder die Ärztin zu informieren. Auch wenn Blut am Klistier oder im Stuhl auftritt, muss unbedingt der behandelnde Arzt oder die Ärztin informiert werden.

ACHTUNG!

Bei Personen mit starkem Flüssigkeitsmangel kann es nach Verabreichung des Klistiers zu einer Resorption der Flüssigkeit durch die Darmschleimhaut kommen, sodass weder Lösung noch Stuhlgang ausgeschieden werden.

9

Dokumentation

- Durchgeführt mit Handzeichen
- Wirkstoff und Menge des Klistiers
- Datum und Uhrzeit notieren
- Äußerungen des zu Pflegenden protokollieren
- Beurteilung des Stuhlgangs auf:
  - Menge
  - Konsistenz
  - Farbe

- Geruch
- Sonstige Auffälligkeiten (Beimengungen)

9.4 Exkurs: Farbveränderungen des Stuhlgangs

Der Stuhlgang kann auf verschiedene Merkmale hin beurteilt werden, dazu gehören Menge, Konsistenz, Farbe (➤ Tab. 9.1), Geruch und Beimengungen.

Tab. 9.1 Beispiele für Farbveränderungen des Stuhlgangs

Farbe	Mögliche Ursachen
Braun bis schwarz	Überwiegend Fleischernährung, Heidelbeeren, Rotwein
Schwarz	Blutungen im oberen Verdauungstrakt, eisenhaltige Medikamente
Rötlich bis hellrot	Blutungen im untern Verdauungstrakt, Rote Bete
Grün bis braun	Überwiegend vegetarische/vegane Ernährung
Lehmfarben	Fehlende Gallenfarbstoffe

VON DER AUTORIN VERWENDETE LITERATUR

[1] Al-Abtah, J.: I care Pflege. 2. überarbeitete Auflage. Stuttgart; New York: Georg Thieme Verlag 2020. ISBN 978-3-13-241832-5

[2] Menche, N. und Asmussen-Clausen, M.: Repetitorium Pflege heute: passend zur 6. Auflage Pflege heute. 4. Aufl. München: Elsevier, Urban & Fischer 2015. ISBN 3-437-27843-6

[3] Schmitz, F. und Schwarz, K.: I care Anatomie Physiologie. 2. aktualisierte Auflage, 3. korrigierter Nachdruck. Stuttgart; New York: Georg Thieme Verlag 2020. ISBN 978-3-13-241820-2

[4] Schraut, V. und Trögner, J.: PflegeHeute geriatrische Pflege. München: Elsevier 2020. ISBN 978-3-437-26701-7

WEITERFÜHRENDE LITERATUR

Menche, N. et al.: Pflege Heute, Elsevier/Urban & Fischer Verlag, 5. Auflage, München 2019.

Palesch, A. (Hrsg.): Leitfaden Häusliche Pflege, Urban & Fischer Verlag, 4. Auflage, München 2016.

KAPITEL

10 Versorgung eines suprapubischen Dauerkatheters (SPK)

Martina Cajetan

DEFINITION

Der **suprapubische Katheter** (SPK) ist eine Sonde zur künstlichen Harnableitung.

Der suprapubische Dauerkatheter wird in einem kleinen operativen Eingriff oberhalb des Schambeins durch die Haut in die gefüllte Blase eingesetzt. Bei kurzfristiger Harnableitung unter einer Woche wird ein 1-Weg-Katheter aus PVC oder Polyurethan verwendet, der mit einer Haltenaht an der Bauchdecke fixiert wird. Bei mittel- oder längerfristiger Katheterisierung wird ein 2-Wege-Katheter aus Silikon mit Ballonblockade genutzt. Dieser benötigt keine zusätzliche Fixierung durch eine Haltenaht. Dieser Katheter kann bis zu drei Monate liegen bleiben. Nach erfolgter Katheteranlage wird die Einstichstelle mit einem sterilen Verband versorgt (➤ Abb. 10.1).

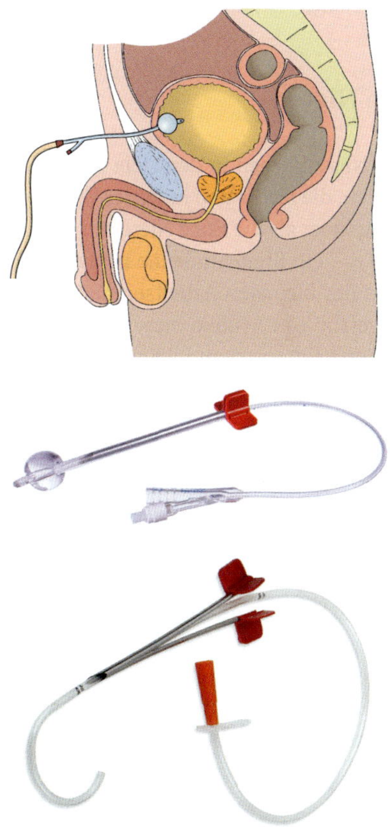

Abb. 10.1 Suprapubischer Blasenkatheter mit geblocktem Ballon bei einem Mann [L190][U223]

Bei der suprapubischen Katheteranlage bestehen im Vergleich zur Katheteranlage durch die Harnröhre (transurethrale Katheteranlage) weniger Komplikationen, wie beispielsweise mechanische Verletzungen oder Infektionen. Ein weiterer Vorteil ist, dass die Intimsphäre eines Menschen nicht berührt wird und im Intimbereich die Mobilität nicht durch einen Katheterschlauch beeinträchtigt wird. Personen mit einer suprapubischen Katheteranlage können weiterhin Blasen- und Kontinenztraining ausüben.

Zur Anwendung kommt dieser Katheter bei Blasenentleerungsstörungen und Harnabflussbehinderungen wie beispielsweise einer Harnröhrenverengung oder Harnröhrenverletzung. Die Indikation, also die Notwendigkeit für diesen Eingriff, wird von der/dem behandelnden Arzt/Ärztin gestellt. Die zu pflegende Person muss über den Eingriff genau aufgeklärt werden und ihre schriftliche Einverständniserklärung dazu gegeben haben. Kann sie das nicht mehr, tritt an ihre Stelle der gesetzliche Vertreter.

10.1 Anatomie/Physiologie des Harnapparats

Der Harnapparat organisiert die Produktion und Ausscheidung von Urin. Sein System umfasst die Nieren mit den ableitenden Harnwegen. Aus dem Blut filtern die Nieren alle unbrauchbaren Stoffe, die dann über die ableitenden Harnwege in die Blase fließen, wo sie erst einmal gesammelt werden. Dieser gesammelte „Urin", wird dann, wenn die Blase vollgelaufen ist, durch die Harnröhre aus dem Körper ausgeschieden.

Die Nieren

Die Nieren liegen in der Tiefe der Bauchhöhle im Lendenbereich. Menschen haben zwei Nieren, die rechts und links der Wirbelsäule angeordnet sind. Die rechte Niere liegt geringfügig tiefer als die linke Niere. Im Durchschnitt erreicht jede Niere ein Volumen von 4 cm Dicke, 7 cm Breite und eine Länge von 11 cm („4711"). Jede wiegt ca. 120–300 g.

In der kleinsten Arbeitseinheit der Niere, dem Nephron, erfolgt die Harnproduktion. Ungefähr eine Million dieser Einheiten sind in jeder Niere zu finden. Durch dieses komplizierte Filtersystem fließen pro Tag rund 1500 Liter Blut, das von seinen überflüssigen Stoffen gereinigt wird (➤ Abb. 10.2).

Zwei spezielle Hormone werden in den Nieren produziert. Das Hormon Renin dient der Aufrechterhaltung des Blutvolumens und das Hormon Erythropoetin der Bildung von roten Blutkörperchen. Rund um Blutreinigung und Flüssigkeitshaushalt übernehmen die Nieren lebenswichtige Aufgaben:

- Harnproduktion
- Harnausscheidung, Ausscheidung von Harnstoff, Harnsäure, Kreatinin
- Ausscheidung giftiger Substanzen, Umweltgifte oder Medikamente
- Regulierung des Wasserhaushalts
- Hormonproduktion
- Stoffwechselfunktion
- Vitamin-D-Synthese

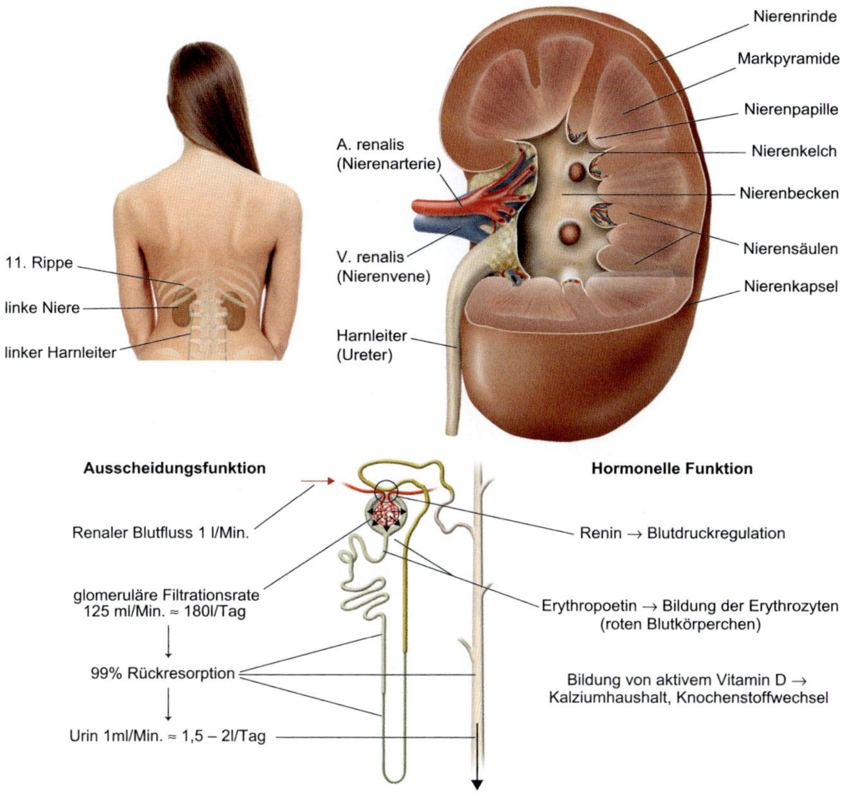

Abb. 10.2 Nieren, Nierenbecken, ableitende Harnwege [L275][J787]

Ableitende Harnwege

Die ableitenden Harnwege sind die organischen Strukturen, in denen der Urin transportiert, gespeichert und ausgeschieden wird. Sie sind flexible Hohlmuskeln, die sich ausdehnen und zusammenziehen können. Das System besteht aus:

- Nierenbecken
- Harnleiter
- Harnblase
- Harnröhre

Das Fassungsvermögen der Blase beträgt ca. 250–400 ml. Die Füllmenge, bei der Harndrang ausgelöst wird, ist individuell unterschiedlich. Der Urin fließt in die Harnröhre und wird aus dem Körper geschwemmt. Bei Frauen misst die Harnröhre ca. 4 cm, beim Mann erreicht sie eine Länge von ungefähr 25 cm. Die normale Ausscheidungsmenge an Urin beträgt zwischen 1–2 Litern in 24 Stunden. Dies ist abhängig von der Trinkmenge, Erkrankungen, Medikamenten, Umweltfaktoren und der Außentemperatur (> Abb. 10.3).

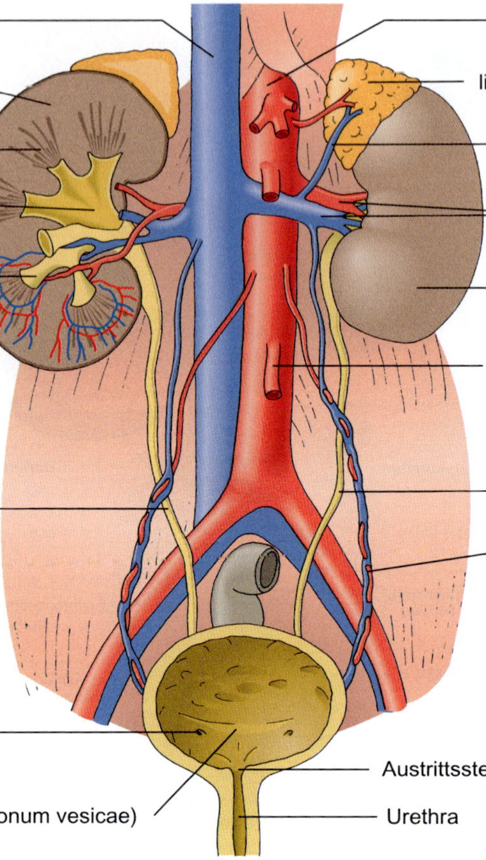

Abb. 10.3 Das Harnsystem [L190]

Urin

Das flüssige Ausscheidungsprodukt des Menschen und der Wirbeltiere ist der Urin. Er dient der Entsorgung der Abbauprodukte und der Regulierung des Elektrolythaushalts. Menschlicher Urin ist je nach Flüssigkeitszufuhr hell bis dunkelgelb, klar und fast geruchlos. Der Vorgang des „Wasserlassens" wird Miktion genannt.

10.2 Verbandwechsel bei liegendem SPK

Direkt nach dem Eingriff muss täglich der Verband gewechselt werden. Heilt die Wunde reiz- und komplikationslos ab, erfolgt der Verbandwechsel ein- bis zweimal in der Woche nach ärztlicher Verordnung. In der häuslichen Versorgung kann die Häufigkeit des Verbandwechsels je nach Anordnung des behandelnden Arztes oder der Ärztin abweichen. Besonderes Augenmerk muss die Pflegekraft auf die Einstichstelle legen. Hier muss besonders auf Entzündungszeichen geachtet werden. Nachfolgend beschrieben sind die benötigten Materialien und der Ablauf der Pflegearbeit.

Materialien

- Händedesinfektionsmittel
- Wunddesinfektionsmittel
- Desinfektionsmittel für den Katheter
- Ggf. Reinigungslösung für Klebereste
- Ggf. Mundschutz
- Drei Paar keimarme Einmalhandschuhe
- Sterile Kompressen
- Sterile Schlitzkompresse
- Sterile Pinzette
- Mulltupfer
- Pflaster zur Fixierung
- Alternativ: Verbandset SPK (Komplettset aus Wundauflage, Polsterung und Fixierung)
- Abwurf
- Schere

Vorbereitung

- Zu Pflegende/n informieren
- Andere Personen bitten, das Zimmer zu verlassen
- Sichtschutz gewähren, Intimsphäre wahren
- Fenster schließen und Zimmertemperatur angenehm halten
- Zu Pflegende/n nach Schmerzen im Katheterbereich fragen
- Materialien auf geeigneter sauberer Fläche abstellen

Durchführung

- Hygienische Händedesinfektion
- Handschuhe anziehen
- Zu Pflegende/n in bequeme, flache Position bringen
- Verband vorsichtig abziehen, dabei keinen Zug auf den Katheter ausüben, evtl. festgeklebte Schamhaare vorsichtig vom Pflaster lösen
- Alten Verband mit den Handschuhen zusammen entsorgen
- Optische Wundinspektion, dabei achten auf:
  - Rötungen
  - Schwellungen
  - Eiterauflagerungen
- Händedesinfektion und neue Handschuhe anziehen

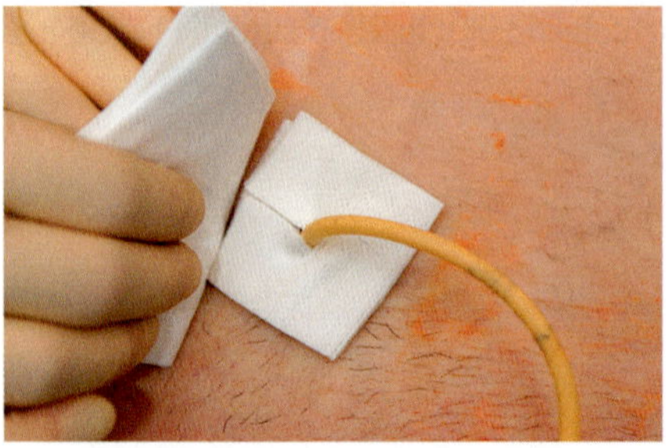

Abb. 10.4 Steriler Verband eines suprapubischen Blasenkatheters mit Ballon. Nach Hautdesinfektion wird eine Schlitzkompresse um den Katheter gelegt, mit einer Kompresse abgedeckt und mittels Fixierpflaster fixiert [K115]

- Kathetereintrittstelle und körpernahen Schlauch desinfizieren, sichtbare Verschmutzungen oder Auflagerungen mit einer sterilen Kompresse aseptisch wegwischen
- Klebereste mit geeigneter Lösung entfernen
- Nach Abschluss der Reinigung Handschuhe entsorgen
- Neue Handschuhe anziehen
- Schlitzkompresse mit steriler Pinzette um den SPK-Schlauch legen
- Mit steriler Kompresse abdecken und mit Pflaster fixieren
- Materialien entsorgen
- Arbeitsplatz aufräumen und säubern
- Handschuhe entsorgen
- Abschließende Händedesinfektion

Im Anschluss an den Verbandwechsel kann der zu Pflegende sich wieder ankleiden oder die Hilfe der Pflegekraft dazu in Anspruch nehmen. Die Positionierung erfolgt entsprechend den Wünschen des zu Pflegenden. Der Urin wird in einem großen Urinbeutel aufgefangen. Bei mobilen Personen besteht die Möglichkeit, einen Beinbeutel mit geringerem Volumen anzubringen. Der zu Pflegende und die Angehörigen sind darüber zu informieren, dass der Beutel zum störungsfreien Urinablauf nicht über das Niveau der Harnblase gehängt werden darf (➤ Abb. 10.4).

Fehlerquellen

- Nicht ausreichende Wundinspektion
- Falsches Desinfektionsmittel (Arbeitsfläche, Haut, PEG-Schlauch)
- Abknicken des Katheters beim Fixieren des Pflasters
- Unhygienisches Arbeiten

Komplikationen

- Infektion der Kathetereinstichstelle
- Verrutschen des Katheters
- Bauchfellentzündung
- Blasenentzündung
- Materialdefekt

Dokumentation

- Durchgeführt mit Handzeichen
- Datum und Uhrzeit notieren
- Äußerungen des/der zu Pflegenden protokollieren
- Zustand der Einstichstelle beschreiben

ACHTUNG!
Während des Verbandwechsels darf nicht direkt über der Wunde gesprochen, gehustet etc. werden, da Keime auf das Wundgebiet gelangen könnten.

Handhabung von Kathetersystemen

Um Blasen- und Kontinenztraining auszuüben, wird der Katheter abgeklemmt. Der zu Pflegende kann bei Verspüren von Harndrang auf natürlichem Wege über die Harnröhre Wasser lassen. Möglicher Restharn kann nach Öffnen der Klemme in den Katheterbeutel abfließen. Zum Entleeren des gefüllten Beutels eine hygienische Händedesinfektion durchführen und Einmalhandschuhe anlegen. Den Urin in ein sauberes Gefäß ausleiten. Dazu den Ablauf öffnen und den Urin ablassen. Anschließend den Ablauf desinfizieren und wieder verschließen. Die abgelassene Menge dokumentieren und aufgefangenen Urin in die Toilette gießen und das Gefäß reinigen.

Der Katheter wird alle 6–12 Wochen von der/dem behandelnden Arzt/Ärztin gewechselt. Zwar ist die Gefahr eines Harnwegsinfektes bei liegendem SPK geringer als bei einem Dauerkatheter, der über die Harnröhre in die Blase gelegt wurde, doch besteht die Möglichkeit eines Infekts durchaus.

10.3 Erkrankungen der Nieren und ableitenden Harnwege

Jeder Katheter führt nach einigen Tagen zu einer Keimbesiedelung der Blase. Das ist normal, nicht vermeidbar und nicht therapiebedürftig. Durch eine ausreichende Trinkmenge kann gewährleistet werden, dass die Harnwege gut gespült werden und somit Keime schlechter anhaften und sich nicht vermehren. Bei manchen Menschen kann es jedoch unter bestimmten Umständen trotzdem zu einer Erkrankung des Harnapparats kommen. Das kann beispielsweise eine begünstigende Grunderkrankung wie Diabetes mellitus, eine Immunschwäche oder eingeschränkte Nierenfunktion sein. Zu den häufigsten Erkrankungen zählt der Harnwegsinfekt.

Ein Harnwegsinfekt ist eine durch Krankheitserreger, meist Bakterien, hervorgerufene Entzündung der ableitenden Harnwege. Es besteht die Gefahr, dass Keime in Nieren und Blutbahn eindringen. Ursprung der Keime ist meist die eigene Darmflora. Durch Schmierinfektion und mangelnde Hygiene können Keime vom Darmausgang zur Harnröhre gelangen. Von dort können sie bis zur Niere vordringen. In diesem Zusammenhang spricht man auch vom „Aufsteigen" der Keime. Frauen sind aufgrund ihrer Anatomie häufiger betroffen als Männer. Darmausgang und Harnröhrenausgang liegen bei Frauen dicht beisammen, was eine Schmierinfektion begünstigt. Ihre Harnröhre ist nicht so lang wie die der Männer, was das „Aufsteigen" beschleunigen kann. Man unterteilt die Harnwegsinfekte in einen unteren und einen oberen Infekt.

Unterer Harnwegsinfekt

Er befällt die Harnröhre und die Blase und zeigt folgende Symptome:
- Schmerzen beim Wasserlassen
- Häufiger Urindrang
- Wenig Urin pro Miktion
- Allgemeines Unwohlsein
- Druckschmerz in der Blasenregion
- Evtl. Fieber

Therapeutische Maßnahmen

Therapieziel ist das Ausscheiden der Keime über den Urin. Durch eine ausreichende Trinkmenge werden die Harnwege gespült und die Keime ausgeschieden. Zusätzlich wird von ärztlicher Seite meist eine kurzfristige Antibiotikagabe angeordnet.

Allgemeine Maßnahmen

- Viel trinken, mindestens 2–3 Liter täglich (je nach ärztlicher Anordnung), zur Förderung der Harnbildung und somit Ausscheidung der Keime
- Lokale Wärmeanwendung mit feucht-warmen Umschlägen
- Bei Fieber: regelmäßige Temperaturkontrollen

Medikamentöse Therapie

- Antibiotika nach ärztlicher Anordnung
- Schmerzstillende oder krampflösende Medikamente nur nach Absprache mit dem behandelnden Arzt
- Nach Abklingen der Symptome Urinkontrolle auf Keime

ACHTUNG!
Dem Harndrang soll immer nachgegeben werden, um ein Aufsteigen der Keime zu verhindern.

Oberer Harnwegsinfekt

Er beschreibt den Infekt im Nierenbecken und den Nieren mit folgenden Symptomen:
- Beginnend mit Zeichen eines unteren Harnweginfekts, dann schnell einsetzende Symptomverschlechterung
- Ruheschmerzen im unteren Rücken, Flanken
- Klopfschmerz im Nierenlager

- Stark herabgesetztes Allgemeinbefinden
- Übelkeit
- Brechreiz
- Fieber

Therapeutische Maßnahmen

Auch hier ist das Therapieziel die Ausscheidung der Keime durch eine gesteigerte Trinkmenge. Zur Antibiotikatherapie muss eine Keimdiagnostik (Bestimmung der Keimart) erfolgen, um gezielt den vorhandenen Keim behandeln zu können. Bei schweren Verläufen kann es sein, dass eine stationäre Behandlung nötig wird.

Allgemeine Maßnahmen

- Viel trinken, mindestens 2–3 Liter täglich (je nach ärztlicher Anordnung), zur Förderung der Harnbildung und somit Ausscheidung der Keime
- Lokale Wärmeanwendung mit feucht-warmen Umschlägen
- Regelmäßige Temperaturkontrollen
- Regelmäßige Kontrolle der Vitalzeichen
- Je nach Zustand und Mobilität des zu Pflegenden sind die entsprechenden Prophylaxen durchzuführen

Medikamentöse Therapie

Die medikamentöse Behandlung des oberen Harnweginfekts entspricht der des unteren Harnweginfekts. Antibiotika sollten unbedingt nach Anordnung ausreichend lange eingenommen werden. Die Komplikation einer Verschleppung der Keime in die Blutbahn ist beim oberen Harnwegsinfekt gegeben und stellt eine lebensgefährliche Bedrohung dar.

ACHTUNG!

Sollte der zu Pflegende nur wenig oder gar kein Wasser mehr lassen können (Anurie), ist sofort der Arzt oder die Ärztin zu informieren, da ein Nierenversagen droht.

VON DER AUTORIN VERWENDETE LITERATUR

[1] Al-Abtah, J.: I care Pflege. 2. überarbeitete Auflage. Stuttgart; New York: Georg Thieme Verlag 2020. ISBN 978-3-13-241832-5
[2] Bierbach, E.: Naturheilpraxis Heute kompakt. 4. Auflage, auf der Grundlage von „Naturheilpraxis heute", 6. Auflage. München: Elsevier 2020. ISBN 978-3-437-57615-7
[3] Manski, D. 2020. Urologielehrbuch.de. Verfügbar unter https://www.urologielehrbuch.de/suprapubischer-katheter.html (letzter Zugriff 16.01.2023).
[4] Menche, N. und Asmussen-Clausen, M.: Repetitorium Pflege heute: passend zur 6. Auflage Pflege heute. 4. Aufl. München: Elsevier, Urban & Fischer 2015. ISBN 3-437-27843-6
[5] Schmitz, F. und Schwarz, K.: I care Anatomie Physiologie. 2. aktualisierte Auflage, 3. korrigierter Nachdruck. Stuttgart; New York: Georg Thieme Verlag 2020. ISBN 978-3-13-241820-2
[6] Schraut, V. und Trögner J. : PflegeHeute geriatrische Pflege. München: Elsevier 2020. ISBN 978-3-437-26701-7

WEITERFÜHRENDE LITERATUR

Kurz, A. (Hrsg.): Pflegetechniken heute. Pflegehandeln Schritt für Schritt verstehen. Elsevier/Urban & Fischer Verlag, 3. Auflage, München 2017.

Palesch, A. (Hrsg.): Leitfaden Häusliche Pflege, Urban & Fischer Verlag, 4. Auflage, München 2016.

Von zur Mühlen, M.; Keller, Ch. (Hrsg.): Pflege konkret Chirurgie Orthopädie Urologie. Elsevier/Urban & Fischer Verlag, 5. Auflage, München 2018.

KAPITEL

11 Flüssigkeitsbilanzierung

Janina Danz-Volmer

Bevor auf das eigentliche Thema, die Durchführung einer Flüssigkeitsbilanzierung, eingegangen wird, ist es wichtig, einige Grundlagen zum Flüssigkeitshaushalt zu kennen.

11.1 Wasser in unserem Körper

Der Körper eines erwachsenen Menschen mittleren Alters besteht zu etwa 50–70 % aus Wasser. Bei Kleinkindern können dies bis zu 80 % sein, bei alten Menschen hingegen beträgt der Wasseranteil im Körper nur noch ca. 50 %. Die einzelnen Strukturen unseres Körpers enthalten jeweils unterschiedlich hohe prozentuale Wasseranteile:

- Muskeln: ca. 75 %
- Körperfett: ca. 25 %
- Knochen: ca. 22 %
- Blut: > 90 %

Folglich finden alle chemischen Reaktionen unseres Körpers in einem wässrigen Milieu statt. Das bedeutet aber auch, dass Wasser für die chemischen Reaktionen in unserem Körper unverzichtbar ist. Chemisch betrachtet besteht Wasser aus zwei Wasserstoffatomen (H_2) und einem Sauerstoffatom (O). Daher ergibt sich die chemische Formel H_2O.

In unserem Körper kommt Wasser an den unterschiedlichsten Stellen vor. Unterschieden wird sein Vorkommen in der intrazellulären und der extrazellulären Flüssigkeit (➤ Abb. 11.1).

Die **intrazelluläre Flüssigkeit** befindet sich in den Zellen (lat. *intra:* innen) und macht etwa ⅔ der Flüssigkeit im Körper aus. Die intrazelluläre Flüssigkeit besteht zu etwa 60 % aus Wasser.

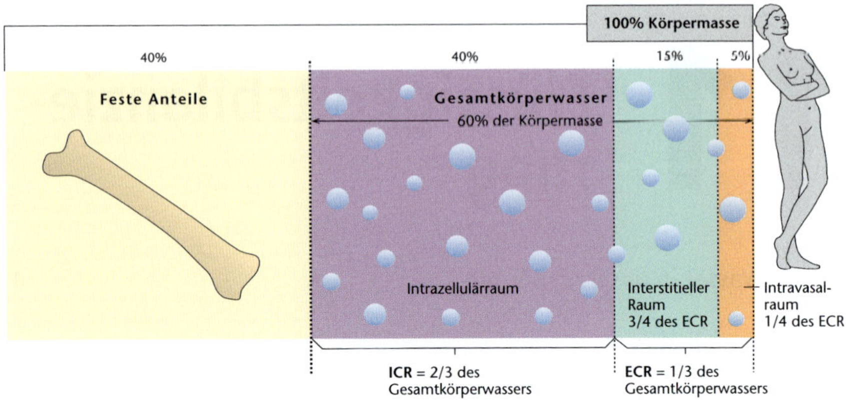

Abb. 11.1 Die Flüssigkeitsräume (Kompartimente) des Körpers [L157]

Die **extrazelluläre Flüssigkeit** befindet sich außerhalb der Zellen (lat. *extra:* außerhalb) und bildet ⅓ der Körperflüssigkeit. Sie besteht zu über 90 % aus Wasser. Der Körper eines erwachsenen Menschen enthält etwa 14 Liter extrazelluläre Flüssigkeit, die sich zu ¾ in den Zellzwischenräumen befindet. Ein Großteil der extrazellulären Flüssigkeit befindet sich in den Spalträumen des lockeren Bindegewebes, in denen große Mengen Flüssigkeit gespeichert werden können. Etwa ¼ der extrazellulären Flüssigkeit befindet sich im Gefäßsystem (intravasal).

DEFINITION

Intrazelluläre Flüssigkeit: Flüssigkeit in den Zellen (im Intrazellularraum ICR)
Extrazelluläre Flüssigkeit: Flüssigkeit außerhalb der Zellen, zwischen den Zellen und im Gefäßsystem (im Extrazellularraum ECR)

Im Alter verändern sich diese Werte, da der Körper weniger Muskelmasse, dafür aber einen höheren Fettanteil aufweist. Daraus resultiert ein im Alter generell verringerter Wasseranteil im Körper.

Aufgaben des Wassers im Körper

- Wasser ist **Reaktionspartner** für chemische Reaktionen in unserem Körper.
- Es ist **Lösungs- und Transportmittel.** Beispielsweise werden Sauerstoff (O_2) und Nährstoffe mit Hilfe von H_2O zu allen Zellen des Körpers transportiert. Auch werden Abfallstoffe des Stoffwechsels, wie Kohlenstoffdioxyd (CO_2), durch das Wasser von den Zellen abtransportiert und können schließlich vom Körper ausgeschieden werden.
- Wasser **isoliert** unseren Körper, indem es Wärme zwar nur langsam aufnimmt, diese aber auch nur langsam wieder abgibt.
- Die Schleimstoffe unseres Körpers bestehen zu einem Großteil aus Wasser. Daher dient es als **Schmiermittel.**

Da die richtige Menge Wasser für die Funktionen unseres Körpers unerlässlich ist, ist es wichtig, die benötigte Menge täglich zuzuführen. Es ist also bedeutsam, den Flüssigkeitshaushalt im Gleichgewicht zu halten, damit alle Vorgänge, für die im Körper H_2O benötigt wird, stattfinden können.

Brüggemann et al. empfehlen in der *Grundsatzstellungnahme Ernährung und Flüssigkeitsversorgung älterer Menschen des Medizinischen Dienstes der Spitzenverbände der Krankenkassen* 2020 folgende Formel zur Berechnung des täglichen Flüssigkeitsbedarfes:

Merke: 30 ml Flüssigkeitsbedarf pro Kilogramm Soll-Körpergewicht

Für eine 65 kg wiegende Person bedeutet dies: 30 ml × 65 kg = 1950 ml

ACHTUNG!

Hier ist das Soll-Körpergewicht maßgeblich! Erkrankungen, Allgemeinzustand etc. müssen immer berücksichtigt werden!

11.2 Grundlagen einer Flüssigkeitsbilanzierung

DEFINITION

Flüssigkeitsbilanzierung bedeutet, dass die Menge der zugeführten Flüssigkeiten (Einfuhr) derjenigen Menge der ausgeschiedenen Flüssigkeiten (Ausfuhr) innerhalb eines festgelegten Zeitraumes gegenübergestellt und miteinander verrechnet wird. Üblicherweise beträgt der Zeitraum, auf den sich eine einzelne Flüssigkeitsbilanzierung bezieht, 24 Stunden.

Eine differenzierte Flüssigkeitsbilanzierung ist eine behandlungspflegerische Maßnahme und wird ärztlich angeordnet. Die ermittelten Werte werden weitergeleitet und ärztlich interpretiert. Eine Bilanzierung der Flüssigkeit allein reicht jedoch nicht als Maßnahme aus, um den Flüssigkeitszustand eines Menschen einzuschätzen. Es sind immer weitere Maßnahmen wie eine sorgfältige regelmäßige Krankenbeobachtung und beispielsweise Gewichtskontrollen notwendig.

Es gibt drei mögliche Ergebnisse, die eine Flüssigkeitsbilanzierung hervorbringen kann: Ihr Ergebnis kann ausgeglichen, positiv oder negativ ausfallen.

Bei einer **ausgeglichenen Bilanz** stimmen Einfuhr und Ausfuhr überein (Einfuhr = Ausfuhr). Differenzen in Ein- und Ausfuhr von bis zu 200 ml täglich sind den Schätzmengen anzulasten. Daher ist eine Bilanz bis zu einer Differenz von 200 ml täglich als ausgeglichen zu betrachten.

Ist die Einfuhrmenge größer als die Menge der Ausfuhr, spricht man von einer **positiven Bilanz** (Einfuhr > Ausfuhr). Im umgekehrten Fall, also wenn die Ausfuhr größer als die Menge der Einfuhr ist, besteht eine **negative Bilanz** (Einfuhr < Ausfuhr).

DEFINITION

Ausgeglichene Bilanz: Einfuhr = Ausfuhr
Positive Bilanz: Einfuhr > Ausfuhr
Negative Bilanz: Einfuhr < Ausfuhr

Einfuhr

Zur Einfuhr gehören alle Flüssigkeiten, die dem Körper
- oral, also durch den Mund,
- parenteral, also unter Umgehung des Darmes, oder
- per Magensonde, PEG etc.

zugeführt werden. Hierzu gehört also neben Getränken auch die Berücksichtigung aller Infusionen und sämtlicher Sondenkost sowie hierbei verwendeter Spülflüssigkeiten.

Für die flüssigen Anteile in der Nahrung sind ca. 600 ml pro Tag zu berücksichtigen. Es ist jedoch zu beachten, dass flüssige Suppen und dünne Speisen zu bis zu 90 % aus Wasser bestehen. Auch Joghurts, Obst und Gemüse weisen einen Flüssigkeitsanteil von bis zu 80 % auf. Hinzu kommt noch ein Schätzwert für die Flüssigkeitszufuhr durch Oxidationswasser, das beim Verbrauch von Kohlenhydraten im Körper entsteht. Dieser beträgt ca. 400 ml täglich.

Bei der Menge der Einfuhr sind ärztliche Beschränkungen der oralen Flüssigkeitszufuhr zu beachten und einzuhalten!

Gründe hierfür können beispielsweise Nierenerkrankungen oder Ödeme (Wasseransammlungen im Gewebe) sein.

Ausfuhr

Zur Ausfuhr gehören alle Flüssigkeitsverluste des Körpers. Hierzu gehört also nicht nur die Menge des ausgeschiedenen Urins, sondern auch Stuhl, Wundsekrete, Erbrochenes etc.

Es ist wichtig, die Menge der Flüssigkeitsverluste möglichst genau zu notieren. Das bedeutet, dass jede Flüssigkeit, die in Milliliter gemessen werden kann, auch so notiert werden muss. Dies ist besonders bei Urin, Punktaten und bei Flüssigkeiten, die über Sonden abfließen, von Bedeutung. Für Wundsekrete, Erbrochenes, Schweiß und Verluste durch Blutungen sind oftmals nur Schätzwerte möglich. Diese müssen jedoch unbedingt berücksichtigt werden. Die täglichen Flüssigkeitsverluste eines gesunden Menschen betragen (➤ Abb. 11.2):
- Ca. 400–450 ml Flüssigkeit über die Haut und durch die Atmung.
- Ca. 400–450 ml durch Schwitzen, wobei hier auch die Außentemperatur eine Rolle spielt. Bei Fieber sind zusätzliche Flüssigkeitsverluste von etwa 500 ml täglich pro 1 °C Erhöhung der Körpertemperatur zu berechnen.

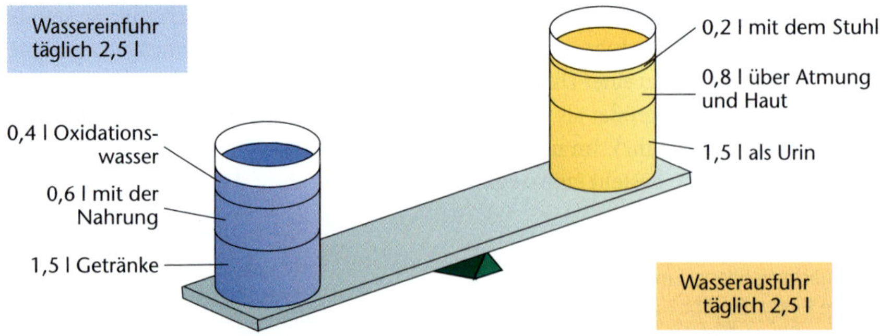
Wassereinfuhr täglich 2,5 l
0,4 l Oxidationswasser
0,6 l mit der Nahrung
1,5 l Getränke
0,2 l mit dem Stuhl
0,8 l über Atmung und Haut
1,5 l als Urin
Wasserausfuhr täglich 2,5 l

Abb. 11.2 Physiologische tägliche Wasserein- und -ausfuhr [A400]

11

- Ca. 100–200 ml pro Stuhlgang. Bei Durchfällen ist ein entsprechend höherer Flüssigkeitsverlust einzubeziehen, bei fehlendem Stuhlgang (Obstipation) entfällt dieser Wert für den einzelnen Tag.

Indikationen für eine Flüssigkeitsbilanzierung

Es gibt viele unterschiedliche Gründe, warum eine Flüssigkeitsbilanzierung durchgeführt wird. Hierzu gehören unter anderem:

- Die Gefahr der Dehydratation und Exsikkose (Austrocknung)
- Parenterale Ernährung
- Ernährung über eine Sonde
- Herz- und/oder Nierenerkrankungen
- Gabe spezieller Medikamente, z. B. Diuretika
- Stoffwechselerkrankungen
- Tumorleiden
- Ödembildung
- Nach größeren Operationen, Verbrennungen, bei größeren Wunden (zusätzliche Flüssigkeitsverluste)
- Starker Durchfall, Erbrechen, Fieber/Schwitzen

> Auch bei neuen oder demenziell veränderten Menschen wird oftmals für einen kurzen festgelegten Zeitraum eine Flüssigkeitsbilanzierung durchgeführt, um einen Eindruck von der Ein- und Ausfuhrmenge zu bekommen (befristete Bilanzierung).

Ziele der Flüssigkeitsbilanzierung

Eine Bilanzierung der Flüssigkeit soll zunächst eine Sensibilisierung gegenüber der Flüssigkeitszufuhr und den -verlusten bewirken. Bewohner und Klienten sollen angeleitet und motiviert werden, ein geregeltes Trinkverhalten zu entwickeln. Zudem können Mangelerscheinungen und Einlagerungen/Ödeme frühzeitig erkannt und ihnen entgegengewirkt werden. Auch kann die Wirksamkeit einer Therapie, zum Beispiel mit entwässernden Medikamenten, überprüft werden (➤ Kap. 5.4).

Durchführung der Flüssigkeitsbilanzierung

Bei der Durchführung der Flüssigkeitsbilanzierung ist es unabdingbar, dass sich Ein- und Ausfuhr auf den gleichen Zeitraum beziehen. Dieser kann beispielsweise von 8:00 Uhr des einen Tages bis um 8:00 Uhr des nächsten Tages festgelegt werden. Nur so können durch die Bilanzierung aussagekräftige Ergebnisse erzielt werden.

> Ein- und Ausfuhr müssen sich auf denselben Zeitraum beziehen!

Tab. 11.1 Beispiel einer ausgeglichenen Flüssigkeitsbilanz

Einfuhr	Ausfuhr
400 ml Oxidationswasser 600 ml Nahrung 1400 ml Getränke	400 ml Atmung/Haut 450 ml Schwitzen 200 ml Stuhlgang 1500 ml Urin
Ergebnis: 2400 ml Einfuhr	**Ergebnis: 2550 ml Ausfuhr**

Es wird für den festgelegten Zeitraum jede zugeführte Flüssigkeit in Milliliter in einem Protokoll notiert.

Hierzu gehören Angaben über:

- Datum
- Uhrzeit
- Art des Getränkes (Kaffee, Tee, Wasser etc.)
- Menge des Getränkes oder Lebensmittels

Im angelegten Protokoll werden alle zugeführten Flüssigkeiten mit dem Handzeichen der Pflegekraft abgezeichnet, *nachdem* die Flüssigkeit aufgenommen wurde. Restmengen, die sich noch im Glas befinden, müssen hierbei berücksichtigt und entsprechend verrechnet werden. In Abhängigkeit vom geistigen und körperlichen Zustand der Person kann sie auch selbst Eintragungen im Protokoll vornehmen. Auch kann der Protokollbogen gegebenenfalls im Zimmer aufbewahrt werden.

Am Ende des Dienstes oder des Bilanzierungszeitraumes wird die Gesamtmenge der Zufuhr in die Dokumentation übertragen oder das Dokument, welches beim Patienten oder bei der Patientin geführt wurde, abgeheftet. Ebenso wird für den festgelegten Zeitraum jede Ausfuhr in Milliliter notiert und als Gesamtmenge in die Dokumentation übertragen. Dies geschieht in Abhängigkeit vom vorhandenen Dokumentationssystem und Pflegestandard.

Nun werden die Ausfuhr und die Einfuhr miteinander verglichen und es kann eine Aussage darüber getroffen werden, ob die Bilanz ausgeglichen, positiv oder negativ ausfällt. Hierbei müssen die oben aufgeführten Schätzwerte für die Verbrennung von Kohlenhydraten, die flüssigen Anteile der Nahrung, Atmung, Wunden, Sonden etc. mit berechnet werden.

Die ermittelten Werte werden bei Auffälligkeiten, spätestens aber nach Ablauf der Verordnung über die Flüssigkeitsbilanzierung, an den Hausarzt/die Hausärztin weitergeleitet. Der Zeitpunkt der Übermittlung der Werte ist mit den Ärzten abzustimmen. Ihre Aufgabe ist es nun, die Werte zu interpretieren und gegebenenfalls Maßnahmen einzuleiten. Pflegerische Aufgabe ist es, die Pflegeplanung bezüglich der Flüssigkeitszufuhr und -verluste regelmäßig zu überprüfen und gegebenenfalls anzupassen.

Beispiel einer Flüssigkeitsbilanzierung über 24 Stunden, diese Bilanz gilt als ausgeglichen ➢ Tab. 11.1.

11.3 Mögliche Anzeichen einer Flüssigkeitsunterversorgung

Die Unterversorgung mit Flüssigkeit lässt sich an einigen Anzeichen erkennen (➤ Kap. 14.3). Hierzu gehören neben einem negativen Ergebnis der Flüssigkeitsbilanzierung folgende mögliche Anzeichen, die einzeln oder auch in Kombination auftreten können:

- Vermehrter Durst/vermehrtes Trinken
- Vermindertes Durstgefühl, besonders bei alten Menschen
- Gewichtsverlust
- Verstopfung (Obstipation)
- Thrombose, Lungenembolie
- Abfallen des Blutdrucks, Anstieg der Pulsfrequenz
- Schwäche/Schwindel:
  - Sturzgefahr (Prellungen, Knochenbrüche, Immobilität)
  - Immobilität (Dekubitus, Pneumonie etc.)
- Trockene Schleimhäute, fehlender Speichelsee unter der Zunge
- Stehende Hautfalten, z. B. am Handrücken eine Hautfalte leicht anheben und überprüfen, wie lange es dauert, bis sie sich wieder zurückbildet

ACHTUNG!
Altershaut zeigt physiologisch ähnliche Veränderungen!

- Verminderte Harnmenge, stark konzentrierter Urin (dunkle Farbe, starker Uringeruch)
- Verminderte Wahrnehmungs- und Reaktionsfähigkeit
- Kognitive Einbußen, Verwirrtheitszustände
- Trägheit, Desinteresse und Gleichgültigkeit
- Krampfanfälle aufgrund von Entgleisungen des Elektrolythaushaltes
- Veränderungen der Blutwerte (Nierenwerte, Elektrolyte)
- Fehlender Fußschweiß

11.4 Exkurs: Anreichen von Getränken

Beim Anreichen von Getränken sind einige Dinge zu beachten:

- Eine aufrechte Sitzposition der trinkenden Person – auch im Bett! – wird hergestellt, um Verschlucken zu vermeiden
- Die anreichende Person befindet sich auf Augenhöhe, idealerweise sitzt sie ebenfalls
- Die anreichende Person sollte sich bemühen, Ruhe auszustrahlen und der trinkenden Person die Zeit zu widmen, die sie benötigt
- Das Getränk wird in der Zeit, die der/die Trinkende benötigt, angereicht
- Augenkontakt wird gesucht:
  - Er ist Zeichen der Wertschätzung, der Aufmerksamkeit, Zugewandtheit und Annahme des Gegenübers
  - Augenkontakt ermöglicht, Veränderungen sofort wahrzunehmen (Verschlucken etc.)

- Der/Die Trinkende kann das Getränk sehen und erkennen, was er/sie trinkt
  - Saubere Brille
  - Getränk nah genug hinstellen/zeigen
  - Erklären, was getrunken wird und welche Temperatur das Getränk hat (heiß, warm, kalt)
- Das Getränk wenn möglich frontal anreichen, so kann das Gegenüber sehen, was sich gerade im Becher befindet und wann dieser den Mund erreichen wird
- Rituale, Vorlieben und Abneigungen der trinkenden Person bezüglich der Nahrungs- und Getränkeaufnahme berücksichtigen
- Getränke können den Wünschen entsprechend gemischt werden (z. B. Saftschorlen, Milchkaffee), auch ungewöhnliche Getränke können angeboten werden
- Eine selbstständige Aufnahme von Speisen und Getränken wird gefördert:
  - So viel Unterstützung wie nötig und so wenig wie möglich
  - Einen Becher aus leichtem Material oder einen Trinkhalm anbieten
- Achten Sie immer auf Ihre Sprache!
  - Getränke „anreichen"
  - Beim Trinken „helfen" oder „unterstützen"

ACHTUNG!

Einen Menschen zur Aufnahme von Nahrung oder Getränken zu zwingen, ist unzulässig und strafbar. Lehnt ein Mensch Nahrung und/oder Getränke ab, obwohl ihm der Sinn und die Notwendigkeit erklärt wurden, so ist dies zu respektieren. Das Ablehnen von Nahrung oder Getränken muss wertfrei dokumentiert werden.

VON DER AUTORIN VERWENDETE LITERATUR

[1] Braun J.: Basislehrbuch Innere Medizin. 6. A München: Elsevier 2018

[2] Deutsches Netzwerk für Qualitätsentwicklung in der Pflege (Hrsg.): Expertenstandard Ernährungsmanagement zur Sicherung und Förderung der oralen Ernährung in der Pflege, DNQP, 1. Aktualisierung 2017, Osnabrück 2017

[3] Huhn, S.: Dehydratation, Vorsicht Austrocknung! Die Schwester Der Pfleger 2012:51:5 Bibliomed – medizinische Verlagsgesellschaft, Melsungen 2012, https://www.bibliomed-pflege.de/sp/artikel/25155-vorsicht-austrocknung (letzter Zugriff 16.01.2023)

[4] Medizinischer Dienst des Spitzenverbandes Bund der Krankenkassen e.V. (MDS) (Hrsg.): Grundsatzstellungnahme Essen und Trinken im Alter, Ernährung und Flüssigkeitsversorgung älterer Menschen, MDS, Essen 2020 https://md-bund.de/fileadmin/dokumente/Publikationen/SPV/Grundsatzstellungnahmen/_EssenTrinken_im_Alter_Lesezeichen.pdf (letzter Zugriff 16.01.2023)

WEITERFÜHRENDE LITERATUR

PQSG: Standard „Flüssigkeitsbilanzierung", PQSG Onlinemagazin für die Altenpflege, Böddenstedt 2006, https://pqsg.de/seiten/openpqsg/hintergrund-standard-bilanzierung.htm (letzter Zugriff 16.01.2023)

KAPITEL

12 Richten und Verabreichen von Injektionen

Janina Danz-Volmer

Das richtige Verabreichen einer Injektion stellt hohe Anforderungen an Pflegekräfte. Um diesen gerecht zu werden, sind Fähigkeiten und Kenntnisse zu rechtlichen Hintergründen, zur richtigen Injektionstechnik und Materialkunde notwendig. Diese Inhalte werden im Folgenden näher ausgeführt.

DEFINITION

Eine **Injektion** ist das Einspritzen von sterilen flüssigen Arzneimitteln in den Körper mit einer Spritze und einer Hohlnadel. Das Arzneimittel wird innerhalb von Sekunden bis hin zu wenigen Minuten direkt in das Gewebe oder Gefäßsystem unter Umgehung des Darmes (parenteral) verabreicht. Das Volumen einer Injektion beträgt 0,1 ml bis hin zu 20 ml.

12.1 Rechtliche Aspekte

In ➤ Kap. 1 dieses Buches wurden bereits rechtliche Grundlagen beschrieben. An dieser Stelle sind daher nur diejenigen Aspekte, die für die Verabreichung einer Injektion von Bedeutung sind, kurz aufgeführt.

Information und Einverständnis

Eine Injektion ist ein Eingriff in die körperliche Unversehrtheit eines Menschen und erfordert daher die Aufklärung und das Einverständnis der Person. Injektionen werden ärztlich verordnet und ihre Durchführung kann *teilweise* an entsprechend qualifiziertes Pflegepersonal delegiert (übertragen) werden. Durch die vorhandene Verordnung kann davon ausgegangen werden, dass der Patient bzw. die Patientin ärztlich aufgeklärt wurde und der Arzt bzw. die Ärztin das richtige Arzneimittel ausgewählt hat (Anordnungsverantwortung). Trotzdem muss die Pflegekraft erneut über Sinn und Zweck sowie Ablauf der Maßnahme informieren. Die betroffene Person muss der Injektion zudem unmittelbar vor ihrer Durchführung zustimmen.

Lehnt ein Mensch eine Injektion ab, so darf trotz vorherigen Einverständnisses nicht gegen seinen Willen gehandelt werden. Andernfalls ist der Straftatbestand der Körperverletzung erfüllt!

Die Ablehnung einer Injektion ist wertfrei zu dokumentieren.

Durchführungsverantwortung

Die durchführende Pflegekraft trägt immer die Verantwortung für ihr Handeln. Sie muss eine Maßnahme immer sach- und fachgerecht durchführen und dokumentieren und haftet für Fehler (➤ Kap. 1.3). Pflegehilfskräfte dürfen nach entsprechender Qualifizierung auf ärztliche Anordnung **subkutane Injektionen** eigenverantwortlich durchführen. Die Pflegekraft sollte folgende Kenntnisse über das zu verabreichende Arzneimittel haben:

- Applikationsart
- Wirkungen
- Nebenwirkungen

Kennt die Pflegekraft diese nicht, so muss sie **vor der Injektion** diese Informationen einholen. Kann sie sich diese Informationen nicht beschaffen, so muss sie die Durchführung der Injektion ablehnen. Aufgrund ihrer Durchführungsverantwortung muss die Pflegekraft außerdem das Verabreichen einer Injektion ablehnen, wenn:

- ihr im Einzelfall die Durchführung zu gefährlich erscheint,
- die Person bei früheren Injektionen auf das Arzneimittel allergisch reagiert hat (Rücksprache mit dem/der verordnenden Arzt/Ärztin halten),
- sie eine Maßnahme durchführen soll,
  - zu der sie nicht befähigt ist oder
  - in deren Durchführung sie nicht (mehr) sicher ist.

Tab. 12.1 Injektionsarten, Injektionsorte und Wirkungseintritt

Injektionsart	Gewebe	Wirkungseintritt
intrakutan (i. c.) oder auch intradermal („quaddeln")	Oberhaut (Epidermis)	20–30 Minuten
subkutan (s. c.)	Unterhaut (Subkutis)	20–30 Minuten
intramuskulär (i. m.)	Muskel	10–15 Minuten (bei öligen Substanzen verzögert)
intravenös (i. v.)	Vene	Wenige Sekunden
intraarteriell (i. a.)	Arterie	Wenige Sekunden

12.2 Wichtige Injektionsarten und -orte

Allgemeine Injektionsorte und Injektionsarten

Die unterschiedlichen Injektionsarten werden entsprechend dem Gewebe bezeichnet, in das injiziert wird (➤ Tab. 12.1). Die Zeitspanne zwischen Injektion und Wirkungseintritt ist je nach Gewebe und Wirkweise des einzelnen Medikamentes unterschiedlich (Resorptionszeit). Jeder dieser Injektionsarten sind bestimmte Körperstellen (Injektionsorte) zugeordnet. Pflegehilfskräfte dürfen nach der Qualifizierung in der Behandlungspflege jedoch ausschließlich subkutane Injektionen durchführen.

Subkutane Injektionsorte

Für die subkutane Injektion gibt es Injektionsorte erster und zweiter Wahl. Die Injektion wird in Körperbereiche mit ausgeprägtem Unterhautfettgewebe verabreicht. Die Resorptionszeiten sind je nach Körperstelle und der Versorgung durch Kapillargefäße unterschiedlich. Mittels der Kapillargefäße wird die Injektionslösung dem Körper zur Verfügung gestellt und nach und nach über den Blutkreislauf verteilt. Auch die jeweilige Resorptionszeit hat Einfluss auf die Auswahl der Injektionsstelle (➤ Abb. 12.1).

Erste Wahl

- Unterbauch: kurze Resorptionszeit, daher empfohlener Injektionsort für schnell wirksame Insuline, z. B. morgens
- Außenseiten der Oberschenkel, Gesäß: langsamste Resorption, daher empfohlener Injektionsort für Mischinsuline und lang wirksame Verzögerungsinsuline am Abend

Injektionsorte der ersten Wahl sind immer vorzuziehen.

Zweite Wahl

Stehen die Injektionsorte der ersten Wahl nicht zur Verfügung, so kann auf Injektionsorte der zweiten Wahl ausgewichen werden.

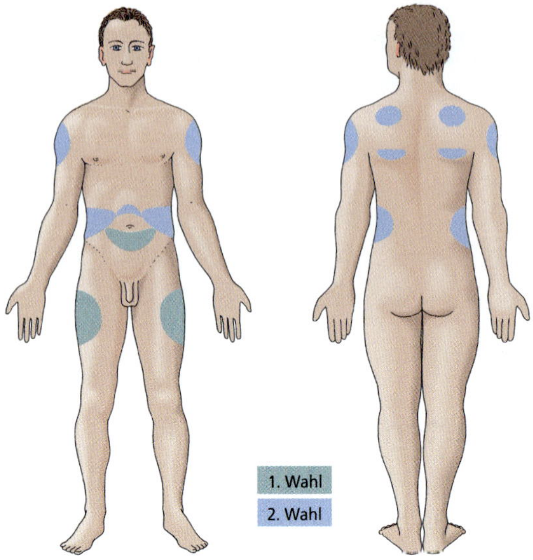

Abb. 12.1 Injektionsorte für die subkutane Injektion [L190]

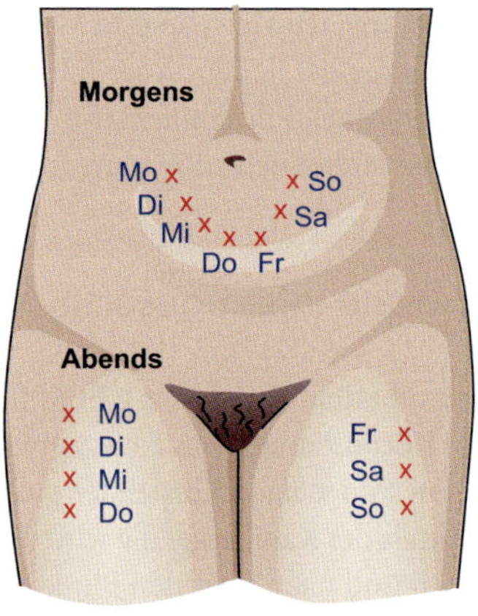

Abb. 12.2 Beispielhafte Rotation für subkutane Injektionen [L157]

- Außenseiten der Oberarme: mittlere Resorptionszeit, Gefahr der intramuskulären Injektion, Fremdhilfe bei Selbstinjektion empfohlen, keine Hautfalte bilden, 4 mm Pen-Nadeln für Insuline benutzen
- Oberhalb und unterhalb der Schulterblätter, keine Selbstinjektion
- Oberbauch, Flankenbereich

Es muss genau dokumentiert werden, wann an welcher Körperstelle injiziert wurde. Um die Gefahr der Schädigung des Subkutangewebes zu reduzieren, ist es von Vorteil, den Injektionsort bei jeder Injektion nach dem Rotationsprinzip zu wechseln (➤ Abb. 12.2).

Die stete Einhaltung eines systematischen Rotationsplanes mit genauer Dokumentation der Injektionsstelle kann Schädigungen des Gewebes vorbeugen und die Patienten so vor unnötigen Folgen schützen.

Vorlieben der Person, der die Injektion verabreicht wird, sollten bei der Auswahl des Injektionsortes ebenfalls berücksichtigt werden. Die Stellen von aufeinander folgenden Injektionen sollten immer 2–3 cm voneinander entfernt liegen (ca. zwei Finger breit).

12.3 Vor- und Nachteile von Injektionen

Es gibt einige Gründe, die für die Durchführung einer Injektion sprechen, und ebenso Gründe, die dagegensprechen. Es muss im individuellen Fall entschieden werden, welche Gründe überwiegen.

Vorteile von Injektionen

- Schneller Wirkungseintritt
- Parenterale Verabreichung verhindert den Ab- und Umbau des Arzneimittels im Verdauungstrakt
- Durch die Umgehung des Magen-Darm-Traktes werden lokale Beschwerden und Reizungen vermieden, die bei der oralen Gabe häufig auftreten, wie z. B. Schleimhautschädigungen.

Sind Magen-Darm-Beschwerden Nebenwirkung des Medikamentes, so können sie auch durch eine Injektion nicht vermieden werden (systemische Wirkung des Medikamentes).

- Lokale Wirkung, da der Wirkstoff direkt an den Wirkort gebracht werden kann
- Exakte Dosierbarkeit, da jede beliebige Menge des Wirkstoffes verabreicht werden kann
- Steuerung des Wirkeintritts und der Wirkdauer, da Injektionsart und Injektionslösung entsprechend ausgewählt werden können, um diese Aspekte wie gewünscht zu beeinflussen, z. B. Depot-Präparate
- Eine Injektion kann unabhängig von den Fähigkeiten des Patienten/der Patientin durchgeführt werden. Daraus ergibt sich, dass eine Injektion auch durchgeführt werden kann bei Menschen mit:
  - Bewusstlosigkeit
  - Schluckstörungen
  - Verletzungen im Mund-Rachen-Raum
  - Nahrungskarenz („nüchtern")

Nachteile von Injektionen

- Eingriff in die körperliche Unversehrtheit
- Eine Injektion kann nicht rückgängig gemacht werden
- Infektionsgefahr der Einstichstelle, z. B. Spritzenabszess
- Unverträglichkeitsreaktionen treten bei parenteraler Gabe eines Arzneimittels:
  - wesentlich ausgeprägter auf
  - viel schneller ein und
  - häufig ohne Vorboten auf

Kontraindikationen

Die Gründe und Körperstellen, die das Durchführen einer Injektion ausschließen, können die Folgenden sein:

- Bekannte Allergien und Unverträglichkeiten gegenüber dem Medikament
- Ablehnung der Injektion
- Mangelndes Wissen und Können der Pflegekraft
- Ggf. Einnahme von gerinnungshemmenden Medikamenten
- Muttermale, Ödeme, Narben, Wunden im Injektionsgebiet
- Schockzustand (mangelnde Durchblutung und Zentralisation)
- Schlecht durchblutete Körperregionen
- Oberflächlich verlaufende Gefäße wie Besenreiser und Varizen (Krampfadern) im Injektionsgebiet
- Operationsgebiete, weder vor noch nach einer Operation
- Infizierte Körperregionen

12.4 Kleine Materialienkunde

Spritzen

Spritzen sind einzeln und steril verpackt. Für subkutane Injektionen werden zumeist Spritzen mit einem Volumen von 1 ml oder 2 ml verwendet. Alternativ gibt es Insulin-Pens oder Fertigspritzen.

Kanülen

Eine Kanüle ist eine sehr scharfe Hohlnadel, mit der Lösungen in den Körper injiziert werden können. Die Spitze ist etwas angeschrägt, um eine möglichst schmerzarme Injektion zu ermöglichen. Kanülen sind einzeln und steril verpackt. Durch die Benutzung werden Kanülen jedoch stumpf und müssen daher nach jedem Einstechen gewechselt werden.

Kanülen sind Einmalartikel. Auch Kanülen für Insulin-Pens!

Für unterschiedliche Verwendungszwecke gibt es unterschiedlich große Kanülen, die farblich gekennzeichnet sind. Auch gibt es Kanülen mit integrierter Kappe, um den Benutzer vor Nadelstichverletzungen zu schützen. Für Insulininjektionen sollten Nadeln mit einer Länge von 4,0–6,0 mm verwendet werden.

Arzneimittel und Ampullen

Die Arzneimittel, die injiziert werden sollen, werden in besonderen, sterilen Behältnissen, sogenannten Ampullen, geliefert. Ampullen sind aus Glas oder Kunststoff gefertigt. Sie können aus farblosem Material bestehen oder gefärbt sein, um sensible Inhalte vor Licht zu schützen und eine längere Haltbarkeit zu gewährleisten (zumeist braune Färbung). Das Arzneimittel kann entweder in Form einer Lösung oder als Trockensubstanz in der Ampulle enthalten sein. Eine Ampulle kann die Menge für eine Einzeldosis oder auch für mehrere Dosen umfassen.

ACHTUNG!

Es ist immer zu beachten, wie das jeweilige Arzneimittel gelagert werden muss. Maßgeblich ist hierbei die Angabe des Herstellers (Packungsbeilage).

Dabei spielen verschiedene Aspekte, wie die Lagerungstemperatur (Raumtemperatur, Kühlschrank) oder auch der Lagerungsort (lichtgeschützt oder nicht lichtgeschützt), eine entscheidende Rolle für die Haltbarkeit und Wirksamkeit des Arzneimittels.

Es gibt verschiedene Arten von Ampullen, die unterschiedlich gehandhabt werden müssen. Die gängigsten Arten werden im Folgenden näher erläutert.

Stechampulle

Stechampullen sind zumeist mit einem Kunststoffdeckel verschlossen, der entfernt wird. Darunter befindet sich eine Gummimembran, die zunächst desinfiziert werden muss (Hautdesinfektionsmittel ist erlaubt, es muss vor Punktion der Membran abgetrocknet sein; auch spezielle einzeln verpackte mit Desinfektionsmittel vorgetränkte Tupfer sind erlaubt). Dann wird die Gummimembran durchstochen, um an den Inhalt der Ampulle zu gelangen. Dies kann entweder mit einer „normalen" Kanüle geschehen oder es wird eine Belüftungskanüle/Überleitungskanüle eingebracht.

Belüftungskanülen sind mit einem Bakterienfilter versehen und können nach Entnahme des Arzneimittels in der Stechampulle verbleiben, müssen jedoch fest verschlossen werden. Hier wird die Spritze ohne eine weitere Kanüle einfach aufgesteckt. Die Empfehlung der Kommission für Krankenhaushygiene und Infektionsprävention lautet dahingehend, bei jeder Entnahme erneut mit einer sterilen Kanüle und Spritze zu punktieren.

Überleitungskanülen sind Kunststoffkanülen mit hohlen Einstichdornen auf beiden Seiten. Sie können also beidseitig in eine Stechampulle gesteckt werden. Dadurch können Trockensubstanzen mit Lösungsflüssigkeit oder zwei Lösungen miteinander gemischt werden.

Brechampulle

Brechampullen haben einen sogenannten Ampullenkopf, einen verengten Ampullenhals und einen größeren Ampullenkörper. Im Kopf sammelt sich oft Flüssigkeit, die durch leichtes Klopfen gegen den Ampullenkopf in den Körper der Ampulle befördert werden muss, bevor diese geöffnet wird. Alternativ kann eine Bewegung, die derjenigen beim Herunterschlagen eines Thermometers ähnlich ist, die Flüssigkeit in den Körper befördern. Der Ampullenkopf wird vom Ampullenhals einfach abgebrochen. Die Sollbruchstelle ist farbig gekennzeichnet.

Um den Ampullenkopf abzubrechen, wird dieser mit einem Tupfer umschlossen und nach hinten gedrückt. Die Ampulle wird dabei festgehalten.

Es entstehen sehr scharfe Bruchkanten! Beim Aufziehen des Medikamentes nicht die Kanten mit der Kanüle berühren, da jene nicht mehr steril sind!

Zylinderampulle

Zylinderampullen finden ihre Verwendung vorwiegend in zwei Bereichen: als Ampulle für Insulin-Pens und in den sogenannten Karpulenspritzen beim Zahnarzt. Zylinderampullen sind am vorderen Ende mit einer Durchstichmembran verschlossen, die zur Injektion von einer speziellen Kanüle durchstochen wird. Das hintere Ende der Zylinderampulle ist durch einen dicken Gummistopfen verschlossen, der sich durch den Druck des Stempels des Insulin-Pens oder der Karpulenspritze wie ein Kolben in den Zylinder einpressen lässt.

Kunststoffampulle

Kunststoffampullen sind im Prinzip aufgebaut wie Glasampullen. Sie werden geöffnet, indem der Kopf der Ampulle weggedrückt oder abgedreht wird. Der Durchmesser der Öffnung zum Aufziehen der Flüssigkeit ist oft kleiner als bei Glasampullen und es muss darauf geachtet werden, nicht die Ränder zu berühren. Der Vorteil von Kunststoffampullen ist die geringe Verletzungsgefahr, da keine scharfen Kanten entstehen.

Trockensubstanzen

Trockensubstanzen sind Arzneimittel, die mit einer Lösungsflüssigkeit vermischt werden müssen. Dies kann mittels Überleitungskanüle direkt von Ampulle zu Ampulle oder mit einer Spritze geschehen, mit der die Flüssigkeit der Trockensubstanz zugeführt wird. Hier ist darauf zu achten, dass die richtige Lösungsflüssigkeit in der richtigen Menge für die richtige Trockensubstanz verwendet wird. Maßgeblich ist hierbei die Angabe des Herstellers.

Die Lösungsflüssigkeit wird mit geringem Druck in die Ampulle mit der Trockensubstanz gespritzt, um Schaumbildung zu vermeiden.

Die Trockensubstanz muss vor dem Aufziehen in eine Spritze vollständig aufgelöst sein. Auch Schaum darf keiner mehr vorhanden sein.

Das Auflösen kann beschleunigt werden, indem die Ampulle langsam zwischen den Händen hin und her gerollt wird.

12.5 Richten einer subkutanen Injektion

Vorbereitung

Zunächst sollte man sich die benötigten Materialien zusammenstellen:

- Handschuhe
- Tupfer
- Spritze(n) zum Aufziehen

- Kanülen zum Aufziehen und Kanüle zur Injektion
- Abwurfbehälter für Kanülen, Abwurf für Verpackungen etc.
- Ggf. Überleitungskanüle oder Belüftungskanüle
- Verschiedene Desinfektionsmittel für Hände, Haut und Arbeitsfläche
- Arzneimittel und ggf. sterile Lösungsflüssigkeit. Hier sind die allgemeinen Regeln zum Richten von Medikamenten zu beachten (R-Regel)

Es ist auf die Händehygiene zu achten (Desinfektion, Schutzhandschuhe). Außerdem muss das zu verabreichende Medikament weiter überprüft werden:

- Verfallsdatum
- Trübungen, Ausflockungen, Verfärbungen
- Unversehrtheit der Ampulle
- Richtige Lagerung des Medikamentes

Durchführung und Nachbereitung

> Das Richten muss unbedingt unter aseptischen (keimfreien) Bedingungen geschehen, da sonst Infektionsgefahr für die Patienten besteht.

Spritzenkonus, Kanülen und Gummimembran der Stechampulle, Rand der Brechampulle etc. dürfen mit den Händen und anderen Materialien nicht in Kontakt kommen. Bei Kontakt mit Händen oder Gegenständen muss das kontaminierte (verunreinigte) Material/Medikament verworfen werden. Ebenso müssen Kanülen/Spritzen in beschädigten Verpackungen verworfen werden.

Vorgehen:

- Arbeitsfläche desinfizieren
- Hände desinfizieren, Handschuhe anziehen
- Belüftungskanüle/Überleitungskanüle in die Ampulle stechen
- Spritze und Aufziehkanüle/Belüftungskanüle zusammenstecken
- Ggf. Trockensubstanz auflösen
- Medikament in die Spritze aufziehen, Spritze von Luft entleeren
- Kanüle entfernen und sachgerecht entsorgen

ACHTUNG!

> Kein Wiederaufsetzen der Schutzkappe auf die Kanüle!!! Verletzungs- und Infektionsgefahr für die Pflegekraft (➤ Kap. 12.8)

- Injektionskanüle mit geeigneter Länge aufstecken
- Spritze beschriften, wenn nicht sofort injiziert wird:
  - Medikament, Dosierung
  - Datum, Uhrzeit
  - Ggf. Patientenname
  - Ggf. Ampulle neben der Spritze liegen lassen (Achtung: Verletzungsgefahr)
- Ampulle wie oben beschriften, wenn mehrere Dosen enthalten sind (Haltbarkeit der Lösung beachten)
- Arbeitsbereich aufräumen und desinfizieren

12.6 Verabreichen einer subkutanen Injektion

Vorbereitung

- Benötigte Materialien zusammenstellen und kontrollieren:
  - Tablett für das Material
  - Tupfer und Hautdesinfektionsmittel
  - Kanülen zum Injizieren
  - Spritze oder Pen mit Arzneimittel (Pen auf Funktion prüfen und Kanüle mit 2 I. E. Insulin entlüften)
  - Abwurfbehälter für Kanülen
  - Abwurfbehälter für Tupfer etc.
- Information des Patienten/der Patientin über die Maßnahme und den Ablauf:
  - Dies vermindert die Angst und ist eine Rückversicherung über das Einverständnis.
  - Außerdem vergrößert es das Verständnis dafür, dass die Pflegekraft während der Injektion nicht spricht (siehe Durchführung).
  - Der Patient/die Patientin sollte Bescheid geben, falls während der Injektion unerwartet Schmerzen auftreten, damit die Pflegekraft umgehend reagieren und die Injektion gegebenenfalls abbrechen kann.

Durchführung

- Für die gesamte Durchführung der subkutanen Injektion gilt es, mit der Person in Kontakt zu bleiben und eine sorgfältige Krankenbeobachtung durchzuführen
- Eine Atmosphäre schaffen, in der die Intimsphäre gewahrt wird und der Mensch eine entspannte Position einnehmen kann
- Ausgewählte Injektionsstelle freilegen und inspizieren (Rotationsschema beachten)
- Hautdesinfektion:
  - Sprühen – Wischen – Sprühen
  - Einwirkzeit beachten
  - Danach nicht mehr über der desinfizierten Stelle sprechen, husten, pusten etc., um zu vermeiden, dass Keime aufgetragen werden
  - Das Injektionsfeld muss trocken sein, da das Desinfektionsmittel sonst nicht richtig wirken (Infektion) und außerdem Desinfektionsmittel in den Stichkanal gelangen kann (Schmerzen)
- Währenddessen Händedesinfektion: auch hier Regeln für eine gründliche Händedesinfektion und die Einwirkzeit beachten!
- Mischinsuline ca. 20 Mal schwenken, um sie zu durchmischen, Insulineinheiten einstellen
- Hautfalte – ja oder nein?
  - Bei langen Kanülen und/oder dünnem Subkutangewebe soll mit Daumen, Mittel- und Zeigefinger locker eine Hautfalte angehoben werden. Die Hautfalte festhalten, um eine Applikation ins Subkutangewebe und ein sicheres Einstechen der Kanüle zu gewährleisten

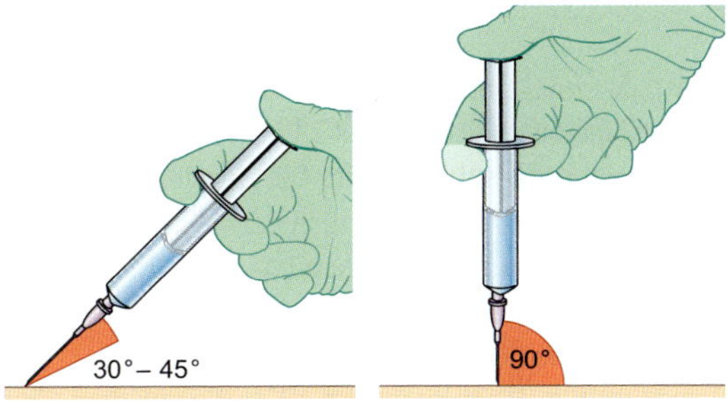

Abb. 12.3 Mögliche Einstichwinkel bei einer subkutanen Injektion [L234]

  - Bei passender Kanüle und normalem Subkutangewebe wird die Haut mit den Fingern leicht gespannt, eine Hautfalte wird nicht angehoben (es gibt bisher keinen ausreichenden wissenschaftlichen Beleg dafür, dass das Anheben einer Hautfalte für die Injektion sinnvoller ist)
- Welcher Einstichwinkel (➤ Abb. 12.3)?
  - Der Einstichwinkel beträgt zumeist 90° zur Hautoberfläche:
    - Bei normalgewichtigen Kindern und Jugendlichen
    - Bei normalgewichtigen Erwachsenen
    - Bei adipösen Menschen (stark übergewichtig) kann es notwendig sein, eine längere Kanüle zu verwenden, um das Subkutangewebe zu erreichen
  - Der Einstichwinkel kann auch mit 45° zur Hautoberfläche gewählt werden:
    - Bei kachektischen Menschen (stark untergewichtig) und/oder einer langen Kanüle; hierbei nicht zu tief in die Haut einstechen, da die Hautschichten dünner sind
    - Bei sehr schlanken Kindern und Jugendlichen
    - Bei sehr schlanken Erwachsenen
- Gleichmäßiges und zügiges Einstechen der Kanüle in die Haut

ACHTUNG!

Bei Unsicherheiten sollte die Wahl der Kanüle und des Einstichwinkels mit dem Arzt bzw. der Ärztin besprochen werden. Bezüglich dieser beiden Aspekte bestehen unterschiedliche Ansichten.

- Medikament langsam und vollständig applizieren (Insulinmengen von mehr als 20 I. E. sollten auf zwei Injektionsorte aufgeteilt werden)
- Kanüle danach noch ca. 10 Sekunden im Gewebe belassen, damit das gesamte Medikament injiziert wird
- Kanüle im Einstichwinkel herausziehen
- Ggf. gebildete Hautfalte loslassen
- Nur leichte (!) Kompression von eventuell punktierten Gefäßen mit einem Tupfer
- Vergewisserung, dass mit dem Patienten/der Patientin alles in Ordnung ist und die Injektion gut vertragen wurde

Besonderheiten bei der Applikation mit Pen

- Vor jeder Injektion neue Pen-Nadel aufsetzen
- Funktionskontrolle mit 1 bis 2 Einheiten Insulin (so lange Luft aus Ampulle und Kanüle entfernen, bis Insulin austritt; bei Ampullenwechsel 4 Einheiten Insulin einstellen)
- Zu injizierende Einheiten einstellen
- Kanüle ins Gewebe einstechen (➤ Abb. 12.3)
- Unter gleichmäßigem langsamem Druck den Dosierknopf betätigen und das Insulin injizieren, bis die Anzeige auf 0 steht
- Langsam bis 10 zählen und die Kanüle aus dem Gewebe herausziehen (auf diese Weise wird die komplette Dosis verabreicht)

Nachsorge

- Sicheres Entsorgen der Kanüle unmittelbar nach und noch am Ort der Injektion, um die Verletzungs- und Infektionsgefahr zu minimieren (kein Recapping! ➤ Kap. 12.8), bei Kanülen mit integrierter Kappe wird diese geschlossen
- Kommunikation mit dem Patienten bzw. der Patientin (zur Erinnerung: Wirkungseintritt nach 20–30 Minuten)
- Entsorgen der Materialien unter Einhaltung der Hygieneregeln
- Kontrolle der Einstichstelle auf Blutungen etc.
- Dokumentation der Injektion:
  - Datum, Uhrzeit
  - Arzneimittel und Dosierung/Menge
  - Injektionsort und Injektionsart (subkutan)
  - Dokumentation von Besonderheiten im Pflegebericht
  - Handzeichen der verabreichenden Pflegekraft
- Information des/der anordnenden Arztes/Ärztin bei Besonderheiten
- Ggf. Einleitung von Maßnahmen der Ersten Hilfe

12.7 Folgen falsch durchgeführter Injektionen/Fehlerquellen

Wird eine Injektion nicht fachgerecht durchgeführt, kann es zu einigen Folgen für den Patienten oder die Patientin kommen:

- Schmerzen durch:
  - Zögerliches Einstechen der Kanüle
  - Zu schnelles Injizieren
  - Injektion von Luft, da Spritze/Pen nicht von Luft entleert wurde
  - Wiederverwendung einer benutzen Kanüle
- Falsche Kanüle/Einstichwinkel für den Ernährungszustand der Person (bei Kindern im Vorfeld Informationen einholen)
- Blutungen und Hämatome durch das Durchstechen von Gefäßwänden

- Bewegungseinschränkungen durch Hämatome oder Schmerzen
- Verändertes oder verhärtetes Subkutangewebe durch wiederholte Injektion an derselben Stelle oder mehrfach verwendete Kanülen (z. B. Lipohypertrophie)
- Infektionen, lokal oder generalisiert, durch
  - fehlerhafte Hautdesinfektion,
  - unsauberes Material oder
  - unhygienisches Arbeiten.

Sollten während oder nach der Verabreichung einer Injektion Komplikationen auftreten, muss umgehend der behandelnde Arzt informiert werden!

12.8 Exkurs: Nadelstichverletzungen

Verletzt sich eine Pflegekraft während ihrer Arbeit an einer Kanüle, so ist dies ein Arbeitsunfall. Arbeitsunfälle müssen in das Verbandbuch des Arbeitgebers eingetragen werden. Auch muss ärztliche Hilfe aufgesucht werden, um Verletzungen versorgen zu lassen und Spätschäden zu verhindern.

Für Nadelstichverletzungen besteht Meldepflicht!

Verletzt sich eine Pflegekraft an einer Kanüle, die bereits mit dem Körper eines anderen Menschen in Berührung gekommen ist, so gilt es, weitere Maßnahmen zu ergreifen. Zunächst sollte die verletze Körperstelle sorgfältig desinfiziert werden. Um gegen Spätfolgen abgesichert zu sein, muss eine zeitnahe Blutentnahme erfolgen, anhand der das Vorhandensein bestimmter Infektionskrankheiten zum Verletzungszeitpunkt ausgeschlossen werden kann. Eine Kontrolluntersuchung folgt in einigem zeitlichen Abstand. Auch sollte beim Patienten/bei der Patientin eine Blutentnahme erfolgen, um das Risiko einer Infektion seitens der Pflegekraft einschätzen und entsprechend handeln zu können. Die Person muss der Blutentnahme jedoch freiwillig zustimmen.

Treten bei der Pflegekraft im Verlauf Infektionen (Hepatitis, HIV) auf, kann durch die frühzeitig erfolgte Blutuntersuchung belegt werden, wenn diese in Zusammenhang mit der Nadelstichverletzung stehen. Wichtig ist hierfür, zu dokumentieren, wann und an der Kanüle welches Menschen sich die Pflegekraft verletzt hat.

Nur bei Meldung und eindeutiger Dokumentation können eventuelle Ansprüche gegenüber Dritten geltend gemacht werden. Auch kann nur auf diese Weise eine Erkrankung aufgrund der Nadelstichverletzung nachgewiesen werden.

Jede Pflegekraft trägt hierbei die Verantwortung für sich selbst. Sie muss für eine sorgfältige Dokumentation des Vorfalls im Verbandbuch Sorge tragen und auf eine ärztliche Untersuchung bestehen, um im Ernstfall abgesichert zu sein.

Recapping

Recapping meint das Wiederaufsetzen der Schutzkappe auf eine bereits benutzte Kanüle. Hierbei besteht die Gefahr, dass sich die Pflegekraft verletzt. So können Teile von Arzneimitteln oder Krankheitserreger in den Blutkreislauf gelangen. Daher muss eine Kanüle nach Benutzung immer sachgerecht in ein sicheres Abwurfbehältnis entsorgt werden. Nur so kann Nadelstichverletzungen vorgebeugt werden.

ACHTUNG!

Kein Wiederaufsetzen der Schutzkappe auf eine Kanüle!

Schutzmaßnahmen

Eine wichtige Maßnahme zum Schutz vor Nadelstichverletzungen ist ein ordentlicher, sauberer und aufgeräumter Arbeitsbereich. Gefährliche Gegenstände sollten nicht herumliegen, sondern sofort fachgerecht entsorgt werden.

Abwurfbehältnisse für spitze und scharfe Gegenstände müssen stich- und bruchsicher sein und den Abfall sicher einschließen. Wird das Abwurfbehältnis letztmalig verschlossen, darf es nicht wieder zu öffnen sein. Routinierte und organisierte Arbeitsabläufe sowie eine gute Beleuchtung sind weitere Sicherheitsaspekte. Auch gängige Schutzimpfungen erhöhen die Sicherheit der Pflegekräfte beispielsweise gegenüber einer Infektion mit Hepatitis B. Die Kosten hierfür werden vom Arbeitgeber übernommen.

VON DER AUTORIN VERWENDETE LITERATUR

[1] Initiative SAFETY FIRST! (Hrsg.): Der unterschätze Arbeitsunfall. Infektionsrisiko durch Nadelstichverletzungen. Argumente für eine konsequente Umsetzung der Sicherheitsrichtlinien. Heidelberg 2005, www.dgch.de/fileadmin/media/pdf/servicemeldungen/062_Nadelstichverl_Leitfaden.pdf (letzter Zugriff 16.01.2023)

[2] Klare, T.; Menche, N. (Hrsg.): Pflege konkret Innere Medizin – Lehrbuch und Atlas für Pflegende, 7. Edition 2018, München: Urban & Fischer Verlag/Elsevier GmbH

[3] Menche, N. (Hrsg.): Pflege Heute, 7. Edition München: Urban & Fischer Verlag/Elsevier GmbH 2019

[4] Müller, A.: Neue Empfehlungen für die Insulininjektion. In: Die Schwester Der Pfleger 06/2017, Bibliomed Medizinische Verlagsgesellschaft mbH, 56. Jahrgang, Melsungen 2017, www.bibliomed-pflege.de/zeitschriften/die-schwester-der-pfleger/heftarchiv/ausgabe/artikel/sp-6-2017-agnes-karll-kaempferisch-zielstrebig-modern/32322-neue-empfehlungen-fuer-die-insulin-injektion (letzter Zugriff 16.01.2023)

[5] Robert Koch-Institut: Anforderungen an die Hygiene bei Punktionen und Injektionen, Empfehlung der Kommission für Krankenhaushygiene und Infektionsprävention beim Robert Koch-Institut (RKI), Bundesgesundheitsbl 2011 54:1135–1144, Springer Verlag 2011, https://www.rki.de/DE/Content/Infekt/Krankenhaushygiene/Kommission/Downloads/Punkt_Inj_Rili.pdf?__blob=publicationFile (letzter Zugriff 16.01.2023)

WEITERFÜHRENDE LITERATUR

Kurz, A. (Hrsg.): Pflegetechniken heute. Pflegehandeln Schritt für Schritt verstehen. Elsevier/Urban & Fischer, 3. Auflage, München 2017.

Schubert, A.; Koch, T.: Infusionen und Injektionen. Schritt für Schritt in Wort und Bild. 2. Edition 2019, München: Urban & Fischer Verlag/Elsevier GmbH.

KAPITEL

13

Janina Danz-Volmer

Versorgung von bis zu zwei Dekubiti bis Kategorie II

Nach der Qualifizierung in der Behandlungspflege sind Pflegehilfskräfte dazu berechtigt, **bis zu zwei Dekubiti der Kategorie II** zu versorgen. Um dies fachgerecht durchführen zu können, werden im Folgenden zunächst die Funktionen der Haut und die Grundlagen der Entstehung eines Dekubitus erklärt.

ACHTUNG!

Die Häusliche Krankenpflege-Richtlinie befindet sich in stetem Wandel. Klären Sie bitte ab, inwiefern die Versorgung von Dekubiti in Ihren Aufgabenbereich fällt!

13.1 Anatomie/Physiologie der Haut

Die Haut ist das größte Organ des menschlichen Körpers. Es gibt nur wenige physiologische Verbindungen zwischen dem Körperinneren und der Außenwelt wie Lippen, Augen, Nase, Harnröhre etc. Hier geht die robuste Außenhaut in zarte Schleimhaut über.

Hautschichten

Unsere Haut besteht aus drei Schichten, die miteinander verbunden sind. Die Hautschichten sind unterschiedlich aufgebaut.

- Oberhaut (Epidermis). Diese besteht aus abgestorbenen Zellen und Hornplättchen. Sie enthält keine Gefäße.
- Lederhaut (Korium, Dermis). Die Lederhaut besteht aus festem Bindegewebe und enthält Nervenfasern, Schweißdrüsen, Haarfollikel und kleine Blut- und Lymphgefäße.

Epidermis und Dermis bilden zusammen die Kutis, die Haut.

- Unterhaut (Subkutis). Sie besteht aus lockerem Bindegewebe mit vielen Fettzellen. In diese Hautschicht werden auch subkutane Injektionen appliziert.

Darunter liegen das subkutane Gewebe und darunter die Muskulatur.

Zum Aufbau der Haut vergleichen Sie bitte ➤ Abb. 13.1 Faktoren der Dekubitusentstehung sowie ➤ Abb. 13.3 Kategorien I-IV eines Dekubitus

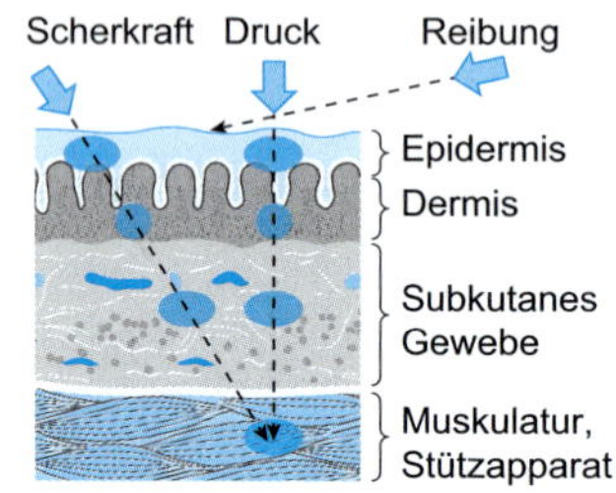

Abb. 13.1 Faktoren der Dekubitusentstehung [L143]

Aufgaben der Haut

Die Haut trennt die Innenwelt von der Außenwelt und schützt den Körper vor schädlichen Umwelteinflüssen wie Hitze und Kälte, Fremdstoffen und Krankheitserregern. Sie fungiert als Abwehrorgan, da sie durch den Säureschutzmantel mit einem pH-Wert von 4–7 schwach sauer ist. Sie erfüllt eine Schutzfunktion, indem sie von außen einwirkende Krankheitserreger abwehren kann. Die Haut enthält eine hohe Anzahl spezieller Abwehrzellen.

Zudem ist sie mit ihren Tastkörperchen und Sinneszellen besonders für das Wahrnehmen von Berührung, Schmerz und Temperaturveränderungen ein wichtiges Sinnesorgan. Sie dient ebenfalls der Kommunikation und ist damit Spiegel der Seele – indem wir erröten, erblassen oder schwitzen (*Sinnesfunktion*).

Durch die Abgabe von Flüssigkeit sowie durch Verengung und Erweiterung der Hautgefäße reguliert sie die Körpertemperatur und hält diese konstant (*Temperaturregulation*). Auch ist in der Subkutis der Haut unser Speicherfett enthalten.

Sie greift in den Wasserhaushalt ein, indem sie extremen Wasserverlusten entgegenwirkt und andererseits über Drüsensekrete Wasser und Salz abgibt. Sie sondert Schweiß, Talg und den individuellen Körpergeruch ab. So kommt der Haut die wichtige Aufgabe der Ausscheidung zu.

Weitere Informationen zu Aufbau und Physiologie der Haut sind in ➤ Kap. 14.1 dieses Buches nachzulesen.

13.2 Pathophysiologie Dekubitus

DEFINITION

„Ein **Dekubitus** *ist eine lokal begrenzte Schädigung der Haut und/oder des darunter liegenden Gewebes, typischerweise über knöchernen Vorsprüngen, infolge von Druck oder von Druck in Verbindung mit Scherkräften. Es gibt eine Reihe weiterer Faktoren, welche tatsächlich oder mutmaßlich mit Dekubitus assoziiert sind; deren Bedeutung aber noch zu klären ist."*
(NPUAP/EPUAP/PPPIA 2014, S. 14)

Dekubitus stammt aus dem Lateinischen decubare = liegen. Die Mehrzahl von Dekubitus lautet *Dekubiti* oder *Dekubitus* (mit langem u). Auch kann das Wort Decubitus geschrieben werden. Gleichbedeutend werden auch die Begriffe *Dekubitalgeschwür, Druckgeschwür* oder *„sich wund liegen"* verwendet.

Entstehung

Die kleinen Blutgefäße versorgen die Hautzellen mit Nährstoffen und Sauerstoff. Eine eingeschränkte oder unterbrochene Durchblutung führt zu einer Mangelversorgung des nachfolgenden Gewebes. Dies kann zu Gewebeschädigungen oder sogar zum Absterben des betroffenen Bereiches führen. Ein Dekubitus ist entstanden.

Die Entstehung eines Dekubitus ist ein multifaktoriell bedingtes Geschehen; das heißt, es wird von mehreren verschiedenen Faktoren beeinflusst.

Die Hauptursache für die Entstehung eines Dekubitus kann in der **Immobilität** eines Menschen gesehen werden. Dadurch ist es ihm nicht möglich, den **Druck,** der durch die Belastung des Sitzens oder Liegens innerhalb einer gewissen **Zeit** entsteht, durch Ausgleichbewegungen umzuverteilen.

Druck kann von außen (Kleidung, Falten, Katheter, Sonden, Krümel) oder von innen (Knochen direkt unter der Haut) auf den Körper einwirken. Schon das Eigengewicht eines Körperteils erzeugt auf einer Unterlage Druck. Je kleiner die Fläche ist, auf die der Druck einwirkt (**Auflagefläche**), umso stärker sind seine Auswirkungen. Dieser Druck bewirkt die Komprimierung, also das Zusammendrücken, der versorgenden Blutgefäße in einem Gewebe. Mangeldurchblutung ist die Folge, sodass das nährstoff- und sauerstoffreiche arterielle Blut nicht mehr in ausreichendem Maße zu den Zellen transportiert werden kann. Bei länger anhaltendem Druck auf ein räumlich begrenztes Hautareal sterben die betroffenen Körperzellen aufgrund der Unterversorgung mit Sauerstoff ab. Die entsprechenden Nervenzellen, die Schmerzreize wahrnehmen und weiterleiten, tragen schon wesentlich früher irreversible (nicht rückgängig zu machende) Schäden davon. Daher können sie Schmerzreize nicht mehr ans Gehirn weiterleiten.

Ausschlaggebend für das Ausmaß der Gewebeschädigung ist unter anderem die Zeitspanne, in der der Druck auf ein bestimmtes Hautareal wirkt. Die Dauer, die das Gewebe Druck ertragen kann, ohne dass es zu Schädigungen kommt, ist allerdings individuell sehr verschieden. Bereits in weniger als einer Stunde kann ein Dekubitus entstehen (DNQP 2017, S. 30).

Die Formel zur Entstehung eines Dekubitus lautet: Druck × Zeit × Auflagefläche

Neben der arteriellen wird auch die venöse Durchblutung unterbrochen. Folglich werden anfallende saure Stoffwechselprodukte nicht aus dem Gewebe abtransportiert, sondern sammeln sich dort an. Der Anstieg dieser sauren Substanzen im Gewebe löst beim gesunden Menschen einen Reflex aus, der zu einer minimalen Bewegung führt. Ebenso führt der entstehende Druckschmerz in der Regel zu einem Positionswechsel. Oftmals empfinden jedoch ältere und dekubitusgefährdete Personen diesen Druckschmerz nicht. Zudem ist der Reflex, der aufgrund der Übersäuerung des Gewebes ausgelöst wird, bei diesen Menschen häufig nur noch in abgeschwächter Form vorhanden. Daher wird auf diese Reize nicht mit der notwendigen Bewegung reagiert. Das Gewebe wird weiterhin komprimiert.

Kommt es zu einer **Übersäuerung im Gewebe,** reagiert der Körper mit der Weitstellung der Gefäße. Das führt zu stärkerer Durchblutung, erkennbar an einer starken Hautrötung. Diese sogenannte Gefäßdilatation bewirkt den Flüssigkeits- und Eiweißaustritt in das Gewebe und fördert die Entstehung von Ödemen und Blasen. Zusätzlich kommt es zu einer Gefäßthrombose. Ein Druckgeschwür ist entstanden.

Untersuchungen haben ergeben, dass neben dem Druck auch **Scherkräfte** bei der Entstehung eines Dekubitus in bedeutendem Maße mitwirken. Unter Scherung wird im pflegerisch-medizinischen Sprachgebrauch die Verschiebung der Hautschichten gegeneinander verstanden. Scherkräfte entstehen beispielsweise beim Umdrehen, Ziehen und Positionieren des Patienten/der Patientin. Hierbei folgt die oberste Hautschicht der Bewegung, die unteren Schichten hingegen tun dies nicht. So wird eine Verdrillung der Blutgefäße bewirkt, was ebenfalls die Blutzirkulation unterbindet.

Gerade bei älteren Menschen können durch Scherkräfte ganze Hautschichten voneinander getrennt werden. Dafür verantwortlich sind die Veränderungen der Haut dieser Altersgruppe – sie haben die sogenannte **Altershaut:** Die Haut älterer Personen erfährt eine Abnahme des Wassergehalts und einen Elastizitätsverlust. Sie wird schlaffer, das Unterhautfettgewebe wird zunehmend dünner. Zudem trocknet die Haut älterer Menschen durch die nachlassende Aktivität der Talgdrüsen vermehrt aus. Diese Besonderheiten der Altershaut führen zu einer insgesamt größeren Verletzlichkeit bei gleichzeitig verlangsamter Wundheilung. Aus diesen speziellen Gründen ist es wichtig, gerade auf die Haut älterer Menschen ein besonderes Augenmerk zu richten und sie mit großer Sorgfalt zu pflegen und zu schützen.

Eine weitere Ursache für die Entstehung eines Dekubitus ist in **Reibung** zu sehen, die zu Hautschäden führt. Reibung, die beispielsweise durch das „Herunterrutschen im Bett" verursacht wird, führt zu Verletzungen der Haut. Auch Falten im Bettlaken, ungeeignete Kleidung oder zu enge Schuhe können in Kombination mit Eigenbewegung Reibung erzeugen, die das Entstehen eines Dekubitus fördert. Reibung tritt oftmals in Kombination mit Scherkräften auf (➤ Abb. 13.1).

Die **Disposition** (Anfälligkeit) ist ein entscheidender Faktor dafür, wie schnell ein Dekubitus auftritt. Zu den Risikofaktoren gehören:

- Hohes Alter
- Flüssigkeitsmangel
- Stress, Fieber (erhöhter Sauerstoff-, Nährstoff- und Flüssigkeitsbedarf)
- Feuchtigkeit durch Schwitzen, Harn- bzw. Stuhlinkontinenz, verschüttete Getränke
- Unausgewogene, nicht an den Bedarf angepasste Ernährung mit Eiweißmangel
- Über- und Untergewicht
- Venöse und/oder arterielle Durchblutungsstörungen der Haut

- Vermindertes oder fehlendes Schmerzempfinden durch Lähmungen, Medikamente oder Nervenschäden
- Abwehrschwäche, reduzierter Allgemeinzustand
- Immobilität, auch aufgrund von Fixierung, Lähmung oder schmerzbedingter Schonhaltung
- Eingeschränkte Bereitschaft oder Fähigkeit zur Mitarbeit, Depression
- Weitere Erkrankungen wie Herz- und Lungenerkrankungen, Anämie („Blutarmut"), Nierenerkrankungen, Stoffwechselerkrankungen wie Diabetes mellitus etc.
- Medikamente wie Cortison, Betablocker, Schmerzmedikamente etc.
- Beengende Kleidung oder auch Inkontinenzmaterialien, Brillen, Katheter oder Sonden jeglicher Art

Es sollte versucht werden, diese Risikofaktoren für die Entstehung eines Dekubitus weitgehend auszuschalten oder zu reduzieren. Jedoch muss im individuellen Fall abgewogen werden, welche Maßnahmen der Risikominimierung sinnvoll sind.

Gefährdete Körperstellen

Ein Dekubitus kann prinzipiell an allen Stellen des Körpers auftreten. Jedoch gibt es einige Stellen, an denen sich bevorzugt Dekubiti bilden können.

Hierbei gilt jede Körperstelle als besonders gefährdet, an der *Haut auf Haut* aufliegt (Intertrigogefahr) oder *Knochen nah unter der Haut* zu finden sind. Ebenso ist jede Stelle gefährdet, auf die von außen Druck ausgeübt wird.

Zu den besonders gefährdeten Körperstellen (> Abb. 13.2) gehören daher:

- Hinterkopf, Ohren, Schläfe, ggf. Nase
- Schulter-, Ellenbogen- und Handgelenke inklusive der Fingergelenke
- Schulterblätter, Wirbelsäule, Kreuzbein, Gesäß inklusive der Haut zwischen den Gesäßhälften und der Analfalte
- Hüften, Kopf des Oberschenkelknochens, Kniescheiben, Kniekehle, Sprunggelenke, Fersen, Zehen

Welche Stellen in der aktuellen Situation gefährdet sind, hängt immer von der Position des Pflegebedürftigen ab. So wird im Sitzen auf andere Körperstellen Druck ausgeübt als beim Liegen auf dem Bett. Zudem hängt die Druckbelastung von der Art der Positionierung ab. Auch verschiebt sich die Kleidung zumeist durch längeres Sitzen. Beim „Hochziehen" im Bett oder Stuhl werden ähnliche Hautareale den Effekten von Reibung und Scherkräften ausgesetzt.

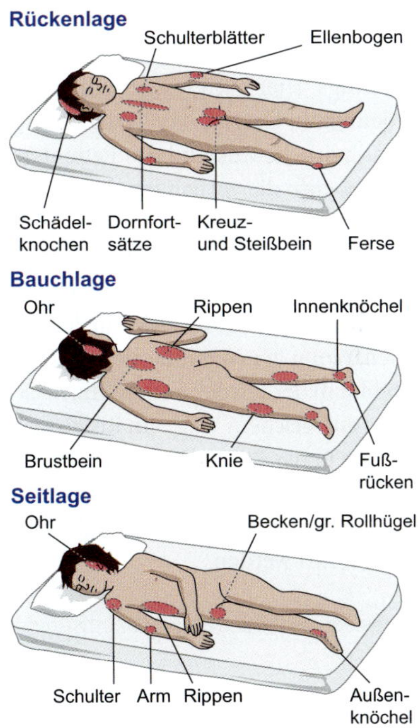

Abb. 13.2 Gefährdete Körperstellen je nach Position [L157]

13.3 Dekubitusprophylaxe

Die Entstehung eines Dekubitus ist häufig – aber nicht immer – ein Pflegefehler. Daher wird das Fehlen von Dekubiti oftmals als Qualitätskriterium für gute Pflege angesehen. Aufgrund der oftmals gegebenen Vermeidbarkeit von Dekubiti sollte besonderer Wert auf die Prophylaxe gelegt werden.

Kennt man die Risikofaktoren und die Entstehungsmechanismen eines Dekubitus, so kann man sein Auftreten oftmals verhindern. In allen Bereichen der Pflege ist es Aufgabe der Pflegekraft, prophylaktisch zu arbeiten. Hierbei müssen unbedingt die Fähigkeiten und Einschränkungen des pflegebedürftigen Menschen sowie seine Vorlieben, Abneigungen und mögliche Gegenanzeigen beachtet werden. Dementsprechend sind die im Folgenden ausgeführten Maßnahmen zur Dekubitusprophylaxe nicht allgemeingültig und müssen immer für den einzelnen zu pflegenden Menschen angeglichen oder ausgeschlossen werden.

Risikoeinschätzung

Die erste Maßnahme ist, das Risiko eines Menschen einzuschätzen, einen Dekubitus zu entwickeln. Dies geschieht bei Aufnahme durch die Pflegefachkraft mittels eines initialen Screenings. Hier wird festgestellt, ob ein individuelles Dekubitusrisiko ausgeschlossen werden kann. Es wird das Vorhandensein von Risikofaktoren erhoben und der gesamte gesundheitliche Zustand des Patienten oder der Patientin wird berücksichtigt. Hierzu zählen ebenso die vorhandenen Ressourcen und Einschränkungen sowie die Fähigkeiten bezüglich Positionsveränderungen, Mobilität und medizinische Aspekte.

Kann ein individuelles Dekubitusrisiko nicht ausgeschlossen werden, so muss unverzüglich durch die Pflegefachkraft eine differenzierte Risikoeinschätzung vorgenommen werden, in der weitere Aspekte in den Blick genommen werden (DNQP 2017, S. 22 ff.). Zur Einschätzung der Mobilität liefert der „Expertenstandard Erhaltung und Förderung der Mobilität in der Pflege“ weitere Hinweise, der seit dem Jahr 2014 als Entwurf vorliegt. Egal ob und auf welchem Wege ein Risiko festgestellt wird – beides muss mit allen notwendigen Angaben in der Pflegedokumentation vermerkt werden.

Wird ein Dekubitusrisiko festgestellt, so müssen in die Pflegeplanung für den individuellen Fall adäquate prophylaktische Maßnahmen aufgenommen und in der Praxis durchgeführt werden.

Aus einem identifizierten Dekubitusrisiko müssen Folgemaßnahmen abgeleitet werden.

Die Risikoeinschätzung muss in individuell festzulegenden Zeitabständen erneut stattfinden und dokumentiert werden. Für das maximale Zeitfenster sind die Vorgaben des Unternehmens zu beachten. Auch müssen bei einer Veränderung des Zustandes des pflegebedürftigen Menschen erneut das Dekubitusrisiko eingeschätzt und gegebenenfalls prophylaktische Maßnahmen geplant werden.

Grundsätzlich gilt, dass die pflegebedürftige Person und ihre Angehörigen zu informieren, zu beraten und in die Planung möglicher Maßnahmen einzubeziehen sind. Dies ist unerlässlich, um eine individuelle und wirksame Dekubitusprophylaxe durchführen und die Betroffenen zur Mitarbeit motivieren zu können. Besonders in der häuslichen Versorgung erfüllen Angehörige eine wichtige Rolle, da sie diejenigen sind, die die meiste Zeit mit der pflegebedürftigen Person verbringen. Sie müssen von den Pflegekräften ebenso motiviert und einbezogen werden wie die Betroffenen. Zugleich sollen sie aber auch die betroffene Person zur Mitarbeit motivieren und sie (tatkräftig) unterstützen.

Zur Risikoeinschätzung gehören eine regelmäßige sorgfältige Beobachtung und Inspektion der Haut und das Gespräch mit den Patienten und ihren Angehörigen.

Prophylaktische Maßnahmen

Es gibt verschiedene Maßnahmen, um die Entstehung eines Dekubitus zu verhindern. Diese müssen immer individuell an den pflegebedürftigen Menschen angepasst werden.

Mobilisation und Bewegungsförderung

Bewegung ist die beste Dekubitusprophylaxe überhaupt. Wer sich bewegt, vermeidet, dass Druck auf ein und dieselbe Körperstelle über einen längeren Zeitraum einwirken kann. Außerdem wirken die positiven Effekte von Bewegung auch in anderen Bereichen prophylaktisch. Das sind beispielsweise die Pneumonie-, die Kontraktur- oder die Thromboseprophylaxe. Daher gilt es, die Eigenbeweglichkeit der pflegebedürftigen Menschen zu fördern und zu erhalten. Das kann mittels aktiver und passiver Bewegungsübungen geschehen, die Pflegebedürftige und Angehörige auch selbstständig in Abwesenheit einer Pflegekraft durchführen können. Erfahrene Team-Kollegen oder Kolleginnen sowie Fachleute aus der Physiotherapie können hier in die pflegerische Arbeit eingebunden werden und hilfreiche Tipps für entsprechende Übungen geben.

Ein Mensch, der Schmerzen hat, wird sich nicht gern und ausreichend bewegen. Er ist somit stärker gefährdet, einen Dekubitus zu entwickeln. Daher kann es von Vorteil sein, für den Bedarfsfall verordnete Schmerzmedikamente frühzeitig – also ca. 30 Minuten **vor** einer geplanten Maßnahme – zu verabreichen, um so Beweglichkeit, Motivation und die Lust an der Bewegung zu fördern. Zudem muss zur Förderung der Bewegung ein adäquates Schmerzmanagement durchgeführt werden.

Weiterhin hilft natürlich aktivierende Pflege in allen Lebensbereichen, Eigenbewegung und Selbstsicherheit zu erhalten und zu fördern. Soziale Integration und eine positive Stimmung führen im ganzen Körper zu positiven Effekten, die durch die Beweglichkeit und Freude an der Bewegung unterstützt werden. Pflegekräfte sollten also die Motivation der zu pflegenden Personen fördern, sich zu bewegen und an Veranstaltungen, Festlichkeiten etc. teilzunehmen.

Druckentlastung und Druckverteilung

Regelmäßige Positionsveränderung und Mobilisation dient der Druckentlastung und Umverteilung des Druckes auf unterschiedliche Hautareale.

> Es gelten zwei Prinzipien: Vergrößerung der Auflagefläche (Druckverteilung) und Verminderung der Einwirkzeit.

Es können spezielle Matratzen eingesetzt werden, die umgangssprachlich den Druck „reduzieren". Dies ist eine nicht zutreffende Aussage, da diese Systeme den Druck lediglich auf eine große Fläche verteilen.

Zu den speziellen Matratzen gehören beispielsweise Weichlagerungsmatratzen oder Wechseldrucksysteme („Luftbetten"). Solche Matratzensysteme schränken durch ihre Weichheit und den damit verbundenen geringen Widerstand gegenüber ausgeübtem Druck Eigenbewegungen und Motorik des pflegebedürftigen Menschen ein.

Im „Expertenstandard Dekubitusprophylaxe in der Pflege" aus dem Jahr 2017 wird der Einsatz von Weichlagerungsmatratzen bei Personen mit Dekubitusrisiko als Standardmatratze empfohlen. Für Personen, die nicht so häufig oder gar nicht umpositioniert werden können, werden Wechseldrucksysteme empfohlen (S. 44 f.). Dennoch ist immer der Einzelfall zu beurteilen und eine individuelle Entscheidung zu treffen. Es müssen die Möglichkeiten zur Druckentlastung realistisch eingeschätzt und dementsprechend ergänzende Hilfsmittel zur Druckverteilung und Druckentlastung ausgewählt werden.

Bei Wechseldrucksystemen muss das aktuelle (!) Gewicht des darin liegenden Menschen eingestellt werden. Hierbei müssen mögliche Gewichtsverluste oder -zunahmen ebenso berücksichtigt werden wie das Gewicht von Positionierungsmaterialien. Auch können diese Systeme durch die hörbare regelmäßige Umverteilung der Luft innerhalb des Systems eine Geräuschbelästigung darstellen. Auch bei der Nutzung eines „Antidekubitus-Systems" ist die kontinuierliche Umpositionierung des Patienten bzw. der Patientin unumgänglich.

Oftmals ist eine Mikropositionierung eine sinnvolle Ergänzung zu anderen Positionierungstechniken, um eine Veränderung der Druckverteilung zu erreichen. Hierbei werden beispielsweise ein gerolltes kleines Handtuch oder ein gerollter Waschlappen unter die zu entlastenden Körperteile geschoben. Auch leicht gefüllte Luftballons oder Einmalhandschuhe eigenen sich für die Mikropositionierung. Sie ermöglichen zudem durch ihre Flexibilität noch eigene Bewegungen.

Es ist wichtig, zu beachten, dass der Bewegungsradius eines Menschen mit großzügig eingesetzten Positionierungsmaterialien eingeschränkt wird. Daher sollten immer möglichst wenige und möglichst kleine Positionierungsmaterialien verwendet werden, um dem Menschen größtmöglichen Raum für eigene Bewegung zu gewähren.

> Beim Einsatz von Positionierungsmaterialien gilt die Devise:
> So viel wie nötig, aber so wenig wie möglich.

Positionsveränderungen, Freipositionierungen und Mobilisation müssen in individuell festzulegenden Intervallen stattfinden und sich nach den Bedürfnissen des pflegebedürftigen Menschen richten. Die Zeitrichtwerte, die unter Pflegenden bekannt sind und gängigerweise angewendet werden, sind zu vernachlässigen.

Das allseits bekannte zweistündliche „Lagerungsintervall" stammt noch aus der Zeit des Krimkrieges Ende des 19. Jahrhunderts. Florence Nightingale arbeitete im Lazarett und versorgte dort verwundete Soldaten. Sie begann damit, den ersten Soldaten zu „lagern". Dann „lagerte" sie den zweiten Soldaten und so weiter. Bis sie alle Soldaten in ihrem Lazarett „gelagert" hatte, vergingen rund zwei Stunden. Anschließend begann sie wieder beim ersten Soldaten. So kam es dazu, dass das zweistündliche „Lagerungsintervall" entstand.

Heute besitzt dies keine Gültigkeit mehr, weil wissenschaftlich bewiesen wurde, dass jeder Mensch ganz individuelle Positionierungsintervalle benötigt. Diese können sehr unterschiedlich ausfallen und müssen immer wieder auf ihre Richtigkeit überprüft werden.

Einzig das individuelle Positionierungsintervall für die spezielle Situation besitzt Gültigkeit.

Auch atemerleichternde Positionierungen machen es notwendig, die für einen Menschen festgelegten Intervalle zu überprüfen und anzupassen. Besonders eine Position, in der der Oberkörper hochgelagert wird, birgt ein erhöhtes Risiko für die Entstehung eines Dekubitus (➤ Kap. 17.4).

Vermeidung von Scherkräften

Durch haut- und gewebeschonende Transfer- und Positionierungstechniken wird das Trennen der Hautschichten voneinander vermieden. Ein Konzept, welches als Nebeneffekt haut- und gewebeschonende Lösungen für Transfers etc. anbietet, ist die Kinästhetik.

Die **Kinästhetik** hat das hauptsächliche Anliegen, das Zusammenspiel und die Kommunikation zwischen pflegebedürftiger Person und Pflegekraft zu verbessern und beiden eine Weiterentwicklung zu ermöglichen. Im Rahmen dieses Zusammenspiels und der gemeinsamen Entwicklung können haut- und gewebeschonende Transfer- und Positionierungstechniken entstehen und zum Einsatz kommen. Es gibt viele Fortbildungen zu diesem Thema und jeder interessierten Pflegekraft sei angeraten, an einer solchen Fortbildung teilzunehmen.

Hierbei hilft es, das gleiche Prinzip anzuwenden, dem wir beim Gehen folgen: Gewichtsverlagerung von der einen auf die andere Seite und dann mit der jeweils entlasteten Seite die Bewegung durchführen. Auch Eigenaktivität des Pflegebedürftigen kann nach diesem Prinzip erfolgen – ganz egal, ob im Bett, im Stuhl oder auf dem Boden.

Auch das **Bobath-Konzept,** welches für Patienten mit Erkrankungen des zentralen Nervensystems entwickelt wurde, bietet haut- und gewebeschonende Lösungen für Transfers und Positionierung. Zudem fördert es eigene, physiologische Bewegungen des pflegebedürftigen Menschen.

Bereits im *Expertenstandard Dekubitusprophylaxe in der Pflege* aus dem Jahr 2004 [1] werden beide Konzepte empfohlen. Es wird Wert darauf gelegt, diese nicht nur theoretisch zu erlernen, sondern auch praktisch einzuüben, um Transfer- und Positionierungstechniken haut- und gewebeschonend einsetzen zu können.

Hilfsmittel nutzen

Es gibt Hilfsmittel, deren Einsatz im Rahmen der Dekubitusprophylaxe sinnvoll ist, und solche, deren Wirksamkeit von der Pflegeforschung in Zweifel gezogen oder sogar widerlegt wurde.

Der Einsatz eines Hilfsmittels muss immer im Einzelfall entschieden werden. Wichtig ist, darauf zu achten, dass Hilfsmittel richtig eingesetzt werden und keine Hautschäden hervorrufen.

Der *Expertenstandard Dekubitusprophylaxe in der Pflege* [1] nennt einige Hilfsmittel, die **nicht** mehr zur Dekubitusprophylaxe und Mobilisation verwendet werden sollen:

- **Felle** jeglicher Art: Sie fördern die Entstehung von Reibung und Scherkräften bei Bewegung und führen zu Feuchtigkeit (Mazeration der Haut)
- **Watteverbände, -schuhe** etc.: Entstehung von Reibung und Scherkräften, Feuchtigkeitsbildung, Druckstellen durch Verrutschen bei Bewegung

- **Sitzringe** oder andere Ringe zur Freilagerung von Körperteilen: Durch das Körpergewicht, das auf den Rand des Ringes drückt, entsteht starker Druck auf das Gewebe, welches das Loch im Ring umgibt, so kann es zu einer Minderdurchblutung mit den oben genannten Folgen kommen
- **Wassermatratzen,** mit Wasser gefüllte Kissen, **Gelkissen:** Hier wird noch stärker als bei den Weichlagerungs- und Wechseldrucksystemen die Eigenbewegung des Betroffenen eingeschränkt, da er seine Körpergrenzen nicht mehr wahrnehmen kann

Hilfsmittel, die **nicht** mehr verwendet werden sollen, sind:
- Felle
- Watteverbände, -schuhe
- Sitzringe
- Wassermatratzen, Gelkissen

Der Einsatz von Schaffellen (keine Synthetik) oder Weichlagerungssystemen wie Wasser- oder Gelmatratzen bzw. -kissen muss im Einzelfall abgewogen werden. Es gibt bisher keine schlüssigen und aussagekräftigen Studien hierüber. Eine Alternative stellen diese Systeme beispielsweise bei Patienten dar, die eine andere Art der Positionierung oder andere druckverteilende Hilfsmittel nicht tolerieren. Es ist immer eine Risiko-Nutzen-Analyse durchzuführen ([1], S. 76 ff.).

Hautschutz

Besonders wegen des Auftretens von Altershaut spielen Hautschutz und Hautpflege in der Pflege eine wichtige Rolle. Zum Hautschutz gehören nicht nur Maßnahmen zur Hautpflege, sondern auch weitere Maßnahmen, wie beispielsweise die richtige Auswahl von Inkontinenzmaterialien. Diese und ähnliche Möglichkeiten des Hautschutzes sind in diesem Abschnitt zusammengefasst.

Es ist nicht pflegewissenschaftlich bewiesen, dass eine gute Hautpflege sich auf die Faktoren auswirkt, die die Entstehung eines Dekubitus begünstigen. Trotzdem wird im Folgenden auch Wert auf dieses Thema gelegt, weil es einige Schnittmengen zwischen den beschriebenen Maßnahmen gibt.

- Die Haut sollte sauber und trocken gehalten werden und es sollten grundsätzlich pH-neutrale auf den individuellen Hautzustand abgestimmte Pflegemittel verwendet werden. Ein allgemeingültiges Produkt, welches besonders gut geeignet ist, gibt es nicht. Ziel ist eine möglichst elastische Haut, die weder zu trocken noch zu feucht oder zu fettig ist. Bei trockener Haut kann sogar ganz auf Seife verzichtet und nur auf rückfettende oder feuchtigkeitsspendende Pflegeprodukte zurückgegriffen werden (NPUAP/EPUAP/PPPIA 2014, S. 21).
- Bei Menschen, die unter einer Inkontinenz leiden, ist es wichtig, hochwertige Inkontinenzunterlagen bzw. -materialien zu verwenden. Diese Materialien müssen gut passen und immer korrekt angelegt werden. Das bedeutet, dass es nicht zu Einschnürungen und Faltenbildung, aber auch nicht zum Verrutschen kommen darf. Ebenso müssen Inkontinenzmaterialien regelmäßig gewechselt werden. Andernfalls kann die Haut durch die Säuren in Harn und Stuhl sowie die enthaltene Flüssigkeit angegriffen wer-

den und mazerieren. Mazerierte Haut ist anfälliger für Verletzungen und Infektionen. Eine Ursache für Mazeration kann auch zu häufiges oder zu kräftiges Waschen sein.
- Alkoholische Substanzen wie Franzbranntwein sollten nicht auf die Haut gebracht werden, da Alkohol die Haut zusätzlich austrocknet. Wird trotzdem eine alkoholische Lösung auf die Haut aufgebracht, so sollte die Haut danach unbedingt mit einer rückfettenden Lotion gepflegt werden.
- Des Weiteren gehört zu einem guten Hautschutz auch, sich darum zu bemühen, dass Pflegebedürftige saubere und faltenfreie Wäsche tragen, die weder einschnürt noch Falten bildet.
- Im Rahmen der täglichen Hautpflege muss die Haut auf erste Anzeichen einer erhöhten Belastung oder drohenden Schädigung beobachtet werden. Es muss umgehend auf diese Anzeichen reagiert werden.

Ernährung

Eine gesunde und ausgewogene Ernährung mit adäquater Flüssigkeitszufuhr ist weiterer Bestandteil einer umfassenden Dekubitusprophylaxe. Auch wenn wissenschaftlich noch nicht eindeutig bestätigt ist, dass die Ernährung einen entscheidenden Einfluss auf die Entstehung eines Dekubitus hat, ist sicher, dass eine gesunde und ausgewogene Ernährung sich positiv auf das Gesamtbefinden auswirkt. Zudem gelten Mangel- und Unterernährung als Risikofaktoren für die Entstehung eines Dekubitus.

In Abhängigkeit von der Grunderkrankung muss entschieden werden, welche Nahrungsbestandteile der pflegebedürftige Mensch besonders benötigt. Ein normales Gewicht ist hierbei anzustreben. Besonders Proteine, Mineralstoffe und Vitamine sollten mit der Nahrung in ausreichender Menge zugeführt werden (➤ Kap. 7.1).

Solange der pflegebedürftige Mensch Nahrung und Getränke problemlos oral aufnehmen kann, sind Nahrungsergänzungsmittel nicht notwendig. Besteht ein Problem in der Nahrungsaufnahme, so gibt es von einigen Herstellern Trinknahrung, joghurtähnliche Nahrung etc., die jeweils auf die unterschiedlichen Bedürfnisse abgestimmt sind.

Auf die Zufuhr der notwendigen täglichen Menge Flüssigkeit sollte ebenfalls geachtet werden, da Flüssigkeit für alle Vorgänge in unserem Körper von großer Bedeutung ist. In welcher Form Flüssigkeit aufgenommen wird, ist hierbei zweitrangig (➤ Kap. 11.2).

13.4 Einteilung eines Dekubitus

Dekubiti werden nach NPUAP/EPUAP/PPPIA 2014 in vier Kategorien/Stadien eingeteilt (➤ Tab. 13.1), die im Folgenden zitiert werden. Von diesen Kategorien dürfen Pflegehilfskräfte mit Qualifizierung in der Behandlungspflege die **Kategorien I und II** versorgen. Dekubiti der Kategorien III und IV müssen von Pflegefachkräften versorgt werden. Zudem sollte die Versorgung eines Dekubitus – egal welcher Kategorie – engmaschig von einer Pflegefachkraft begleitet werden (➤ Abb. 13.3).

Tab. 13.1 Definition der Dekubitus-Kategorien

Kategorie I	Kategorie II	Kategorie III	Kategorie IV
„Nicht wegdrückbare Rötung intakter Haut hauptsächlich über Knochenvorsprüngen. Wegdrückbare Rötungen sind möglicherweise bei dunklen Hauttypen nicht zu erkennen. Farbe weicht dann möglicherweise von der Umgebung ab."	*„Ein teilweiser Verlust der Haut ist eine oberflächliche offene Wunde mit hellrotem Wundbett ohne Beläge. Es kann sich auch um eine geschlossene oder offene seröse Blase handeln."*	*„Subkutanes Fettgewebe ist möglicherweise sichtbar, aber Knochen, Sehnen oder Muskeln nicht. Die Wunde weist Beläge auf. Unterminierung und Untertunnelung sind möglich."*	*„Vollständiger Verlust aller Gewebeschichten mit freiliegenden Knochen, Sehnen oder Muskelgewebe. An manchen Stellen befinden sich Beläge oder Schorf. Unterminierung und Untertunnelung ist häufig."*

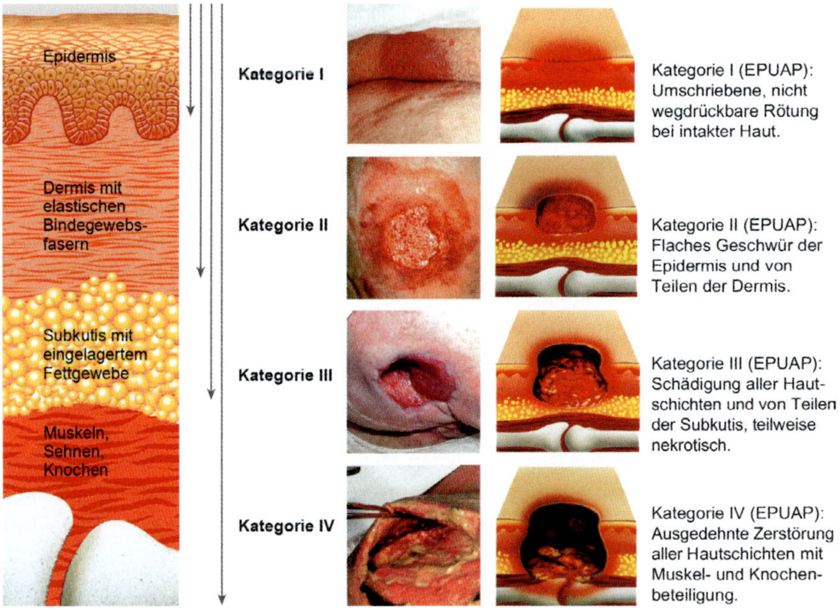

Abb. 13.3 Kategorien I-IV eines Dekubitus [M291][V220]

Kategorie/Stadium I: Nicht wegdrückbares Erythem

„Intakte Haut mit nicht wegdrückbarer Rötung eines lokalen Bereichs gewöhnlich über einem knöchernen Vorsprung. Bei dunkel pigmentierter Haut ist ein Abblassen möglicherweise nicht sichtbar, die Farbe kann sich aber von der umgebenden Haut unterscheiden.

Der Bereich kann schmerzhaft, härter, weicher, wärmer oder kälter im Vergleich zu dem umgebenden Gewebe sein. Es kann schwierig sein, Kategorie/Stadium I bei Personen mit dunkler Hautfarbe zu entdecken. Kann auf „gefährdete" Personen hinweisen (Hinweis auf ein mögliches Risiko)." (NPUAP/EPUAP/PPPIA 2014, S. 14).

Fingertest/Finger-Methode

Um festzustellen, ob eine Hautrötung weggedrückt werden kann, wird der sogenannte Fingertest bzw. die Finger-Methode eingesetzt. Hierbei wird eine gerötete Körperstelle kurz mit einem Finger eingedrückt. Verändert sich die Hautfarbe nicht, sondern bleibt rot, liegt eine Schädigung der Haut vor. Hier ist abzuwägen, ob der Fingertest sinnvoll erschient oder ob er Schmerzen hervorruft.

Kategorie/Stadium II: Teilverlust der Haut

„Teilzerstörung der Haut (bis in die Dermis/Lederhaut), die als flaches, offenes Ulcus mit einem rot bis rosafarbenen Wundbett ohne Beläge in Erscheinung tritt. Kann sich auch als intakte oder offene/ruptierte, serumgefüllte Blase darstellen.

Manifestiert sich als glänzendes oder trockenes, flaches Ulcus ohne Beläge oder Bluterguss. Diese Kategorie/dieses Stadium sollte nicht benutzt werden, um Skin Tears (Gewebezerreißungen), verbands- oder pflasterbedingte Hautschädigungen, perineale Dermatitis, Mazerationen oder Exkoriation zu beschreiben.*

** Ein livide Verfärbung weist auf eine tiefe Gewebeschädigung hin.“* (NPUAP/EPUAP/PPPIA 2014, S. 14).

Kategorie/Stadium III: Vollständiger Verlust der Haut

„Vollständiger Gewebeverlust. Subkutanes Fett kann sichtbar sein, aber Knochen, Sehne oder Muskel liegen nicht offen. Beläge können vorhanden sein, die aber nicht die Tiefe des Gewebeverlustes verdecken. Es können Taschenbildungen [sic] oder Unterminierungen vorliegen.

Die Tiefe eines Dekubitus der Kategorie/des Stadium III kann je nach anatomischer Lokalisation variieren. Der Nasenrücken, das Ohr, das Hinterhaupt und der Knöchel haben kein subkutanes Gewebe und Ulcera der Kategorie/des Stadiums III können dort oberflächlich sein. Im Gegensatz dazu können besonders adipöse Bereiche einen extrem tiefen Dekubitus der Kategorie/des Stadiums III entwickeln. Knochen/Sehnen sind nicht sichtbar oder direkt tastbar.“ (NPUAP/EPUAP/PPPIA 2014, S. 15).

DEFINITION

Bei einer **Unterminierung** ist die Haut am Wundrand nicht mit dem Wundgrund verwachsen, es bildet sich eine Wundhöhle.

Kategorie/Stadium IV: Vollständiger Gewebeverlust

„Vollständiger Gewebeverlust mit freiliegenden Knochen, Sehnen oder Muskeln. Beläge oder Schorf können an einigen Teilen des Wundbettes vorhanden sein. Es können Taschenbildungen oder Unterminierungen vorliegen.

Die Tiefe eines Dekubitus der Kategorie/des Stadiums IV variiert je nach anatomischer Lokalisation. Der Nasenrücken, das Ohr, das Hinterhaupt und der Knöchel haben kein subkutanes Gewebe und diese Ulcera können oberflächlich sein. Ulcera der Kategorie/des Stadiums IV können sich in Muskeln und/oder unterstützenden Strukturen ausbreiten (z. B. Fascia, Sehne oder Gelenkkapsel) und eine Osteomyelitis verursachen. Offenliegende Knochen/ Sehnen sind sichtbar oder direkt tastbar.“ (NPUAP/EPUAP/PPPIA 2014, S. 15).

DEFINITION

Faszien sind die Weichteilkomponenten des Bindegewebes. Sie umhüllen und verbinden den Körper in sich wie eine Art Spinnennetz
Osteomyelitis ist eine Entzündung des Knochenmarks.
Ostitis ist eine Entzündung des Knochens.

Die NPUAP/EPUAP/PPPIA haben außerdem zwei weitere Kategorien des Dekubitus definiert. Der Vollständigkeit halber werden auch diese hier zitiert.

Keiner Kategorie/keinem Stadium zuordenbar: Tiefe unbekannt

„Ein vollständiger Gewebeverlust, bei dem die Basis des Ulcus von Belägen (gelb, hellbraun, grau, grün oder braun) und/oder Schorf im Wundbett bedeckt ist.

Bis genügend Beläge und/oder Schorf entfernt ist, um den Grund der Wunde offenzulegen, kann die wirkliche Tiefe – und daher die Kategorie/das Stadium – nicht festgestellt werden. Stabiler Schorf (trocken, festhaftend, intakt ohne Erythem und Flüssigkeit) an den Fersen dient als „natürlicher (biologischer) Schutz des Körpers“ und sollte nicht entfernt werden.“ (NPUAP/EPUAP/PPPIA 2014, S. 16).

Vermutete tiefe Gewebeschädigung – unbekannte Tiefe

„Livid oder rötlichbrauner, lokalisierter Bereich von verfärbter, intakter Haut oder blutgefüllte Blase aufgrund einer Schädigung des darunterliegenden Weichgewebes durch Druck und/ oder Scherkräfte. Diesem Bereich vorausgehen kann Gewebe, das schmerzhaft, fest, breiig, matschig, im Vergleich zu dem umliegenden Gewebe wärmer oder kälter ist.

Es kann schwierig sein, tiefe Gewebeschädigungen bei Personen mit dunkler Hautfarbe zu entdecken. Bei der Entstehung kann es zu einer dünnen Blase über einem dunklen Wundbett kommen. Die Wunde kann sich weiter verändern und von einem dünnen Schorf bedeckt sein. Auch unter optimaler Behandlung kann es zu einem rasanten Verlauf unter Freilegung weiterer Gewebeschichten kommen.“ (NPUAP/EPUAP/PPPIA 2014, S. 16).

ACHTUNG!

Bei stark pigmentierter Haut können die Veränderungen unter Umständen nur schwer zu erkennen und einzuschätzen sein. Hier kann ein Vergleich mit der umgebenden Haut hilfreich sein.

13.5 Therapie eines Dekubitus

Da Hilfskräfte mit Qualifizierung in der Behandlungspflege nur **bis zu zwei Dekubiti der Kategorie II** versorgen dürfen, wird im Folgenden auch nur auf die Behandlung dieser Kategorien eingegangen.

ACHTUNG!

Die Häusliche Krankenpflege-Richtlinie befindet sich in stetem Wandel. Klären Sie bitte ab, inwiefern die Versorgung von Dekubiti in Ihren Aufgabenbereich fällt!

Dekubiti sind Wunden, die sekundär, also von innen heraus, heilen. Zudem haben sie in der Regel eine schlechte Heilungstendenz. Daher kann die Behandlung eines Dekubitus, bis die Haut verschlossen ist, lange Zeit dauern. Da der betroffene Mensch also längere Zeit mit den negativen Aspekten eines Dekubitus leben muss, ist es so wichtig, eine dem aktuellen Stand der Wissenschaft angepasste Wundbehandlung durchzuführen.

Allgemeine Therapie

Es gibt einige Grundsätze, die bei der Behandlung eines jeden Dekubitus bedacht werden müssen. Diese allgemeinen Maßnahmen zur Therapie gelten für Dekubiti aller Kategorien. Da einige Aspekte bereits im Rahmen der prophylaktischen Maßnahmen erklärt wurden, werden diese hier zur Wiederholung nur kurz erwähnt. An die allgemeinen Maßnahmen schließen sich die speziellen Maßnahmen an.

Druckentlastung

Zunächst müssen der Zustand des betroffenen Menschen und die Wunde genau eingeschätzt und beurteilt werden. Die Erkenntnisse müssen schriftlich erfasst werden. Grundsätzlich gilt bei der Behandlung aller Dekubiti, das entsprechende Hautareal möglichst wenig Druck auszusetzen. Daher ist eine konsequente Druckentlastung durch engmaschige Umpositionierung und Mobilisation das oberste Gebot der Dekubitusbehandlung. So kann die Durchblutung des geschädigten Gewebes wiederhergestellt werden.

Risikofaktoren

Die oben beschriebenen **Risikofaktoren** (Ernährung, Flüssigkeitszufuhr, Gewicht, Medikamente etc.) sollten positiv beeinflusst und nach Möglichkeit ausgeschaltet werden. Hier ist im individuellen Fall und gemeinsam mit dem betroffenen Menschen zu entscheiden, für welche Faktoren dies möglich und in Anbetracht der Gesamtsituation sinnvoll ist. Hier gilt es ebenso, Rücksprache mit den behandelnden Ärzten zu halten.

Ernährung

Bei der Ernährung ist zu beachten, dass der Bedarf an Proteinen, Vitaminen, Mineralstoffen und Energie durch den Dekubitus erhöht ist. Ebenso besteht ein erhöhter Flüssigkeitsbedarf.

Diese veränderten Anforderungen an die Ernährung sollten durch Nahrung, Zusatznahrung etc. gedeckt werden, um eine optimale Wundheilung zu ermöglichen.

Wundversorgung

Der behandelnde Arzt bzw. die behandelnde Ärztin ist bei der Wundversorgung der maßgebliche Entscheidungsträger, indem er/sie ein Rezept und eine Verordnung ausstellt. Mittlerweile gibt es auch viele Pflegefachkräfte, die eine Weiterbildung im Wundmanagement absolviert haben und von den betreuenden Pflegekräften hinzugezogen werden können. Sie erarbeiten Vorschläge für die Wundversorgung und setzen sich mit den behandelnden Ärzten auseinander, besorgen Rezepte, Verordnungen und Materialien. Wundmanager und Wundmanagerinnen übernehmen in regelmäßigen Abständen die Dokumentation des Wundverlaufes. Hierfür schreibt der *Expertenstandard Pflege von Menschen mit chronischen Wunden* ein Zeitintervall von ein bis zwei Wochen fest. Wurden wundbezogene Interventionen durchgeführt oder verschlechtert sich der Zustand der Wunde, ist eine zusätzliche Beurteilung und Dokumentation der Wunde angezeigt. Die Wundversorgung muss je nach Phase der Wundheilung angepasst werden.

Schmerzmanagement

Ein Dekubitus verursacht Schmerzen, sodass möglicherweise eine **Schmerztherapie** eingeleitet werden muss. Diese sollte auch die Versorgung mit Schmerzmedikation für Situationen, in denen Schmerzen zu erwarten sind, umfassen. Dies kann beispielsweise der Verbandwechsel sein.

Psychische Betreuung

Die psychische Betreuung eines Menschen mit einem Dekubitus ist ebenfalls zu beachten. Es ist für einen Menschen belastend, ein Druckgeschwür zu haben, welches die Lebensführung einschränkt und möglicherweise zu Wundgeruch und Exsudatabsonderung führt. Hier sind von den betreuenden Pflegekräften viel Fingerspitzengefühl und Sensibilität im Umgang mit dem Menschen gefordert, um Motivation und Kooperation zu erreichen.

Beratung und Anleitung

Die Beratung und Anleitung spielen eine entscheidende Rolle sowohl in der Prophylaxe, als auch in der Therapie eines Dekubitus. Dies übernehmen Pflegefachkräfte im Zusammenspiel mit den betroffenen Personen und ihren Angehörigen bzw. versorgenden Personen.

Es zeigt sich, dass Pflegekräfte im Zusammenhang mit der Behandlung eines Dekubitus vielfältige Aufgaben innehaben und das Zusammenspiel der Maßnahmen und der Kooperationspartner koordinieren müssen.

Therapie des Dekubitus Kategorie I

Bei einem Dekubitus Kategorie I stehen Druckentlastung und eine sorgfältige Hautpflege im Vordergrund. Es dürfen keine reizenden Substanzen verwendet werden. Auf parfümierte Waschlotionen und Cremes sollte verzichtet werden, denn sie greifen die ohnehin schon belastete und geschädigte Haut noch zusätzlich an. Empfehlenswert ist eine Hautpflege mit Wasser-in-Öl-Lotionen, die jedoch nur vorsichtig auf die Haut aufgetragen werden dürfen.

Eine aufmerksame Beobachtung der Haut des zu pflegenden Menschen ist äußerst wichtig, um Veränderungen frühzeitig zu erkennen. Von der Verwendung gefärbter Salben und Lösungen ist Abstand zu nehmen. Durch die Verfärbung kann die Hautfarbe nicht mehr eingeschätzt werden und pathologische Veränderungen werden nicht früh genug erkannt. Zudem gelten die allgemeinen Therapiemaßnahmen.

Therapie des Dekubitus Kategorie II

Solange der Dekubitus noch im Stadium der Blasenbildung ist, wird zusätzlich zu den allgemeinen Maßnahmen keine besondere Therapiemaßnahme eingesetzt. Blasen sind eine Schutzreaktion des Körpers und müssen geschlossen bleiben. Sie dürfen nicht eröffnet werden!

Geschlossene Dekubiti werden ohne Material versorgt. Das heißt, es wird lediglich sehr vorsichtig Hautpflege durchgeführt, damit die Blase intakt bleibt. Platzt eine Blase auf, so ist die darunter befindliche Hautschicht immer eine potenzielle Eintrittspforte für Erreger. Dementsprechend hygienisch muss bei der Wundversorgung gearbeitet werden.

Feuchte Wunden werden immer auch feucht versorgt. Das heißt, dass die Wunde beispielsweise mit physiologischer Kochsalzlösung gespült wird. Die Spüllösung sollte Raumtemperatur haben und steril sein ([1], S. 49 f.). Anschließend wird ein spezieller steriler Wundverband aufgebracht, der die Wunde feucht hält und die Heilung beschleunigen soll. Bei Dekubiti der Kategorie II werden hierfür zumeist Hydrokolloidverbände und Hydrogele verwendet. Das zur Wundversorgung zu verwendende Material wird ärztlich verordnet.

Gewechselt werden diese speziellen Wundverbände üblicherweise alle zwei bis drei Tage und zusätzlich, wenn sie sich von der Haut gelöst haben oder stark verschmutzt sind.

Verbandwechsel

Es gibt zwei Arten, einen Wundverband zu wechseln. Welche zum Einsatz kommt, ist davon abhängig, ob eine Wunde infiziert ist oder nicht. Die Art des Verbandes, Häufigkeit des Verbandwechsels und die verwendeten Materialien werden vom behandelnden Arzt bzw. der behandelnden Ärztin verordnet bzw. rezeptiert.

Aseptischer Verbandwechsel

Ein aseptischer Verbandwechsel wird bei aseptischen Wunden durchgeführt. Das bedeutet nichts anderes, als dass die Wunde frei von Krankheitserregern ist. Deshalb ist hier das Ziel, die Wunde weiterhin aseptisch zu halten. Um das zu erreichen, darf die Wunde nicht mit den Händen oder mit unsterilen Materialien in Kontakt kommen. Es müssen entweder sterile Handschuhe getragen werden oder es muss mit sterilen Instrumenten, beispielsweise Pinzetten, gearbeitet werden.

DEFINITION

Aseptisch bedeutet „frei von Krankheitserregern".

Um das Eintreten von Krankheitserregern zu verhindern, werden aseptische Verbände in größeren Zeitabständen gewechselt, da es durch jedes Ablösen des Verbandes zu kleinsten Verletzungen der Haut kommt. Bei Verunreinigung oder Durchnässung des Verbandes sowie Schmerzen aufgrund des Verbandes, muss dieser gewechselt werden. Um einen aseptischen Verbandwechsel durchzuführen, ist folgendes Vorgehen sinnvoll:

- Benötigte Materialien zusammenstellen
  - Händedesinfektionsmittel
  - Sterile Spüllösung, ggf. Spritze
  - Sterile Kompressen zum Auffangen und Abtupfen der Spüllösung
  - Sterile Handschuhe/sterile Instrumente zum Einmalgebrauch
  - Ggf. eine saugende Unterlage
  - Wundverband
  - Abwurfbehälter
- Die Materialien so zurechtlegen, dass ein steriles Arbeiten möglich ist:
  - Kurz vor dem Gebrauch öffnen und griffbereit halten
  - Nah am Menschen/der Wunde, um eine Kontamination zu vermeiden
- Die pflegebedürftige Person über alle Schritte informieren, jedoch nicht über der Wunde sprechen, husten, niesen etc., um keine Krankheitserreger aufzubringen!

Falls die Haut gereinigt oder desinfiziert werden soll, ist es wichtig, auch dies unter aseptischen Bedingungen durchzuführen. Es muss beachtet werden, dass die Wischrichtung von der Wunde weg zeigt, damit keine Keime eingebracht werden (von innen nach außen). Die zur Reinigung verwendeten sterilen Tupfer oder Kompressen müssen nach jedem Streich gewechselt werden, da auch die Keime, die sich physiologisch auf unserer Haut befinden, nicht in die Wunde gelangen dürfen. Auch die Materialien dürfen nicht mit unsterilen Instrumenten in Berührung kommen.

Aseptisch = frei von Krankheitserregern
Reinigungsrichtung: von der Wunde weg
Ziel: Wunde keimfrei halten → steriles Arbeiten!

Septischer Verbandwechsel

Ein septischer Verbandwechsel wird dementsprechend bei septischen, also infizierten Wunden durchgeführt. Hier ist das Ziel, vorhandene Krankheitserreger zu bekämpfen und ihre Ausbreitung und Verschleppung zu verhindern. Demnach gehören zu einem septischen Verbandwechsel auch immer antiseptische Maßnahmen. Das sind Maßnahmen der Keimbekämpfung.

DEFINITION

Septisch heißt „infiziert".

Der septische Verbandwechsel wird zumeist nach einem festen Zeitplan durchgeführt. Dies kann mehrmals täglich notwendig sein. Der Zeit- und Therapieplan wird von den behandelnden Ärzten in Zusammenarbeit mit den Pflegekräften und dem Patienten/der

Patientin aufgestellt. Die Einhaltung des Planes ist wichtig, da es eine längere Zeit dauert, bis sich infizierte Wunden wieder verschließen. Auch beim Wechsel eines septischen Verbandes muss möglichst steril gearbeitet werden, um die Infektion wirksam zu bekämpfen und das Eintreten neuer Krankheitserreger zu verhindern.

Zu den bereits beschriebenen Materialien kommen also noch diejenigen hinzu, die der Wundbehandlung und dem antiseptischen Handeln dienen:

- Schutzkleidung
- Materialien zur Keimbekämpfung

Die septische Wundbehandlung folgt nacheinander drei Zielen:

- Reinigung der Wunde von Auflagerungen und Nekrosen
- Bekämpfung der Wundinfektion
- Förderung der Wundheilung

Die Reinigung der Haut wird zur Wunde hin durchgeführt, um eine Verschleppung der Keime in das umliegende Gewebe zu verhindern.

> Septisch = infiziert
> Antiseptische Maßnahmen
> Reinigungsrichtung: zur Wunde hin
> Ziel: Krankheitserreger bekämpfen, Ausbreitung und Verschleppung verhindern

Da der septische Verbandwechsel unter Umständen hohe Anforderungen an die durchführende Pflegekraft stellt, sollte dieser möglichst von einer Pflegefachkraft durchgeführt werden.

13.6 Dokumentation und Weitergabe von Beobachtungen

Dokumentation

Der Zustand einer Wunde und des Menschen, der diese Wunde hat, muss in regelmäßigen Abständen dokumentiert werden. Zunächst muss bei Feststellung der Wunde eine umfangreiche Dokumentation stattfinden.

Hierzu gehört es, folgende Aspekte zu erfassen:

- Wundlokalisierung: Wo befindet sich die Wunde genau?
- Kategorie: Welcher Kategorie kann der Dekubitus zugeordnet werden? Welche Gewebe sind mitbetroffen?
- Wundtiefe: Wie tief reicht die Wunde ins Gewebe?
- Größe: Wie lang, breit und tief ist die Wunde? Hier muss auf den Millimeter genau ausgemessen werden.
- Wundränder: Welche Farbe und Form haben die Wundränder?
- Wundgrund: Welche Farbe hat der Wundgrund? Gibt es Auflagerungen?
- Exsudat: Nässt die Wunde? Welche Farbe, Geruch, Konsistenz und Menge hat das Sekret?
- Besonderheiten: Haben sich Taschen gebildet?

- Allgemeinzustand des betroffenen Menschen und seine Bereitschaft und Möglichkeit zur Mitarbeit

Eine Fotodokumentation ist praktikabel, um später eine weitere objektive Vergleichsmöglichkeit für den Verlauf der Wundheilung zu haben. Fotos sollten immer mit derselben Kamera und unter denselben Lichtverhältnissen (hell, Wunde gut zu beurteilen) gemacht werden. Für das Foto kann man ein spezielles Papierzentimetermaß an die Wunde halten, um die Größe der Wunde zu dokumentieren. Auf die Papiermaßbänder können der Name des Patienten oder der Patientin, die Lokalisation der Wunde und das aktuelle Datum vermerkt und so direkt auf dem Foto festgehalten werden. Andernfalls empfiehlt es sich, umgehend diese Angaben auf dem entstandenen Foto zu dokumentieren, um spätere Verwechslungen auszuschließen.

In vielen Unternehmen gibt es vorgefertigte Wunddokumentationsbögen, in welche die gesammelten Informationen standardisiert eingetragen werden können. Oftmals ist auf diesen Bögen auch ein Körperschema abgebildet, in das die Wundlokalisation eingezeichnet werden kann. Es empfiehlt sich, einen freien Text zu verfassen, um weitere Informationen zu sichern.

Eine Dokumentation des aktuellen Zustandes der Wunde sollte bei jeder Veränderung in kurzen knappen Worten durchgeführt werden. Hierbei ist es nicht notwendig, alle oben aufgeführten Angaben einzubeziehen, sondern die Veränderungen zum vorangegangenen Eintrag deutlich zu machen. In regelmäßigen Abständen, spätestens alle ein bis zwei Wochen, sollte eine erneute ausführliche Dokumentation stattfinden und die Angaben zum Zustand der Wunde (Größe, Exsudat, Auflagerungen etc.) aktualisiert werden. Hierbei müssen vorhandene Standards der Einrichtung eingehalten werden. Sämtliche Eintragungen dieser Daten werden mit Datum und Handzeichen versehen.

Ist ein Dekubitus aufgetreten, muss die Pflegeplanung überprüft und an die neue Situation angepasst werden.

Die Dokumentation erfüllt aber noch einen weiteren Zweck: Eine sorgfältige Dokumentation der Wunde und der eingeleiteten Maßnahmen kann als Nachweis für eine gute pflegerische Arbeit dienen. Anhand der Wunddokumentation und der Pflegeplanung ist nämlich zu beweisen, dass es eine pflegerische Leistung war, den Zustand der Wunde kontinuierlich zu verbessern oder diese ganz zu beseitigen. Ebenso wie das Verhindern eines Dekubitus ein großer pflegerischer Erfolg ist, kann auch das Verschließen einer Wunde als Erfolg gewertet werden. Zudem dient eine sorgfältige Dokumentation immer auch der Absicherung gegenüber Dritten.

Weitergabe von Beobachtungen

Veränderungen des Zustandes des pflegebedürftigen Menschen oder des Dekubitus sollten immer dokumentiert und an eine Pflegefachkraft weitergegeben werden. Diese kann aufgrund ihrer Ausbildung entscheiden, wie weiter vorzugehen ist – und auch die Verantwortung für diese Entscheidung tragen. Pflegehilfskräfte müssen immer Rat und Unterstützung einer Pflegefachkraft einholen können, wenn sie in einer Situation unsicher sind. Sie tragen die Durchführungsverantwortung für ihr Handeln und müssen Aufgaben ablehnen, die sie fachlich nicht erfüllen können oder dürfen (➤ Kap. 1.2).

Bei gravierenden Veränderungen der Wunde oder einer Infektion, ist der behandelnde Arzt bzw. die behandelnde Ärztin zu informieren.

VON DER AUTORIN VERWENDETE LITERATUR

[1] Deutsches Netzwerk für Qualitätsentwicklung in der Pflege (Hrsg.): Expertenstandard Dekubitusprophylaxe in der Pflege, 2. Aktualisierung 2017, Osnabrück 2017.
[2] Faller, A.; Schünke, M.: Der Körper des Menschen. Einführung in Bau und Funktion. Georg Thieme Verlag, 18. Auflage, Stuttgart 2020.
[3] IGAP Institut für Innovation im Gesundheitswesen und angewandte Pflegeforschung e.V.: Dekubitus-Pflege-Ratgeber. https://www.dekubitus.de/ratgeber/prophylaxe/hilfsmittel (letzter Zugriff 16.01.2023).
[4] Menche, N. (Hrsg.): Pflege Heute 7. Edition München: Urban & Fischer Verlag/Elsevier GmbH 2019.
[5] National Pressure Ulcer Advisory Panel, European Pressure Ulcer Advisory Panel and Pan Pacific Pressure Injury Alliance (NPUAP/EPUAP/PPPIA): Prevention and Treatment of Pressure Ulcers/Injuries. Quick Reference Guide. 2019, https://www.epuap.org/download/11182/ (letzter Zugriff 16.01.2023).

WEITERFÜHRENDE LITERATUR/INTERNETSEITEN

https://www.dekubitus.de (letzter Zugriff 16.01.2023).
Protz, K.: Moderne Wundversorgung. Elsevier/Urban & Fischer Verlag, 9. Auflage, München 2019.

KAPITEL

14

Martina Cajetan

Durchführung dermatologischer Bäder

DEFINITION

Dermatologie ist die wissenschaftliche Bezeichnung für das medizinische Gebiet, das sich mit Problemen und Erkrankungen der Haut beschäftigt.

Dermatologische Beschwerden können vielfältig sein und treten entweder als Begleitsymptom einer anderen Erkrankung auf, wie beispielsweise der Juckreiz bei bestehendem Diabetes mellitus, oder als Hauptsymptom verschiedener Hauterkrankungen. Der/die behandelnde Arzt/Ärztin kann daher Ganz- oder Teilbäder mit verschiedenen medizinischen Zusätzen (Lokaltherapeutika) als therapeutische Maßnahme anordnen.

Es ist wichtig, den zu Pflegenden ständig und vor allem zielgerichtet auf etwaige Veränderungen seines Gesundheitszustands hin zu beobachten. Die Möglichkeit zur genauen Hautbetrachtung bietet sich bei der Körperpflege. Beobachten meint aber nicht nur schauen. Beobachten setzt Wissen um den gesunden Zustand voraus, um aktuelle krankhafte Veränderungen erkennen zu können. Am Anfang dieses Kapitels wird daher die Anatomie der Haut beschrieben und eine Übersicht der auf der Haut auftretenden Beschwerden gegeben.

14.1 Anatomie/Physiologie der Haut

Mit einer Fläche von 1,5 bis 2 m^2, einer Dicke zwischen 1,5 und 4 mm und einem Gesamtgewicht von 3,5 bis 10 kg ist die Haut das größte Organ des menschlichen Körpers (➤ Abb. 14.1).

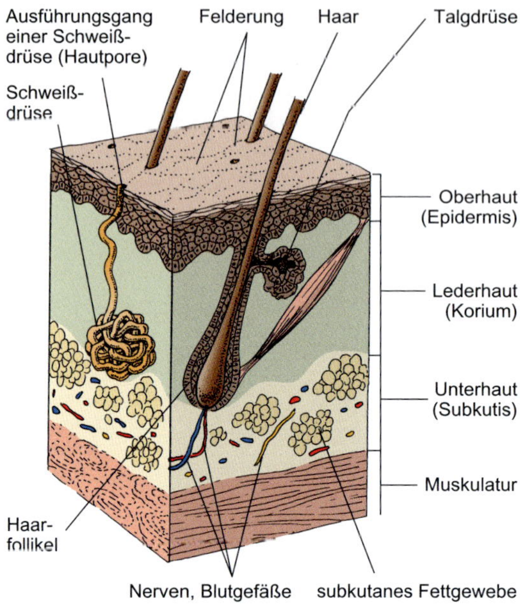

Abb. 14.1 Schematischer Querschnitt durch die Haut [L190]

Die Haut trennt die Innenwelt von der Außenwelt und schützt den Körper auf diese Weise vor schädlichen Umwelteinflüssen. Fremdstoffe und Krankheitserreger werden abgewehrt. Mit ihren diversen Tastkörperchen und Rezeptoren ist sie eines der fünf Sinnesorgane des Menschen. Durch den Kontakt, den sie zur Außenwelt herstellt, liefert sie besonders für Schmerz und Temperaturveränderungen empfindsame Eindrücke. Gesunde Haut ist gut durchblutet, warm und rosig.

Die Haut greift regulierend in den Wasserhaushalt ein. Sie wirkt einerseits als natürliche Barriere einem extremen Wasserverlust entgegen, gibt aber andererseits über Drüsensekrete Wasser und Salze ab.

Der Aufbau der Haut in drei Schichten sowie die Aufgaben der Haut wurden in ➤ Kap. 13.1 erläutert.

Hautfarbe

Die menschliche Haut differiert in Farbe und Tönung. Verantwortlich dafür sind Pigmente und die Durchblutung:

- Melanin, ein Pigment der Oberhaut
- Karotin, ein Pigment der Leder- und Unterhaut
- Blutkapillaren der Lederhaut (die durch die Durchblutung erzeugte Hautfarbe erlaubt Rückschlüsse auf die Sauerstoffsättigung des Blutes)

Melanin wird von den Melanozyten produziert, die in der Epidermis eingelagert sind. Je nach Melaninanteil der Haut variiert ihre Farbe. Bei Sonneneinstrahlung nimmt die Melaninproduktion zu. Melanin wirkt dann wie ein Sonnenschirm, der die tieferen Hautschichten vor UV-Licht schützt. Die Anzahl der Melanozyten ist bei allen Menschen in etwa gleich. Die unterschiedlichen Hauttönungen sind auf die unterschiedliche Pigmentmenge zurückzuführen, die von den Melanozyten produziert wird.

14.2 Hautanhangsgebilde

Zu unserer Haut gehören die sogenannten Hautanhangsgebilde. Alle Hautanhangsgebilde durchstoßen den Oberhautbereich und münden auf der Hautoberfläche. Es sind die Haare, Drüsen sowie die Finger- und Fußnägel.

Haare

Haare finden sich fast an der gesamten Körperoberfläche, ausgenommen der Hand- und Fußinnenflächen. Ihre wichtigste Aufgabe ist der Schutz des Körpers vor Kälte und mechanischer Belastung.

Anatomisch gesehen muss man sich ein Haar als einen Faden von zusammengeflochtenen verhornten Zellen vorstellen. Jedes Haar besteht aus einem Haarschaft, der über die Hautoberfläche hinausragt, und einer Haarwurzel. Diese Gesamtheit nennt man Haarfollikel. Die Wurzel reicht bis ins Korium (Lederhaut), manchmal auch bis in die Unterhaut (Subkutis).

Um den Haarfollikel herum enden sehr empfindliche Nervenfasern. Sie registrieren feinste Haarbewegungen. Entlang des Haarfollikels verläuft ein Bündel von glatten Muskelzellen. Bei Stress oder Kälte ziehen sie sich zusammen und stellen die Haare senkrecht. Es bildet sich die sogenannte Gänsehaut.

Der Haarfollikel wird über eine kleine Arterie mit Nährstoffen versorgt und über eine kleine Vene werden die Stoffwechselendprodukte abtransportiert. Jedes Haar ist mit einer Talgdrüse versehen, deren Ausführungsgang am Haarschaft auf der Hautoberfläche mündet.

Hautdrüsen

Es gibt drei Arten von Hautdrüsen. Sie werden nach den unterschiedlichen Sekreten, die sie produzieren, eingeteilt.

Talgdrüsen

Die Talgdrüsen sind im Allgemeinen mit einem Haarfollikel verbunden. Der Anteil, der Sekret produziert, liegt in der Lederhaut. Handflächen und Fußsohlen besitzen keine Talgdrüsen. Das Sekret ist eine Mischung aus Cholesterin, Proteinen und Elektrolyten. Der Talg bewahrt das Haar vor Austrocknung und hält die Haut geschmeidig. Er verhindert eine übermäßige Wasserverdunstung und stört das Wachstum von Bakterien.

Schweißdrüsen

Die Schweißdrüsen verteilen sich über die gesamte Körperoberfläche. Lediglich Lippenrand, Nagelbett, Eichel, Klitoris, kleine Schamlippen und Trommelfell sind ausgespart. Die Ausführungsgänge der Schweißdrüsen enden in einer Hautpore. Schweiß ist eine Mischung aus Wasser, Salzen, Harnstoff, Harnsäure, Aminosäuren, Ammoniak, Zucker, Milchsäure und Ascorbinsäure (Vitamin C). Seine Aufgabe besteht in erster Linie darin, die Körpertemperatur zu regulieren. Zum anderen scheidet der Körper über den Schweiß Stoffwechselendprodukte aus. Zusätzlich wird durch das saure Sekret der Schweißdrüsen der sogenannte Säureschutzmantel der Haut gebildet, der ebenso wie der Talg das Keimwachstum hemmt.

Duftdrüsen

Die Duftdrüsen produzieren ein Sekret, dessen Ausschüttung hormonell gesteuert wird. Man findet sie in den Achselhöhlen, der Schamregion und im Bereich der Brustwarzen. Die Sekretproduktion beginnt mit der Pubertät.

Nägel

Nägel sind von der Epidermis gebildete Hornplatten und dienen dem Schutz der Finger- und Zehenendglieder. Durch die Nägel wird die Tastempfindung verstärkt.

14.3 Hautturgor

DEFINITION

Der **Hautturgor** benennt den Spannungszustand der Haut.

Der sogenannte Turgordruck entsteht durch Wasseraufnahme in die Hautzellen nach dem Prinzip der Osmose. Das bedeutet: Eindringen durch eine teilweise durchlässige Membran. Die Zellen vergrößern sich bei Flüssigkeitsaufnahme bzw. schrumpfen bei Flüssigkeitsverlust. Die Zellwand wird also je nach Flüssigkeitsgehalt mehr oder weniger gedehnt. Für eine elastische Haut sind eine ausreichende Flüssigkeitszufuhr und eine ausgeglichene Ernährung von Bedeutung.

Normaler Hautturgor

Beim normalen Hautturgor ist die Haut druckelastisch. Bildet man mit Daumen und Zeigefinger eine Falte auf dem Handrücken, zieht sich der Hautbereich nach dem Loslassen schnell wieder in seine Ursprungsposition zurück.

Herabgesetzter Hautturgor

Physiologisch ist ein herabgesetzter Hautturgor bei älteren Menschen auszumachen. Das Bindegewebe der Altershaut hat eine verminderte Wasseraufnahmefähigkeit. Beim älteren Menschen weist die Haut nur noch ein Drittel ihrer ursprünglichen Dicke auf. Beim herabgesetzten Hautturgor ist die Haut faltig und schlaff (➤ Abb. 14.2).

Exsikkose

Pathologisch ist die Exsikkose, die Austrocknung (lat. *ex:* aus, *siccus:* trocken), als Folge einer Dehydratation (Flüssigkeitsmangel oder -verlust) Ursache für einen herabgesetzten Hautturgor. Das kann auch der Fall sein bei häufigem Erbrechen, lang anhaltenden Durchfällen (Diarrhö), hohem Fieber, starken Verbrennungen und bei großem Blutverlust oder Diuretikatherapie.

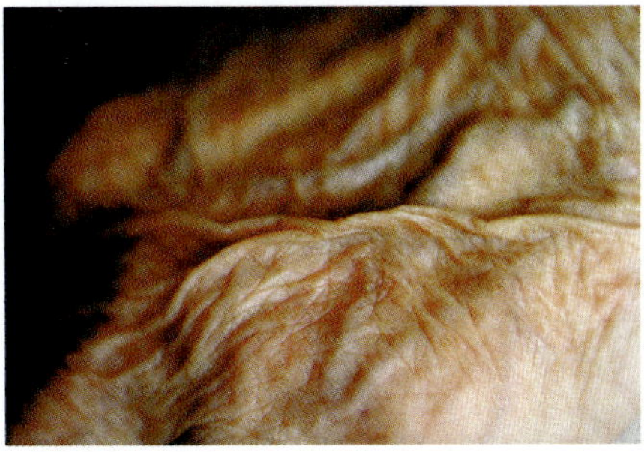

Abb. 14.2 Verminderter Hautturgor [K157]

14.4 Hauterkrankungen

Die Fähigkeiten zur Aufrechterhaltung der natürlichen Schutzschicht können durch Erkrankungen der Haut gestört werden. Viele Erkrankungen machen sichtbare Veränderungen auf Haut und Schleimhaut.

Das Ekzem

Sammelbegriff für verschiedene entzündliche in der Regel juckende Hauterkrankungen. Meist mit Flüssigkeit gefüllte Knötchen. Die Schleimhaut ist nicht befallen.

- Allergisches Kontaktekzem
- Neurodermitis

Das Exanthem

Sammelbegriff für entzündliche Veränderungen der Haut, die aus einer Vielzahl von Einzelelementen bestehen, häufig typische Verteilungsmuster bilden und größere Körperpartien betreffen

- Arzneimittelexanthem

Das Enanthem

Entzündliche Veränderung der Schleimhäute.

- Masern

Das Erythem

Entzündliche Rötung der Haut ohne weitere Effloreszenzen. Oft nur auf kleinere Körperpartien beschränkt. Bedingt durch lokale Hyperämie.

- Affekterythem (Erröten)
- Gelegentlich Nebenwirkung von Medikamenten (ACE-Hemmer)

Das Erysipel

Akute Entzündung der Lederhaut durch Bakterien (β-hämolysiernde Streptokokken der Gruppe A), nach einer Hautverletzung. Wird als Wundrose bezeichnet.

Eine Entzündung ist eine Abwehrreaktion (Immunreaktion) des Körpers auf Zellschäden verschiedenster Ursache, mit dem Ziel, die Schadensursache einzugrenzen und eingedrungene Krankheitserreger oder Giftstoffe aus den Gewebszellen zu entfernen. Die Entzündung hat 5 klassische Anzeichen:

- Rötung
- Überwärmung
- Schwellung
- Schmerz
- Eingeschränkte Funktion

14.5 Symptome und Beschwerden bei Hauterkrankungen

Hauterkrankungen sind von unterschiedlichen Hauterscheinungen gekennzeichnet. Um eine Einteilung vorzunehmen, werden sie in der Dermatologie als Effloreszenzen, Hautblüte (lat. efflorescere, „aufblühen, sprießen"), bezeichnet und dienen der Einteilung des dermatologischen Befunds.

Effloreszenzen werden nach Lokalisation, Anzahl, Farbe, Grenzen und Gliederung bewertet. Sie werden aufgrund ihrer Entstehung, Entwicklung oder Rückbildung beurteilt. Effloreszenzen werden je nach Zeitpunkt ihres Auftretens in zwei Bereiche aufgeteilt, in die primären (zuerst) und sekundären (darauffolgenden) Effloreszenzen (➤ Abb. 14.3).

- **Primäre Effloreszenzen** sind unmittelbar von der Krankheit verursacht.
- **Sekundäre Effloreszenzen** entwickeln sich oft aus bereits vorhandenen primären Effloreszenzen.

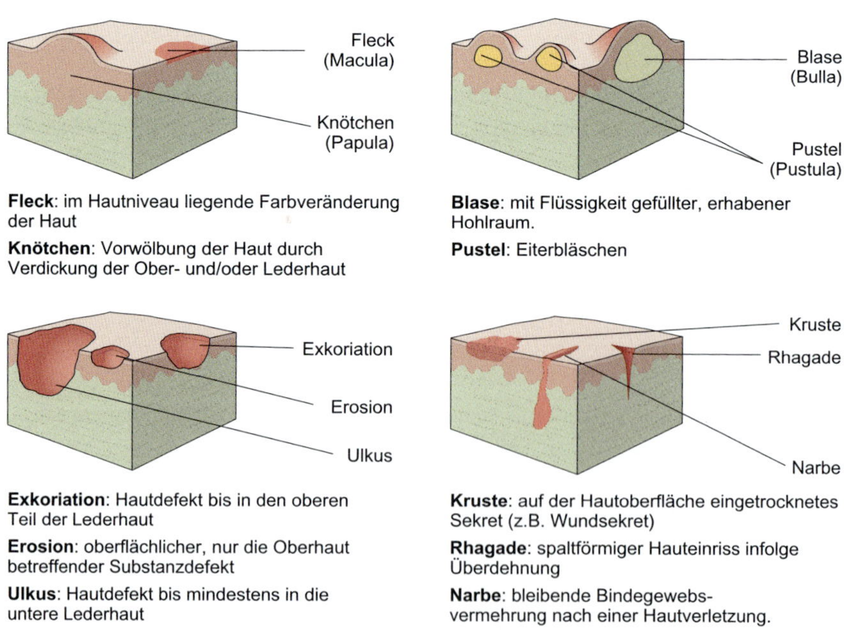

Abb. 14.3 Effloreszenzen [L190]

Juckreiz

Der Juckreiz oder auch Pruritus (lat. *prurire:* jucken) ist eine unangenehme bis quälende Empfindung auf der Haut, die ein mehr oder weniger heftiges Kratzen provoziert. In erster Linie bedeutet Pruritus einen Juckreiz ohne sichtbare Hautveränderungen. Er kann aber ein Indiz für diverse Hauterkrankungen sein oder als deren Folge auftreten. Oft ist er sogar Symptom einer inneren Allgemeinerkrankung.

Viele ältere Menschen leiden unter Juckreiz als Begleitsymptom von Flüssigkeits- oder Ernährungsmangel oder als Nebenwirkung von Medikamenten. Erkrankungen, bei denen es als Begleitsymptom zu Juckreiz kommen kann, sind nachfolgend aufgeführt.

- Leukämie
- Lebererkrankungen
- Diabetes mellitus
- Chronisches Nierenleiden
- Krebserkrankungen des Körperinneren
- Eisenmangelanämie
- Psychische Erkrankungen
- Hauterkrankungen:
  - Krätze
  - Starke Austrocknung der Haut
  - Neurodermitis
  - Allergische Kontaktdermatitis

Juckreiz kann sehr belastend sein und sollte daher, um Folgeschäden durch Kratzen zu vermeiden, gemildert werden. Aufgekratzte Areale können sich infizieren und Infektionen auslösen, die je nach vorliegender Grunderkrankung bedrohlich werden können.

Zur Linderung von Juckreiz gibt es eine Reihe äußerlicher Anwendungen in Form von Cremes, Salben, Tinkturen und medizinischen Bädern. Weiterhin ist zu beachten:

- Raumtemperatur, wenn möglich, kühl halten, da Wärme den Juckreiz verschlimmert
- Nicht zu lange und zu warm duschen oder baden
- Baumwollhandschuhe zur Nacht (➤ Abb. 14.4)
- Zusätzliche Hautreizung durch harte Kleidung vermeiden
- Geeignete Waschmittel und Seifen auswählen
- Entspannungstechniken einüben

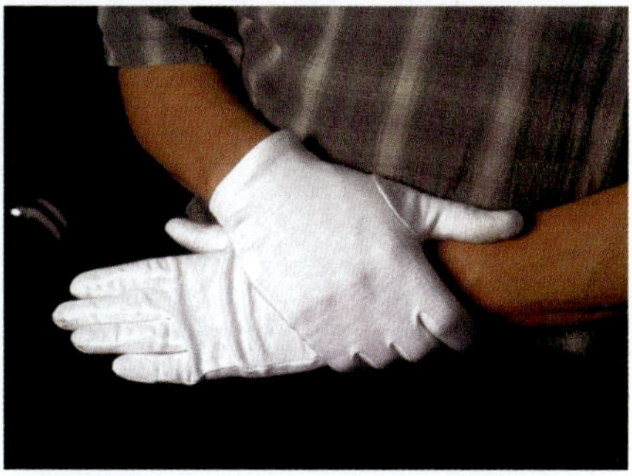

Abb. 14.4 Baumwollhandschuhe [K183]

Symptome im Bereich der Kopf- und Körperhaare

Haare sind bis heute in allen Kulturen Symbol für Kraft, Jugend, Lebensenergie, Schönheit und Gesundheit. Haare sind in unserer Gesellschaft für das persönliche Wohlbefinden sehr wichtig. Störungen, die im Bereich der Kopf- und Körperhaare auftreten, sind medizinisch und allgemeinbefindlich von Bedeutung. Bei verschiedenen Erkrankungen, z. B. bei Neurodermitis, einer chronisch wiederkehrenden Entzündung der Haut mit Juckreiz, Rötung, Nässen und Schuppenbildung, kann es in schweren Fällen zu verstärkter Schuppung der Kopfhaut mit starkem Juckreiz kommen. In die durch Kratzen entstandenen kleinen Hautverletzungen können Keime eindringen und Haarwurzelentzündungen hervorrufen. Diese können zu Haarausfall führen.

Nagelveränderungen

Veränderungen an den Nägeln kann man in Form und Farbe beobachten. Aufgrund der Vielzahl der Veränderungen wird hier nur ein kleiner Teil beschrieben.

Formveränderungen

(➤ Tab. 14.1)

Tab. 14.1 Formveränderungen bei Nägeln

Veränderung	Mögliche Ursachen
Längsfurchen	Treten bei älteren Menschen auf und sind ohne Krankheitswert
Uhrglasnägel (➤ Abb. 14.5)	Große, gewölbte, rundlich veränderte Nägel; können als Symptom bei Herz- und Lungenerkrankungen auftreten, die mit Sauerstoffmangel einhergehen

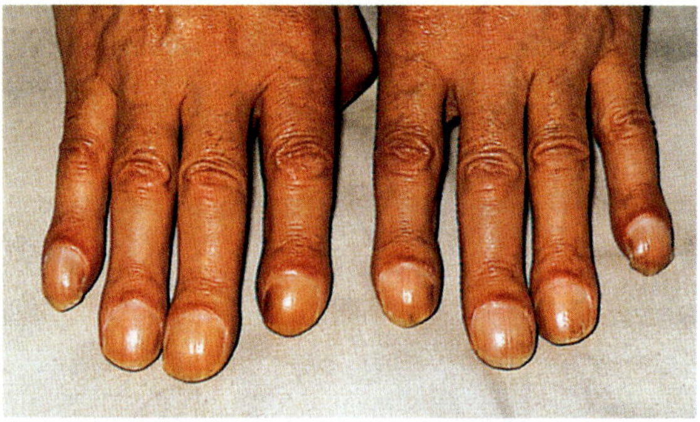

Abb. 14.5 Uhrglasnägel [E922]

Farbveränderungen

(➤ Tab. 14.2)

Tab. 14.2 Farbveränderungen bei Nägeln

Veränderung	Mögliche Ursachen
Gelb-braun	Pilzerkrankungen
Grau	Durch Medikamente
Blau	Sauerstoffmangel

14.6 Indikationen und Wirkungsweisen dermatologischer Bäder

In den vergangenen Jahrhunderten kannten viele Kulturen die Bedeutung von Bädern zur Vorbeugung, Behandlung und Linderung verschiedenster Beschwerden. In der Behandlungspflege können sie als Wannenbad, Bewegungsbad, Ganz- oder Teilbad, zur Entspannung und zur Schmerzlinderung eingesetzt werden. Zur Anwendung kommen dermatologische Bäder bei vielen Hauterkrankungen, Muskel- und Gelenkbeschwerden. Aber auch ohne besondere Symptomlage ist ein Wannenbad oder Teilbad sehr wohltuend. Die wärmende Wirkung des Wassers regt die Durchblutung und den Stoffwechsel an. Mit verschiedenen Zusätzen wird die therapeutische Wirkung noch verstärkt. Verordnete Zusätze sind nach Packungsbeilage anzuwenden.

Besteht keine direkte Anordnung, ist es jedoch ratsam, die verwendeten Zusätze mit den behandelnden Ärzten und Ärztinnen abzusprechen. Badezusätze enthalten beispielsweise ätherische Öle, die über die Haut und Atemwege aufgenommen werden und allergische Reaktionen auslösen können. Auch sind Wechselwirkungen mit anderen Medikamenten möglich.

Zur Durchführung eines dermatologischen Bades im häuslichen Bereich müssen verschiedenste Überlegungen angestellt und bestimmte Voraussetzungen geschaffen werden. Baden ist eine intime Angelegenheit und erfordert ein vertrauensvolles Miteinander. Üblicherweise baden wir heutzutage allein und erlauben nur uns sehr nahestehenden Menschen, dabei zu sein (➤ Abb. 14.6).

Oft sind das Ein- und Aussteigen aus der Badewanne für ältere Menschen mit Befürchtungen verbunden. Es kann die Angst bestehen, auszurutschen und hinzufallen oder nicht mehr aus der Wanne herauszukommen. Für ältere oder körperlich stark eingeschränkte Menschen gibt es eine Vielzahl von Hilfsmitteln, um selbstständig oder mit Hilfe die Badewanne zu benutzen. Eine rutschfeste Gummimatte oder fest montierte Haltegriffe an der Wand sind dabei von Vorteil (➤ Abb. 14.7).

Eine Trittstufe oder Trittleitern mit Haltegriffen, fest an die Badewanne montiert, sind für Menschen mit leichter Bewegungseinschränkung eine Möglichkeit, weiterhin ein Bad zu genießen. An der Decke oder Wand installierte Strick- und Griffleitern können ebenso hilfreich sein wie ein Badewannensitz oder ein Badewannenlifter (➤ Abb. 14.8).

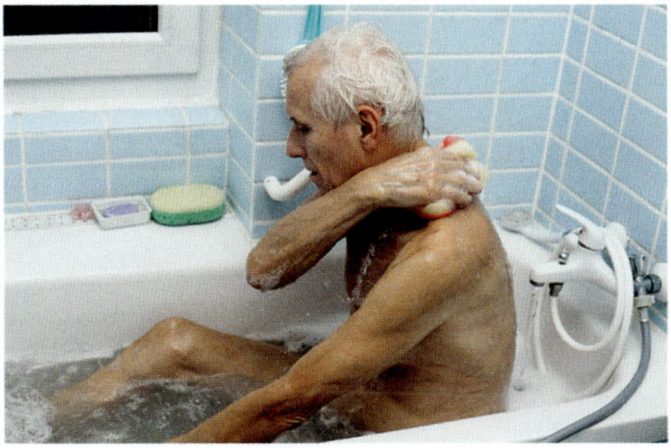

Abb. 14.6 Individuelle Gewohnheiten bei der Körperpflege [J787]

Zur Durchführung sind folgende Materialien zu richten:
- Thermometer für die Badewanne
- Badezusatz nach Anordnung
- Evtl. Nackenstütze
- Evtl. Schelle/Glocke
- Ein bis zwei Waschlappen
- Großes Badetuch
- Zwei bis drei kleinere Handtücher für Kopf und Füße
- Pflegeartikel zur Haar- und Körperpflege
- Frische Wäsche
- Kamm, Bürste, Haartrockner

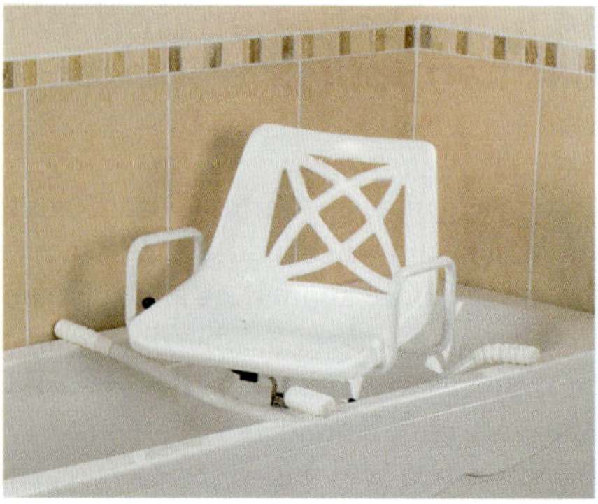

Abb. 14.7 Wannensitze mit Griffen und schwenkbarer Sitzfläche [U151]

Die Räumlichkeiten sollten ebenfalls entsprechend vorbereitet werden, die Materialien vorher zusammengestellt und griffbereit sein. Bei Menschen mit Sensibilitätsstörungen bedarf es besonderer Vorsicht bei der Wahl der Wassertemperatur, um Verbrühungen zu vermeiden.

Im Folgenden wird der grobe Ablauf der Durchführung eines Bades erläutert. Individuelle Wünsche und Gewohnheiten sind immer zu berücksichtigen.
- Für angenehme Temperatur im Raum sorgen
- Fenster und Türen schließen
- Das Bad einlaufen lassen und verordnete Zusätze nach Anweisung der Packungsbeilage dosieren
- Wassertemperatur prüfen lassen und auf Wunsch regulieren
- Hilfestellung beim Entkleiden leisten
- Hilfestellung beim Einsteigen in die Wanne leisten
- Einwirkzeit der Zusätze laut Packungsbeilage beachten
- Für die Dauer des Bades dem zu Pflegenden auf Wunsch Gesellschaft leisten
- Möchte der zu Pflegende allein sein, den Raum verlassen und die Tür anlehnen, damit der zu Pflegende die Möglichkeit hat, sich zu melden
- Nach Beenden des Badevorgangs Hilfe beim Aussteigen aus der Wanne leisten
- Sitzmöglichkeit anbieten

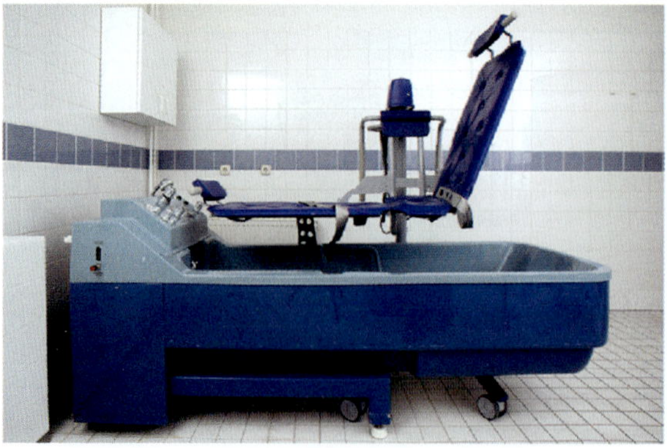

Abb. 14.8 Badewanne mit integriertem Patientenlifter [K115]

- Zum Abtrocknen ein großes Badetuch dem zu Pflegenden über die Schultern legen und ihn einwickeln
- Ein kleines Tuch für die Haare verwenden
- Die Haut sanft trocken tupfen
- Ein weiteres kleines Handtuch für die Füße benutzen
- Die Zehen und die Zehenzwischenräume gründlich abtrocknen
- Beim Ankleiden behilflich sein
- Hilfestellung beim Frisieren der Haare anbieten

ACHTUNG!

Während des Badevorgangs muss der zu Pflegende auf etwaige Veränderungen von Atmung, Kreislauf und Hautfarbe beobachtet werden.

Ein dermatologisches Bad ist körperliche Anstrengung für den zu Pflegenden. Daher kann er nach dem Bad zwar entspannt, aber auch erschöpft sein. Eine Ruhezeit direkt nach dem Bad sollte daher mitgeplant werden.

VON DER AUTORIN VERWENDETE LITERATUR

[1] Al-Abtah, J.: I care Pflege. 2. überarbeitete Auflage. Stuttgart; New York: Georg Thieme Verlag 2020. ISBN 978-3-13-241832-5.

[2] Amrhein, P.: I care Krankheitslehre. 2. überarbeitete Auflage, 3. korrigierter Nachdruck. Stuttgart; New York: Georg Thieme Verlag 2020. ISBN 978-3-13-241832-5.

[3] Bierbach, E.: Naturheilpraxis Heute kompakt. 4. Auflage, auf der Grundlage von „Naturheilpraxis heute", 6. Auflage. München: Elsevier 2020. ISBN 978-3-437-57615-7.

[4] Peyrefitte, G.: Anatomie und Physiologie der Haut: Praxishandbuch für Kosmetikerinnen, Podologinnen, PTAs und Pflegende. 3. Auflage. Bern: Hogrefe 2020. ISBN 978-3-456-86068-8.

WEITERFÜHRENDE LITERATUR

Jecklin, E.: Arbeitsbuch Anatomie und Physiologie für Pflege- und andere Gesundheitsfachberufe, Elsevier/Urban & Fischer Verlag, 15. Auflage München 2016.

Kirschnick, O.: Pflegetechniken von A–Z. Georg Thieme Verlag, 5. Auflage, Stuttgart 2016.

KAPITEL

15 Medizinische Einreibungen

Sabrina-Maxi Steffens

Eine medizinisch indizierte Einreibung kann auf verschiedene Arten mit verschiedenen Wirkstoffen und unterschiedlichen thermischen Wirkungen durchgeführt werden. Die medizinische Einreibung ist in der Häuslichen Krankenpflege-Richtlinie geregelt und wird beschrieben beim Punkt ***Verabreichen von ärztlich verordneten Medikamenten*** *als „Einreibung bei akuten posttraumatischen Zuständen, akuten entzündlichen Gelenkerkrankungen, akuten wirbelsäulenbedingten Symptomen, akuten dermatologischen Erkrankungen.“* [2].

Bei den oben aufgeführten akuten Erkrankungen kann eine medizinische Einreibung vom Arzt verordnet werden, wenn ein Mensch in der Feinmotorik oder der körperlichen Leistungsfähigkeit so stark eingeschränkt ist, dass dieser die Einreibung nicht mehr selbstständig durchführen kann. Dies gilt auch, wenn die geistige Leistungsfähigkeit so stark eingeschränkt ist, dass die sachgemäße Durchführung der medikamentösen Therapie nicht sichergestellt ist. Da es sich bei einer medizinischen Einreibung um eine behandlungspflegerische Leistung handelt, gelten alle Regelungen zur ärztlichen Anordnung von Medikamenten (➤ Kap. 3.9). Auch hier ist eine genaue Kenntnis zu Wirkungen und Nebenwirkungen des aufgetragenen Medikaments angezeigt, um eventuelle Veränderungen, wie lokale Hautirritationen oder systemische allergische Reaktionen, erkennen und deuten zu können. Menschen können auch auf die Grundlagen von Lokaltherapeutika, wie zum Beispiel Wollwachs (Lanolin), allergisch reagieren.

> Bei auftretenden Unverträglichkeitszeichen ist umgehend der/die behandelnde Arzt/Ärztin zu informieren, damit eine andere Therapie gewählt werden kann.

Einreibungen haben unterschiedlichste Indikationsstellungen. So können Einreibungen stimulierend, beruhigend, schmerzlindernd, kühlend, wärmend und entzündungshemmend etc. durchgeführt werden. Häufig werden Einreibungen jedoch als prophylaktische Maßnahme in der Pflege, zur Steigerung und Erhaltung der Gesundheit oder zur Hautpflege durchgeführt. Diese Formen der Einreibungen sind nicht als medizinisch verordnete Leistung nach den zuvor aufgeführten Kriterien zu werten. In diesem Kapitel werden die Anwendung und Wirkweise von Lokaltherapeutika zur medizinischen Einreibung erklärt.

15.1 Lokaltherapeutika

Zum Auftragen auf die Haut, also zur lokalen Anwendung, werden Lokaltherapeutika wie Salben, Cremes, Lotionen, Tinkturen, flüssige Lösungen, Pasten, Gele oder Salbenmixturen verwendet. In all diese halbfesten oder flüssigen Arzneiformen können Arzneistoffe eingearbeitet sein. Je nach eingearbeitetem Wirkstoff ergeben sich die Indikationsstellungen für das Auftragen auf die Haut.

Hauterkrankungen können lokal mit einem Lokaltherapeutikum oder auch systemisch, also mit einem auf den ganzen Körper wirkenden Medikament, behandelt werden. Häufig wird die lokale Therapie gewählt, da diese den Vorteil hat, dass die Wirkstoffe direkt an den betroffenen Hautarealen wirken können. Durch den örtlich begrenzten Einsatz können allgemeine Nebenwirkungen des Arzneimittels im Gegensatz zur systemischen Anwendung verringert werden.

Arzneimittel, die lokal begrenzt auf der Haut wirken, bestehen zumeist aus drei Komponenten:

- Aus der **Salbengrundlage,** die aus einem Grund- beziehungsweise Trägerstoff gebildet wird.
- Und aus einer Arzneimittelsubstanz, also dem **Wirkstoff,** und weiteren **Zusatzstoffen.** Letztere dienen einer besseren Haltbarkeit oder zur Verbesserung von Aussehen, Konsistenz und des Geruchs (Duftstoffe).

Grundstoffe

Grundstoffe dienen als Trägerstoff oder als Verdünnungssubstanz. Die spezifische Zusammenstellung des Grundstoffs bestimmt die Tiefe, in die der Wirkstoff in die Haut eindringen kann, und somit die Wirksamkeit. Der Grundstoff sollte auf den Hauttyp (normal, fettig, trocken, ggf. Wundart) beziehungsweise auf die Hauterkrankung und deren Dauer und Form (z. B. akut oder chronisch) und Lokalisation abgestimmt sein, da auch Grundstoffe eine Wirkung auf die Haut ausüben. So ist bei trockener Haut ein fetthaltiger Grundstoff (Salbe) und bei fettender Haut ein stark wasserhaltiges Mittel (Creme) einzusetzen. Bei hohem Fettgehalt eines Grundstoffes steigt die Eindringungstiefe und der kühlende Effekt durch Verdunstung auf der Haut nimmt ab, da wenig Wasser eingearbeitet ist und verdunsten kann.

Grundstoffe werden je nach ihrer Beschaffenheit in fettige, feste oder flüssige Konsistenzen eingeteilt, auch sind Kombinationen von Grundstoffen möglich. Im Folgenden sind die verschiedenen Arten von Grundstoffen und deren Wirkweisen aufgeführt.

Fettige Grundstoffe

Fette behindern die Verdunstungsfunktion der Haut und lösen darüber einen Sekret- beziehungsweise Wärmestau der Haut aus (Okklusionseffekt). Bedingt dadurch weicht die Haut auf, Hautschuppen lösen sich und die Wirkstoffe können tief in die Haut eindringen (es wird eine bessere Tiefenwirkung erzielt). Fettige Grundstoffe finden Einsatz bei rauer, schuppiger oder spröder Haut, da Fette die Haut glätten. Bei stark fettender Haut und bei entzündlichen nässenden Hauterkrankungen dürfen stark fettige Substanzen keinen Einsatz finden, da es zu einer zusätzlichen Durchfeuchtung der Haut kommt. Zudem kann gebildetes Exsudat ggf. nicht abfließen und dies erhöht die Infektionsgefahr. Beispiele für fetthaltige Grundstoffe sind Silikon, Lanolin und Vaseline.

Feste Grundstoffe

Feste Grundsubstanzen wirken dadurch, dass sie Sekrete von der Hautoberfläche aufsaugen. Austrocknende, aufsaugende Substanzen sind Puder, Talkum oder Zinkoxid. Sie finden Anwendung bei oberflächlichen Entzündungen der Haut. Nicht angewendet werden dürfen austrocknende Substanzen bei sehr trockener Haut, stark nässenden Hauterkrankungen, offenen Wunden oder zur Therapie in großen Hautfalten. Kontraindiziert ist die Anwendung auch bei nässenden Hautstellen, da Puderteilchen in Verbindung mit Feuchtigkeit (Schweiß, Sekreten) Klümpchen bilden, die zu weiteren Hautreizungen führen können.

Flüssige Grundstoffe

Flüssige Grundstoffe (Tinkturen, Lösungen), wie Wasser oder Alkohole, wirken kühlend, denn sie verdunsten an der Hautoberfläche. Durch die entstehende Kühlung mildern flüssige Grundstoffe auch Juckreiz und Entzündungen. Flüssige Stoffe eignen sich zur gleichmäßigen Verteilung auf der Haut. Nach erfolgter Verdunstung verbleibt ein gleichmäßiger Wirkstofffilm auf der Haut. Ein Nachteil bei häufigem Gebrauch ist die austrocknende Wirkung. Flüssige Grundstoffe sollten daher nur bedingt Anwendung auf trockener Haut finden.

Grundstoffkombinationen

Grundstoffe können, um eine auf den Hauttyp abgestimmte Salbengrundlage zu erhalten, aufeinander abgestimmt kombiniert werden.

Salben, Cremes und Lotionen sind Emulsionen (feinste Verteilung/Verbindungen zweier nicht miteinander mischbarer Flüssigkeiten). Die Gemische bestehen aus speziellen Anteilen an Fett und Wasser. Je nach Konzeption der Emulsion ist ein höherer oder niedrigerer Wasseranteil verarbeitet. Emulsionen können zum einen Wasser-in-Öl-Gemische (W/O-Emulsion) sein. Hier werden Wassertropfen in die Ölgrundlage eingearbeitet. Zum anderen gibt es Öl-in-Wasser-Emulsionen (O/W-Emulsion). Hier werden Öltröpfchen fein verteilt in die wässrige Grundlage eingearbeitet und von dieser umhüllt.

Salben bestehen aus einem Fettanteil mit unterschiedlich hohem Wasseranteil. Durch den hohen Fettgehalt ziehen Salben nur schlecht ein und sind zur Pflege von trockener, schuppender Haut geeignet.

Cremes haben im Gegensatz zu Salben einen höheren Wasseranteil. Aus diesem Grund ziehen sie besser in die Haut ein als Salben.

Lotionen sind Cremes in flüssiger Form. Sie weisen einen noch höheren Wasseranteil auf und sind für die Behandlung großer Hautflächen oder zur Ganzkörpereinreibung geeignet.

Gele sind mithilfe eines Gelbildners verfestigte Flüssigkeiten, die zumeist keinen Fettanteil aufweisen. Gele sind als Arzneistoffträger besonders gut zum Kühlen der Haut geeignet. Gele ziehen durch den hohen Wasseranteil schnell in die Haut ein.

Pasten oder auch Pudersalben sind Salben, die einen hohen Feststoffanteil haben. Je nach Anteil können sie weich oder hart sein. Harte Pasten ziehen aufgrund der hohen Feststoffanteile nicht in die Haut ein, sondern decken diese ab und schützen so vor weiteren schädigenden Einflüssen. Weiche Pasten haben einen niedrigeren Anteil und bewirken eine stärkere Fettung der Haut. Pasten sind Gemische aus Puder und Salbe, die sich zur lokalen Therapie eignen und einen austrocknenden Effekt aufweisen.

Schüttelmixturen sind Suspensionen von Puder und Flüssigkeiten. Im Gegensatz zu Cremes und Lotionen sind in Schüttelmixturen keine Emulgatoren zugesetzt, zur Durchmischung der festen und flüssigen Anteile muss eine „Schüttel"-Mixtur vor jeder Anwendung durch Schütteln vermischt werden.

Nach dem Auftragen verdunsten die flüssigen Bestandteile und der Puder bleibt auf dem Hautareal zurück. Schüttelmixturen haben ähnliche Wirkungen wie Puder, sind jedoch besser auftragbar und haben durch den hohen Flüssigkeitsanteil eine kühlende und den Juckreiz lindernde Wirkung. Geeignet sind Schüttelmixturen für Wunden, die weder stark nässen noch zu trocken sind. Schüttelmixturen werden zumeist mit einem Pinsel aufgebracht, weswegen man diese Technik auch als Trockenpinselung bezeichnet.

Wirkstoffe

Es gibt unterschiedliche Arten von Wirkstoffen, die in Abhängigkeit von der zu erzielenden oder gewünschten Wirkung des Arzneimittels den Grundstoffen zugesetzt werden.

Zusatzstoffe

Zusatzstoffe werden, wie der Name impliziert, dem Grundstoff und dem Wirkstoff zugegeben. Zusatzstoffe können auch ein Auslöser für eine Unverträglichkeit (Allergie) sein. Sie dienen als:

- Stabilisatoren und halten die gemischten Substanzen zusammen
- Emulgatoren, das heißt, sie verbessern die Emulgation, also die Vermischung von Substanzen, die ansonsten nicht mischbar wären
- Konservierungsstoffe, diese verlängern die Haltbarkeit (Konservierung)
- Geruchsstoffe, um dem Präparat einen angenehmen Geruch zu geben
- Farbstoffe
- Lösungsmittel

15.2 Durchführung lokaltherapeutischer Maßnahmen/medizinischer Einreibungen

Die Aufgabe von Pflegenden bei der Durchführung von medizinischen Einreibungen ist nicht nur das fach- und sachgerechte Aufbringen des Mittels. Ebenso wichtig ist eine genaue Kenntnis von Wirkung und Nebenwirkungen des Präparates. Auch eine sorgfältige Krankenbeobachtung und Dokumentation der Hauterkrankung sowie ihrer Veränderung im Therapieverlauf sind unerlässlich. Dasselbe gilt für die Dokumentation der durchgeführten Maßnahmen. Durch eine konstante Darstellung des Therapieverlaufs kann eine gute Einschätzung der angeordneten Therapie erfolgen. Zudem ist der hilfebedürftige Mensch bestmöglich in die Durchführung der Maßnahme einzubinden, seine Selbstpflegefähigkeit durch Beratung, Schulung und Anleitung zu stärken. Informierte Erkrankte können durch ihre Mitwirkung und Kenntnisse bezüglich ihrer Erkrankung und der erfolgenden Therapie positiv auf den Heilungsverlauf Einfluss nehmen.

Regeln zum Umgang mit Lokaltherapeutika

- Da es sich bei Lokaltherapeutika um Medikamente handelt, findet auch hier die 5-R-Regel Anwendung (> Kap. 3.9).
- Präparate sollten eine eindeutige Zuordnung aufweisen, um Verwechslungen auszuschließen.
- Auf der Verpackung muss ein Anbruchdatum mit Handzeichen der Pflegekraft, welche den Anbruch vorgenommen hat, verzeichnet sein.
- Die Empfehlungen des Herstellers zur Lagerung und zum Umgang sind zu beachten.
- Bett und/oder Kleidung sind vor dem Arzneimittel zu schützen.
- Einreibungen werden immer mit medizinischen Schutzhandschuhen durchgeführt, bei Latexhandschuhen ist auf eine eventuelle Kontaktallergie zu achten.
- Reste des Arzneimittels sind je nach ärztlicher Anordnung vor erneuter Anwendung vom Hautareal zu entfernen.
- Vor dem Auftragen des Therapeutikums wird eine genaue Hautinspektion durchgeführt und der einzureibende Mensch zu Krankheitssymptomen, Krankheitsverlauf und zu eventuell auftretenden Nebenwirkungen befragt.
- Cremes und Salben etc. werden nur mit Spateln entnommen, niemals mit den Fingern, um eine Keimbesiedelung des Therapeutikums zu vermeiden.
- Tinkturen oder flüssige Lokaltherapeutika werden auf Watteträger aufgegeben, welche nach jedem Kontakt mit dem/der Einzureibenden entsorgt werden.
- Das zu verwendende Material ist griffbereit zu richten und nach Gebrauch zügig und sorgfältig zu verschließen. Innenseiten von Deckel und Verschlusskappen sollten nicht mit der Unterlage in Berührung kommen.
- Um eine Kontamination zu vermeiden, werden Tuben nicht als Applikatoren eingesetzt.
- Verbandstoffe sind Einmalmaterialien und nach Gebrauch zu verwerfen.
- Verbandwechsel sollten zügig durchgeführt werden, um Keimbesiedelung und eventuell entstehenden Juckreiz gering zu halten.

Zu richtende Materialien

- Therapeutikum (Salbe, Creme, Gel, Lösung etc.), weitere Materialien, die zur Durchführung der ärztlichen Verordnung benötigt werden
- Spatel, Watteträger, evtl. Tupfer
- Händedesinfektionsmittel
- Medizinische Schutzhandschuhe
- Ggf. Verbandmaterial
- Abwurfbehälter

Durchführung

- Den Menschen über die durchzuführende Maßnahme informieren
- Den zu versorgenden Menschen in eine geeignete und bequeme Position zur Durchführung der Maßnahme bringen
- Alle Materialen griffbereit stellen (auf hygienische Arbeitsweise achten)
- Hände desinfizieren, Handschuhe überstreifen
- Creme, Salbe etc. aus dem Gefäß mittels eines Spatels entnehmen und die entnommene Salbe auf einen Tupfer oder Kompresse aufgeben. Das aufzutragende Therapeutikum darf nicht mit kontaminierten Gegenständen in Kontakt kommen (gebrauchte Handschuhe, Spatel, Tupfer)
- Gebrauchte Materialien entsorgen
- Einreibung vorsichtig unter Beobachtung des einzureibenden Menschen nach ärztlicher Anordnung durchführen
- Handschuhe abstreifen, verwerfen, Hände desinfizieren, ggf. erneut Handschuhe anziehen
- Gebrauchte Materialien verschließen
- Menschen in die gewünschte Position helfen
- Nachsorge des Pflegebereichs
- Dokumentation des Hautzustandes und der durchgeführten Maßnahmen

Das Auftragen von Präparaten zur lokalen Anwendung auf der Haut stellt nur eine Form der lokaltherapeutischen Anwendung dar. Auch die im ➤ Kap. 14 aufgeführten dermatologischen Voll- oder Teilbäder sind hierunter zu zählen. Weiterhin gehören zur lokaltherapeutischen Therapie das Anlegen von feuchten Umschlägen oder das Anlegen von Verbänden, um Hautareale abzudecken.

VON DER AUTORIN VERWENDETE LITERATUR

[1] Baumgartner, L. et al.: Häusliche Pflege Heute, Elsevier/Urban & Fischer Verlag, München 2003
[2] Gemeinsamer Bundesausschuss: Richtlinie über die Verordnung von häuslicher Krankenpflege, www.g-ba.de, Stand: 20.10.2022 https://www.g-ba.de/richtlinien/11/ (letzter Zugriff: 16.01.2023)
[3] Schäffler, A. et al.: Pflege Heute, Gustav Fischer Verlag, Stuttgart 1997

WEITERFÜHRENDE LITERATUR

Kirschnick, O.: Pflegetechniken von A – Z. Georg Thieme Verlag, 5. Auflage, Stuttgart 2016.
Menche, N. et al.: Pflege Heute. Elsevier/Urban & Fischer Verlag, 7. Auflage, München 2019.

KAPITEL

16 Thermotherapie

Janina Danz-Volmer

Die Thermotherapie kann im Rahmen der pflegerischen Versorgung eines Menschen verschiedene Zwecke erfüllen. Bei ihrer Anwendung müssen einige Aspekte beachtet werden. Auf diese wird im Folgenden näher eingegangen.

DEFINITION

In der **Thermotherapie** werden Wärmeenergien therapeutisch eingesetzt (griech. *thermos:* warm). Sie wird in Wärmetherapie und Kältetherapie eingeteilt.

Da zu den im Curriculum dieser Qualifizierungsmaßnahme festgelegten Inhalten das „Auflegen von Kälteträgern" gehört, wird im Folgenden vorwiegend auf die Kältetherapie eingegangen.

Mit der Kältetherapie wird dem Körper Wärme entzogen. In der Fachsprache wird Kältetherapie Kryotherapie genannt (griech. *kryos:* Kälte, kalt). Die Kältetherapie wird zumeist lokal angewendet und setzt die physiologischen Wirkungen niedriger Temperaturen auf den Körper ein, um verschiedene Symptome und Erscheinungen von Erkrankungen zu lindern.

16.1 Wirkung von Kälte im Körper

Setzt man den menschlichen Körper der Kälte aus, so führt das zu einer Engstellung der Blutgefäße (Vasokonstriktion) und einer Anspannung der Muskulatur. Die Gefäßengstellung hat zur Folge, dass das gekühlte Gewebe weniger stark durchblutet wird. Durch diese geringere lokale Durchblutung kann die Bildung von Hämatomen (Blutergüssen) in Folge von Quetschungen oder Prellungen gemindert werden. Auch wirkt Kälte durch die herabgesetzte Durchblutung des Gewebes bei Verletzungen lokal antiödematös (abschwellend,

Tab. 16.1 Wirkungen von Kälte im Körper

Gefäßengstellung, verminderte Durchblutung	Senkung der Körpertemperatur	Sonstige
Minderung von Hämatomen	Hemmung von Entzündungen	Anspannung der Muskulatur
Lokal antiödematös	Senken von Fieber	Linderung von Schmerzen
Stillung von Blutungen		

gegen Wasseransammlungen im Gewebe). Wird der Kältereiz entzogen, wärmt sich das Gewebe langsam wieder auf und es kommt wieder zu einer vermehrten Durchblutung.

Zudem wirkt Kälte auch lokal entzündungshemmend, da die meisten Krankheitserreger an eine Körpertemperatur von 36–37 °C angepasst sind. Jedoch obliegt es hier dem Arzt oder der Ärztin, zu entscheiden, inwieweit Kältetherapie Erfolg versprechend ist und eingesetzt werden soll. Denn es gibt auch Krankheitserreger, die sich im kalten Milieu besonders gut vermehren.

Ebenso lassen sich traumatische Schmerzen (Verstauchung, Prellung etc.) oftmals durch Kälte lindern, weil Kältereize schneller ans Gehirn geleitet werden als Schmerzreize.

Nahezu selbstverständlich wird Kälte auch zur Senkung der Körpertemperatur, zum Beispiel bei Fieber, angewandt (➤ Tab. 16.1).

16.2 Indikationen und Verabreichungsformen der Kältetherapie

Die Gründe, weshalb eine Kältetherapie zur Anwendung kommt, lassen sich aus den Wirkungen, die Kälte im Körper entfaltet, ableiten.

Kältetherapie kommt größtenteils bei akuten Erkrankungen und Infektionen, die mit Schmerzen und Schwellungen einhergehen, wie beispielsweise Verstauchungen oder Prellungen, zum Einsatz.

Es ist jedoch nicht zu vergessen, dass letztendlich der betroffene Mensch entscheidet, ob und in welchem Maß er seine Beschwerden mit Kälte behandeln möchte. Gerade bei chronischen Beschwerden wissen die Betroffenen oft selbst am besten, wann ihnen Wärme oder Kälte Linderung verschaffen.

Kältetherapie ist eine anzuordnende Maßnahme. Es muss daher eine eindeutige ärztliche Anordnung vorliegen.

Verabreichungsformen

Es gibt in der Pflege verschiedene Möglichkeiten, dem Körper Kälte zuzuführen. Im Folgenden werden einige Applikationsformen näher ausgeführt.

Kryopack

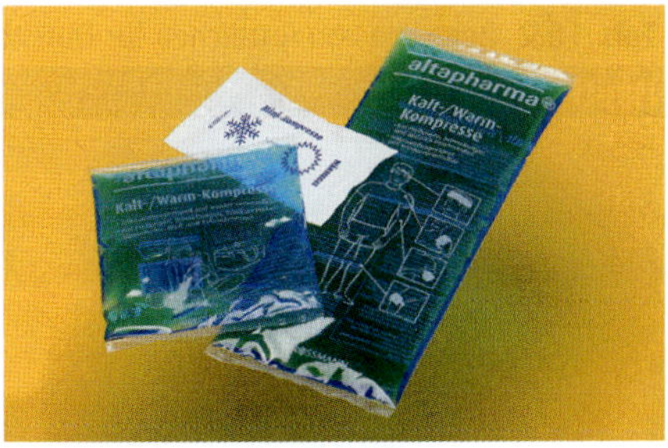

Abb. 16.1 Kryopack [K115]

Die umgangssprachlich auch „Cool-Pack“ oder „Gel-Pack“ genannten Silikatkompressen sind von einer Plastikhülle umgeben und auch in kaltem Zustand gut formbar und an das zu kühlende Körperteil anzupassen (➤ Abb. 16.1). Silikatkompressen können nach entsprechender Reinigung mehrfach verwendet werden. Einige Kompressen sind auch dazu geeignet, erwärmt zu werden. Generell sind bei der Anwendung immer die Hinweise des Herstellers zu befolgen.

Kryomanschette

Die Manschette (auch Eismanschette genannt) ist mit Eiswasser gefüllt und kann an das zu kühlende Körperteil angelegt werden. Auch sie kann nach Reinigung mehrfach verwendet werden.

Eisbeutel

Der leicht selbst herzustellende Eisbeutel ist eine mit zerkleinerten Eiswürfeln und Wasser gefüllte Tüte. Auch Wärmflaschen eignen sich für diese Form der Anwendung.

Frottierhandtuchtechnik

Ein haushaltsübliches Frottierhandtuch wird in Salzwasser getränkt und eingefroren (bei ca. minus 15 °C). Das Handtuch kann ebenfalls gut an den Körper angepasst werden.

> Bei der Anwendung von Kälte ist immer eine genaue Krankenbeobachtung vonnöten. Hierbei liegt das Augenmerk besonders auf der Beobachtung der Haut und der Kreislaufsituation.
> Bei stark pigmentierter Haut können die Veränderungen unter Umständen nur schwer zu erkennen sein.

Körperstellen, die nicht gut durchblutet sind, sollten nicht zusätzlich mit Kälte behandelt werden, da sich die Durchblutungssituation und damit die Versorgung des Gewebes mit Sauerstoff und Nährstoffen weiter verschlechtert. Es kann zu Erfrierungen, Wunden und sogar zum Absterben des Gewebes kommen. Auch sollte bei Menschen, bei denen Erkrankungen wie eine periphere arterielle Verschlusskrankheit (pAVK) bekannt sind, nur nach genauer Prüfung der Umstände und Absprache mit dem behandelnden Arzt mit Kälte behandelt werden (➤ Tab. 16.2).

Die gleichen Anzeichen gelten für Erkrankungen, die mit Schädigungen der Nerven und nachfolgenden Gefühlsstörungen einhergehen. Dies sind beispielsweise der Schlaganfall, Diabetes mellitus oder auch ein Bandscheibenvorfall und Beschwerden des Ischias-Nervs.

Tab. 16.2 Beispiele von Anzeichen für Durchblutungsstörungen	
Hautfarbe	**Gefühlsempfinden**
Blass	Eingeschränkte Sensibilität
Rötlich	Schmerzempfindlichkeit erhöht
Bläulich	Kalte Haut

16.3 Durchführung und mögliche Nebenwirkungen der Kältetherapie

In den meisten Fällen werden Kryopacks zur Anwendung von Kälte verwendet. Deshalb wird im Folgenden auf ihre Anwendung näher eingegangen. Auch unterscheiden sich die Handhabungen der einzelnen Kühlungsmöglichkeiten kaum voneinander.

Durchführung der Kältetherapie

- Kryopacks werden gekühlt oder eingefroren. Dies kann im Kühlschrank oder Gefrierfach geschehen. In Institutionen sollte darauf geachtet werden, dass die Cool-Packs nicht im gleichen Schrank wie Lebensmittel oder Arzneimittel gelagert werden. In Privathaushalten ist dies zu vernachlässigen.
- Haben die Packs den gewünschten Kältegrad erreicht, können sie aus dem Kühlfach entnommen werden.

ACHTUNG!

Aufgrund der schmerzlindernden Wirkung von Kälte ist es wichtig, das Pack in ein Handtuch oder Ähnliches zu wickeln. Da der Körper Schmerzen, die ja als Warnsignale fungieren, nicht mehr so stark wahrnehmen kann, besteht die Gefahr der Erfrierung.

- Das Pack kann nun an die Stelle gebracht werden, wo es wirken soll. Gegebenenfalls kann es mit einem leichten Verband locker fixiert werden, um ein Verrutschen zu vermeiden.
- Es darf nicht zu lange auf der zu kühlenden Körperstelle verweilen, da ansonsten die Gefahr von Erfrierungen besteht. Um dies zu verhindern, muss die Haut der Patienten sorgsam beobachtet werden.
- Der Kältereiz muss langsam entzogen werden, da ansonsten in der Folge eine reaktive Gefäßweitstellung erfolgt und es so zu einer Überwärmung des Gewebes kommt.
- Wird eine Veränderung des Haut- oder Kreislaufzustandes der Patienten beobachtet, muss der Kältereiz **sofort** entzogen und das Cool-Pack entfernt werden!
- Nach Beendigung der Kühlung wird das Kryopack gereinigt, ggf. desinfiziert und kann erneut in den Kühlschrank oder das Gefrierfach gelegt werden.

Anschließend muss dokumentiert werden:

- Wann, wie lange, mit welcher Kühlmöglichkeit (hier Cool-Pack) welcher Bereich des Körpers gekühlt wurde.

- Das Handzeichen der durchführenden Pflegekraft darf niemals fehlen.
- Außerdem ist eine Dokumentation der Anfangsbeschwerden und der Linderung, die durch die Kühlung erreicht werden konnte, sinnvoll (Maßnahme → Wirkung).
- Wird bei der Krankenbeobachtung eine weitere Veränderung des Zustandes des Betroffenen bzw. seiner Haut festgestellt, ist diese ebenfalls zu dokumentieren und ggf. der Arzt zu informieren.

Bei der Anwendung der Kältetherapie gelten folgende allgemeingültige Regeln:
- Vor Anwendung Durchblutungssituation überprüfen
- Verweilende Kälte darf keinen direkten Kontakt zur Haut haben
- Während der Kälteanwendung regelmäßig Kranken- und Hautbeobachtung durchführen, mit dem Menschen sprechen
- Der Kältereiz darf nicht zu lange andauern und muss langsam reduziert werden
- Nach der Anwendung wird das Material gereinigt und ggf. desinfiziert
- Dokumentation

Mögliche Nebenwirkungen

Die Kältetherapie kann Nebenwirkungen haben, die sich aus den Aspekten ableiten lassen, die vor und während der Kälteanwendung zu beachten sind. Es kann zu Durchblutungsstörungen und Verschlimmerung von Wunden kommen. Außerdem können Erfrierungen auftreten. Sie sind erkennbar an Kälte und Blässe der Haut, die sich auch nicht verändert, wenn der Betroffene sich einige Zeit bei **Raumtemperatur** aufhält.

Maßnahmen bei auftretenden Nebenwirkungen

- Kältereiz entfernen
- Patienten beruhigen
- Vorstellung beim Arzt, ggf. Notruf absetzen

16.4 Exkurs: Wärmetherapie

Neben der Kältetherapie gehört auch die Wärmetherapie zum Bereich der Thermotherapie. Auch die Wärmetherapie als solche muss ärztlich verordnet werden.

Indikationen

Die Wärmetherapie wird zumeist angewendet bei:
- Schmerzen
- Nicht-entzündlichen Erkrankungen

Weitere Anwendungsgebiete sind:
- Erkältungen
- Unterleibsbeschwerden (Menstruation, Magen-Darm-Krämpfe)

- Nieren- und Blasenbeschwerden
- Nerven- und Gelenkschmerzen

Wärme wirkt durch eine Erweiterung der Blutgefäße (Vasodilatation) fördernd auf die Durchblutung und regt den Stoffwechsel an. Sie wirkt auf die Muskulatur entspannend und kann Schmerzen lindern.

Verabreichungsformen

Durch warme Bäder wird dem Körper mehr Wärme zugeführt als er selbst produzieren kann und es kommt zu einem Anstieg der Körpertemperatur (➤ Kap. 14.6). Da bestimmte Stoffe wie Moor, Lehm, Fango etc. Wärme besonders lange speichern können, werden sie oftmals für die Anwendung in Form von Wickeln, Packungen und Auflagen verwendet.

Zu beachten

Wärmetherapie ist eine anzuordnende Maßnahme. Es muss eine eindeutige ärztliche Anordnung vorliegen.

ACHTUNG!

Es muss bei der Anwendung von Wärme beachtet werden, dass es durch die Weitstellung der Blutgefäße zu einer Überlastung des Herz-Kreislauf-Systems kommen kann.

Es können Kopfschmerzen auftreten und es kann sogar zur Bewusstlosigkeit kommen. Darüber hinaus besteht die Gefahr von Verbrennungen, welche insbesondere bei denjenigen Personen besteht, die auch gefährdet sind, eine Erfrierung zu erleiden. Hier sind alle Menschen mit körperlichen Empfindungsstörungen zu nennen.

Bei der Durchführung der Wärmetherapie in Form von Packungen und Wickeln sollten Fachleute hinzugezogen werden, da sie die einzelnen Wirkungsmechanismen genau kennen. Sie können Wärme gezielt einsetzen und daher den Therapieerfolg überprüfen. Pflegekräfte und zu pflegende Menschen können Wärme beispielsweise in Form von Körnerkissen oder Rotlicht-Lampen anwenden. Bei den Rotlicht-Lampen muss auf die Benutzungshinweise in der Bedienungsanleitung geachtet werden, da bei einigen Modellen das Tragen einer Schutzbrille notwendig ist und Metallgegenstände aus dem Umfeld entfernt werden müssen.

Bei jeder Anwendung von Wärme ist darauf zu achten, dass die Temperatur nicht zu hoch ist und die Applikation nicht zu lange andauert, da es durch die Schmerzlinderung zu lokalen Verbrennungen kommen kann. Folglich ist auch für die Wärmetherapie eine sorgfältige Krankenbeobachtung unerlässlich. Dokumentiert werden die gleichen Aspekte wie bei der Anwendung der Kältetherapie.

VON DER AUTORIN VERWENDETE UND WEITERFÜHRENDE LITERATUR

Kirschnick, O.: Pflegetechniken von A–Z. Georg Thieme Verlag, 5. Auflage, Stuttgart 2016.
Menche, N. (Hrsg.): Pflege Heute 7. Edition 2019 München: Urban & Fischer Verlag/Elsevier GmbH.
Onmeda.de: www.onmeda.de/behandlung/waermetherapie.html (letzter Zugriff 16.01.2023).
Rüther, W.: Orthopädie und Unfallchirurgie 20. A. München: Elsevier 2014.

KAPITEL

17 Inhalationen

Martina Cajetan

In der Therapie wird das Einatmen von Flüssigkeiten und Gasen zur Prophylaxe oder zur Behandlung von Atemwegserkrankungen eingesetzt. Auch besteht die Möglichkeit der Medikamentengabe mit Hilfe der Inhalation. Die Fähigkeit der Atemwege zur Selbstreinigung kann durch eine Inhalation (lat. *inhalare:* einatmen) gefördert werden. Dickes oder zähes Sekret wird auf diese Weise befeuchtet und verdünnt, damit es besser abgehustet werden kann. Dazu wird Wasser in Form von feinsten Tröpfchen mit Hilfe von Inhalationsgeräten inhaliert. Die Durchführung einer Inhalation ist nur nach vorheriger Absprache mit dem/der behandelnden Arzt/Ärztin gestattet und erfolgt auf ärztliche Anordnung.

17.1 Anatomie/Physiologie des Atemsystems

Mit Hilfe des Atmungssystems sind wir in der Lage, zu atmen. Das heißt, Atemgase in Form von Sauerstoff (O_2) und Kohlenstoffdioxid (CO_2) werden mit der Umgebung ausgetauscht. In den einzelnen Körperzellen wird der Sauerstoff bei den Verbrennungsvorgängen des Stoffwechsels zur Energiegewinnung verbraucht und das Kohlenstoffdioxid als Abfallprodukt gebildet. Die Lunge hat als zentrales Organ des Atemsystems die Funktion, den benötigten Sauerstoff aus der Atemluft aufzunehmen und Kohlenstoffdioxid als Endprodukt des Körperstoffwechsels wieder an die Umgebung abzugeben (➤ Abb. 17.1).

Das Atemsystem wird eingeteilt in obere- und untere Atemwege und das Atmungsorgan (➤ Tab. 17.1).

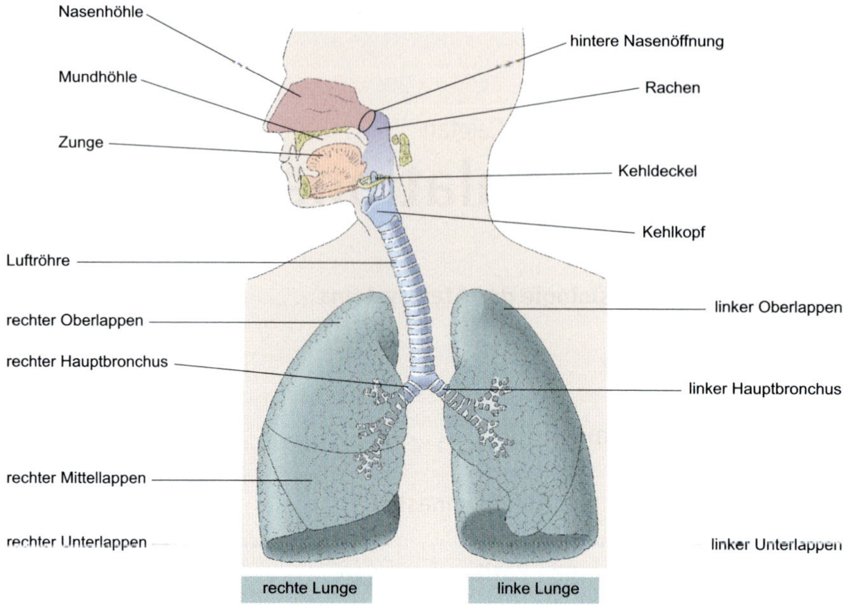

Abb. 17.1 Die Atemwege im Überblick [L190]

Tab. 17.1 Einteilung des Atemsystems

Teile des Atemsystems	Dazugehörige Strukturen
Obere Atemwege	Nase, Nasennebenhöhlen, Rachen (Pharynx)
Untere Atemwege	Kehlkopf (Larynx), Luftröhre (Trachea), Bronchien/Bronchiolen
Atemorgan	Lungenbläschen (Alveolen)

Aufgaben der Atemwege

In den Atemwegen erfolgt das Erwärmen, Reinigen und Befeuchten der Atemluft, die Kontrolle durch Geruch, Stimmbildung und Gastransport. Im Folgenden werden die einzelnen Regionen der Atemwege erläutert.

Nasenhöhle

Durch die Nasenscheidewand wird die Nasenhöhle in zwei Hälften geteilt. In der Nasenhöhle sitzen viele Drüsen, die dafür sorgen, die mit Schleimhaut ausgekleidete Nasenhöhle immer gut zu befeuchten. Die starke Durchblutung der Nasenhöhle sorgt für eine hellrote Färbung. Schutzhärchen, die am Naseneingang verteilt sitzen, verhindern das Eindringen von kleinsten Partikeln aus der Umgebungsluft.

In der Nasenhöhle mündet der Tränennasengang. Die in den Tränendrüsen der Augen gebildete Tränenflüssigkeit schwemmt über diese Verbindung Fremdkörper durch die Nase aus.

Nasennebenhöhlen

Die Nasennebenhöhlen sind luftgefüllte, mit Schleimhaut ausgekleidete, paarig angelegte Höhlen, die jeweils rechts und links der Nase im Schädelknochen angeordnet sind.

Hauptaufgaben:

- Belüftung des Schädels: damit wird das Gesichtsskelett leichter
- Vergrößerung der Oberfläche: damit wird die Erwärmung und Befeuchtung der Einatemluft in der Nasenhöhle erleichtert

Darüber hinaus dienen die Nasennebenhöhlen als verstärkender Hohlraum für die Stimme (Resonanzraum).

Rachen

Der Rachen hat die Aufgabe, die eingeatmete Luft weiterzuleiten. Hier kreuzen sich Luft- und Speiseweg. Im hinteren Bereich der Rachenwand wird durch das zu Schluckende unwillkürlich der Schluckakt ausgelöst.

Kehlkopf

Hier beginnen die unteren Luftwege. Der Kehlkopf sitzt der Trachea auf. Der männliche Kehlkopf ist größer als der weibliche. Die Sexualhormone sorgen für ein stärkeres Wachstum (Adamsapfel).

Der Kehlkopf erfüllt zwei wichtige Funktionen:

- **Pförtnerfunktion:** Beim Schluckakt legt sich der Kehldeckel schützend über die Luftröhre und verhindert so das Einatmen von Flüssigkeiten und Fremdkörpern (Aspiration).
- **Stimmbildung:** Die im Kehlkopfknorpel eingebetteten Stimmbänder werden beim Ausatmen in Schwingung versetzt, dabei wird ein Ton erzeugt. Um Sprache bilden zu können, braucht es jedoch das Zusammenspiel mehrerer Faktoren.

Gaumen, Zunge, Zähne und Lippen sorgen für die Bildung der Konsonanten und Vokalen. Die Charakteristik der Stimme (Klangfarbe) wird durch die Resonanzräume, Nasenhöhle, Nasennebenhöhlen, Rachen, Mund und Lungen bestimmt.

Luftröhre

Vom Kehlkopf bis zum 5. Brustwirbel erstreckt sich die Luftröhre. Hier endet sie und gabelt sich an der Bifurkation in den rechten und linken Hauptbronchus der Lunge. Die Trachea ist mit Flimmerepithel ausgekleidet, das in Richtung Rachen ausgerichtet ist.

Bronchien und Bronchiolen

Die beiden Hauptbronchien sind der Beginn eines sich immer feiner verästelnden Geflechts von Bronchien bis hin zu kleinsten Bronchiolen, an denen die Lungenbläschen (Alveolen) anheften. In diesem als Bronchialbaum bezeichneten Gewebe wird die Atemluft weiter

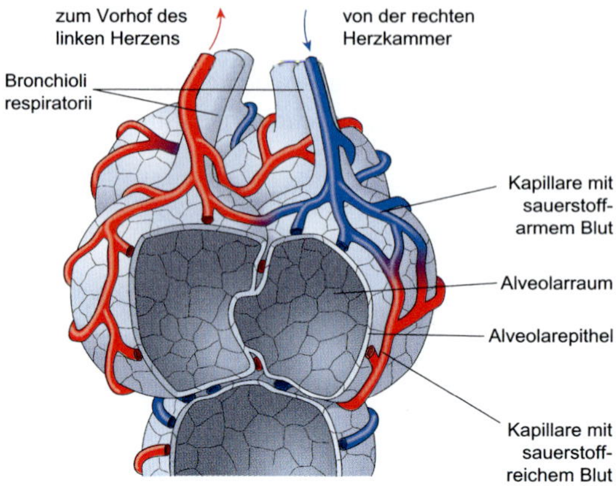

Abb. 17.2 Bau der Lungenbläschen (Alveolen) [L190]

erwärmt, befeuchtet und gereinigt. In den Alveolen schließlich findet der eigentliche Gasaustausch statt (➤ Abb. 17.2).

Lunge

Der Bronchialbaum und die Alveolen bilden das Lungengewebe. Der rechte Lungenflügel lässt sich in drei Lappen einteilen und der linke in zwei Lappen.

17.2 Atemmechanik

Ein Atemzug besteht aus einer aktiven und passiven Phase. Gesteuert durch das Atemzentrum im verlängerten Rückenmark. Wir atmen aktiv ein, wenn das Atemzentrum einen Sauerstoffmangel registriert. Die Zwischenrippenmuskulatur und das Zwerchfell werden innerviert, als Folge davon vergrößert sich der Brustkorb und die Lungen füllen sich mit Luft. Die Ausatmung erfolgt passiv durch das Zusammenziehen der elastischen Fasern in der Lunge, die so die Luft wieder nach außen pressen.

Atemfrequenz

In Ruhe atmen wir ca. 12- bis 16-mal in der Minute, dabei werden ca. 500 ccm Luft eingeatmet. Das entspricht einem Gesamtvolumen von ca. 6–8 L Luft pro Minute. Luftzusammensetzung ➤ Tab. 17.2

Tab. 17.2 Zusammensetzung der Luft

Gas	Vorkommen in der Einatemluft	Vorkommen in der Ausatemluft
Sauerstoff O_2	21 %	17 %
Kohlendioxid CO_2	0,04 %	4 %
Stickstoff, Wasserdampf	79–80 %	79–80 %
Edelgase	< 1 %	< 1 %

17.3 Inhalationsformen

Die einfachste Form der Inhalation, das Dampfbad mit dem Gesicht über einer Schüssel mit heißem Wasser, kennen Sie sicher aus der eigenen Kindheit. Bei Schnupfen oder hartnäckiger Nasennebenhöhlenentzündung, zur Atemerleichterung und Sekretlockerung brachte ein Dampfbad mit Kräutern Linderung.

In der gezielten Inhalationstherapie werden unterschiedlich einsetzbare Geräte verwendet, die Wasser in kleinste Tröpfchen aufspalten. Je kleiner die Tröpfchen, desto tiefer dringen diese in die Abschnitte der Atemwege ein. Die Größe eines Wassertropfens wird in Mikrometer (μm) angegeben.

Dampfinhalationsgerät

Mit diesem elektrischen Gerät wird in einem integrierten nachfüllbaren Behälter Wasser bis zum Siedepunkt erhitzt und verdampft. So werden die Atemwege gut befeuchtet und Atembeschwerden gelindert. Die Geräte ermöglichen meist mehrere Inhalationsmethoden. Sie werden ohne Zusätze oder mit wasserlöslichen Medikamenten oder ätherischen Ölen angewendet. Der Dampf erreicht den Mund-Nasen-Rachenraum und den Kehlkopf. Häufig angewandt bei Erkältungen, Schnupfen und Nasennebenhöhlen-Erkrankungen.

Aerosolinhalator

Der Aerosolinhalator ist ein Inhaliergerät, das mit Druckluft betrieben wird. Mit Hilfe eines Kompressors wird Wasser in einem nachfüllbaren Behälter mit Luft aufgewirbelt und erzeugt so einen besonders feinen Inhalationsnebel (Aerosol), der bis in die unteren Atemwege vordringen kann. Die Inhalation kann mit unbeheiztem oder beheiztem Dampf erfolgen. Auch bei diesem Gerät ist es möglich, spezielle Medikamentenlösungen zu vernebeln, die in den integrierten Medikamentenbehälter eingefüllt werden. Wirkungsort sind der Mund-Nasen-Rachenraum, Kehlkopf, Luftröhre und Bronchien.

Anwendung finden Aerosol-Inhalatoren bei Asthma bronchiale, Bronchitis und Pneumonie. Sie befeuchten die Raumluft und damit die Einatemluft zur Befeuchtung der Atemwege.

Ultraschallvernebler

In diesen Geräten wird mit Hilfe elektrischer Energie steriles und destilliertes Wasser in Schwingungen umgesetzt. Die angeregten Schwingungen erzeugen einen sehr feinen Nebel mit kleinsten Tröpfchen, die in die tiefsten Bereiche der Lunge vordringen können. Die Wasserbehälter an den Geräten sind wegen der Gefahr des Eindringens von Keimen nicht nachfüllbar, sondern werden mit geschlossenen Einmalsystemen (Aquapack®) verwendet.

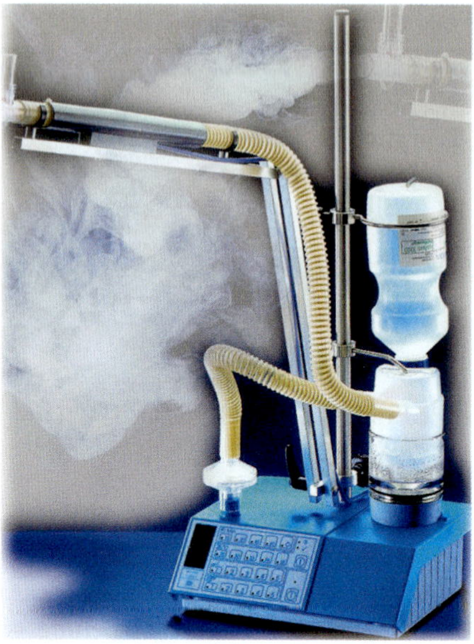

Abb. 17.3 Ultraschallvernebler [V101]

Angewandt beispielsweise bei tracheotomierten Personen zur Befeuchtung der Raumluft und damit der Einatemluft (➤ Abb. 17.3).

17

17.4 Atemübungen und Atemgymnastik

Um die Atmung und damit die Inhalation bestmöglich zu unterstützen, sind eine gute Körperhaltung, ausreichend Bewegung und frische Luft erforderlich. Durch Schmerzen und Krankheit kommt es oft zu Fehlatmung, die mit Atemübungen und Atemgymnastik verbessert werden kann. Um die Selbstreinigungsmechanismen der Atemwege zu aktivieren, sollte die Pflegekraft Techniken kennen, die helfen, die Lunge besser mit Sauerstoff zu versorgen. Sie kann so zu bewusstem Atmen anleiten und bei Atemübungen unterstützen. Um so viel frische Luft wie möglich einzuatmen, sollte das Zimmer vor Beginn der Übungen gut gelüftet werden.

ACHTUNG!

Wenn Schmerzen während der Übungen zu erwarten sind, kann mit dem/der behandelnden Arzt/Ärztin eine Schmerzmittelgabe besprochen werden, die dann nach dessen Anordnung vor den Übungen verabreicht werden kann.

Eine Störung der Atmung ist immer eine sehr belastende Situation. Die Pflegekraft braucht Einfühlungsvermögen und Verständnis für die Ängste des zu pflegenden Menschen. Durch Sach- und Fachkompetenz kann sie Ruhe und Sicherheit ausstrahlen. Die Zusammenarbeit aller an der Pflege Beteiligten ist von großem Vorteil.

Alle an der Versorgung eines zu pflegenden Menschen Beteiligten müssen zusammenarbeiten, um eine kontinuierliche Durchführung der Übungen zu gewährleisten. Einige Übungen werden nachfolgend beschrieben.

Tiefes Durchatmen

Zu den einfachsten Übungen gehört das regelmäßige tiefe Durchatmen, um die Lunge besser zu belüften. Der zu Pflegende wird über Ziel und Durchführung aufgeklärt und immer wieder dazu aufgefordert. Die Pflegekraft kann zur Unterstützung ihre Hände auf den Bauch oder die Brust des zu Pflegenden legen und dort einen leichten Druck ausüben. Dieser wird nun aufgefordert, die Hände „wegzuatmen". Durch den leichten Druck der Hände wird erlernt, die eigene Atmung besser wahrzunehmen und zu lenken. Diese Übung kann und sollte mehrmals am Tag wiederholt werden.

Dosierte Lippenbremse

Die betroffene Person wird angeleitet, mit geschlossenem Mund durch die Nase einzuatmen. Bei der Ausatmung liegen die Lippen leicht aufeinander und die Luft soll ohne Anstrengung entweichen. Die aufeinander gelegten Lippen erzeugen einen Widerstand in den Atemwegen. Der Druck in den Bronchien wird somit erhöht und tiefer gelegene Lungenabschnitte werden besser mit Sauerstoff versorgt. Die Übung soll langsam und ruhig erfolgen (➤ Abb. 17.4).

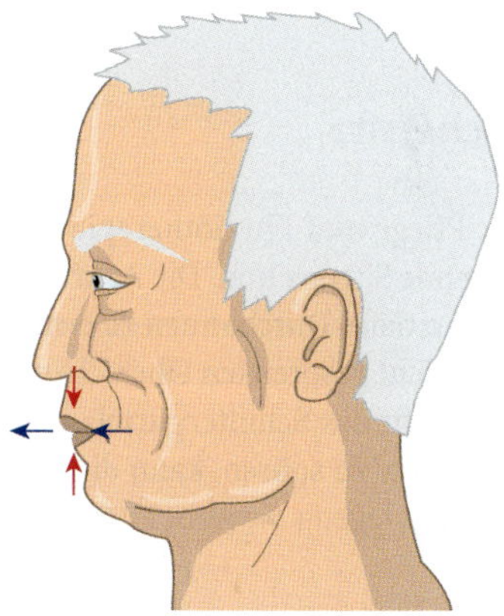

Abb. 17.4 Dosierte Lippenbremse: Durch die Ausatmung durch die leicht geschlossenen Lippen entsteht ein erhöhter Atemwegswiderstand, der einer Verengung der Atemwege vorbeugt [L138]

ACHTUNG!
Diese Atemtechnik wirkt im Notfall einer Atemnot entgegen.

17.5 Atemunterstützende Positionierungen

Längeres Liegen ohne Veränderung der Lage hat zur Folge, dass die unteren Abschnitte der Lunge schlechter belüftet werden. Dabei sammelt sich Sekret an, was nur schwer oder gar nicht abgehustet werden kann. Um dies zu vermeiden, müssen immobile, bettlägerige Personen von den Pflegekräften daher regelmäßig umgelagert werden. Mobile Personen sollen immer wieder aufgefordert werden, aufzustehen und sich zu bewegen. Um das gewährleisten zu können, sollten die Angehörigen mit angeleitet werden. Im Nachfolgenden werden einige Positionierungsarten vorgestellt.

Oberkörperhochpositionierung

In der sitzenden Position ist es leichter, tief durchzuatmen und Sekrete abzuhusten. Diese Art der Positionierung wird nur im Wechsel mit anderen Positionierungen vorgenommen, da sonst die unteren Lungenabschnitte auf Dauer schlechter belüftet werden und die Gefahr eines Dekubitus im Gesäß-Steiß-Bereich besteht. Zur zusätzlichen Erleichterung können die Arme mit Kissen unterstützt werden, um das Gewicht der Schultern vom Brustkorb zu nehmen (> Abb. 17.5).

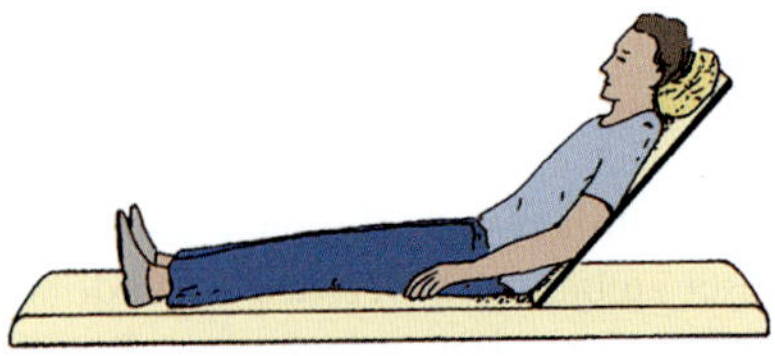

Abb. 17.5 Oberkörperhochpositionierung [A400]

Kutschersitz

In der Pflege und Physiotherapie beschreibt der Kutschersitz eine die Atemmuskulatur entlastende Sitzposition. Die Atemfläche wird durch Dehnung des Brustkorbes vergrößert, um so ein tiefes Durchatmen zu ermöglichen. In sitzender Position werden die Unterarme auf die leicht gespreizten Oberschenkel aufgestützt. Die aufgestützten Arme übernehmen das Gewicht des Schultergürtels und erleichtern das Ein- und Ausatmen. Um seine Atmung besser zu spüren, kann die Pflegekraft zusätzlich ihre Hände in die Flanken des zu Pflegenden legen (> Abb. 17.6).

ACHTUNG!
Diese Technik bringt besonders bei Atemnot große Erleichterung.

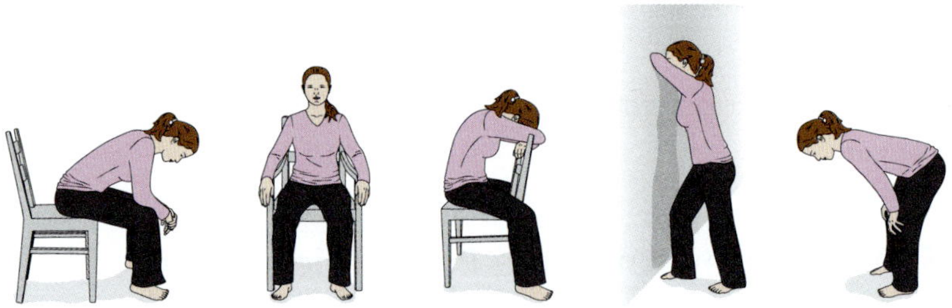

Abb. 17.6 Beispiele für atemerleichternde Körperhaltungen und Atemtechniken. Von links nach rechts: Kutschersitz, Paschasitz, Stuhlstütze, Wandstellung, Torwartstellung [L264]

VATI-Positionierungen

Die VATI-Positionierungen beschreiben Positionierungsmöglichkeiten, bei der dünne, schmale Kissen oder gerollte Handtücher so in das Bett gelegt werden, dass die Buchstaben V, A, T und I entstehen. Die Kissen werden zu „Schiffchen" geformt. Dazu werden die Knopfleisten der Kissen nach innen gestülpt. So werden einzelne Lungenabschnitte durch Hohllagerung gedehnt und dadurch besonders gut belüftet. Diese Positionierung kann im Liegen oder in Oberkörperhochpositionierung erfolgen.

Die VATI-Positionierungen werden nicht sehr lange als bequem empfunden, daher sollten sie nicht länger als 10–20 Minuten andauern. Sie können jedoch 2–3-mal am Tag wiederholt werden. Während der Positionierung soll der zu Pflegende regelmäßig nach seinem Wohlbefinden befragt werden, um eventuell die Position korrigieren zu können.

ACHTUNG!

Auf keinen Fall darf ein immobiler, bettlägeriger, hilfebedürftiger Mensch in dieser Position allein in der Wohnung zurückgelassen werden.

17.6 Exkurs: Lungenentzündung (Pneumonie)

Eine Pneumonie entsteht, wenn die Lunge ihre selbstreinigende Funktion nicht mehr erfüllen kann. Durch nicht ausreichende Belüftung der Lungenabschnitte wird das Sekret nur schwer oder gar nicht abgehustet, es entsteht ein Nährboden für Keime. Meist sind es Bakterien, die eine Entzündung des Lungengewebes hervorrufen. Ebenso können Viren oder Pilze zu einer Pneumonie führen.

Es gibt einige Faktoren die das Entstehen einer Pneumonie begünstigen:

- Längere Immobilität
- Schonhaltung/-atmung durch Schmerzen
- Vorerkrankung des Herzens und der Atemwege
- Aspiration bei Schluckstörungen
- Abgeschwächte Abwehrlage
- Höheres Lebensalter
- Übergewicht
- Rauchen

Symptome

- Erhöhte Körpertemperatur/Fieber
- Schüttelfrost
- Erhöhte Herzfrequenz/Herzrhythmusstörungen
- Schnelle flache Atmung
- Schmerzen, teils stechend bei der Einatmung
- Husten mit Auswurf
- Herabgesetztes Allgemeinbefinden

Therapeutische Maßnahmen

- Körperliche Schonung
- Ausreichende Flüssigkeitszufuhr
- Atemübungen, Inhalationen
- Frische Luft (Zimmer lüften)
- Regelmäßige Kontrolle der Vitalzeichen

Medikamentöse Therapie

- Antibiotika
- Schmerzmittel (Analgetika)
- Sekretlösende Medikamente (Sekretolytika)

Das wichtigste Therapieziel besteht in der Vermeidung einer Pneumonie. Die Maßnahmen zur Pneumonieprophylaxe sind für die Pflegenden wichtiger Bestandteil zum Erreichen dieses Ziels. Zusammengefasst unter der Abkürzung L. I. S. A. finden sich wichtige Maßnahmen zur Pneumonieprophylaxe (➤ Abb. 17.7).

L	Lungenbelüftung verbessern
I	Infektion verhindern
S	Sekret auflösen
A	Aspiration vermeiden

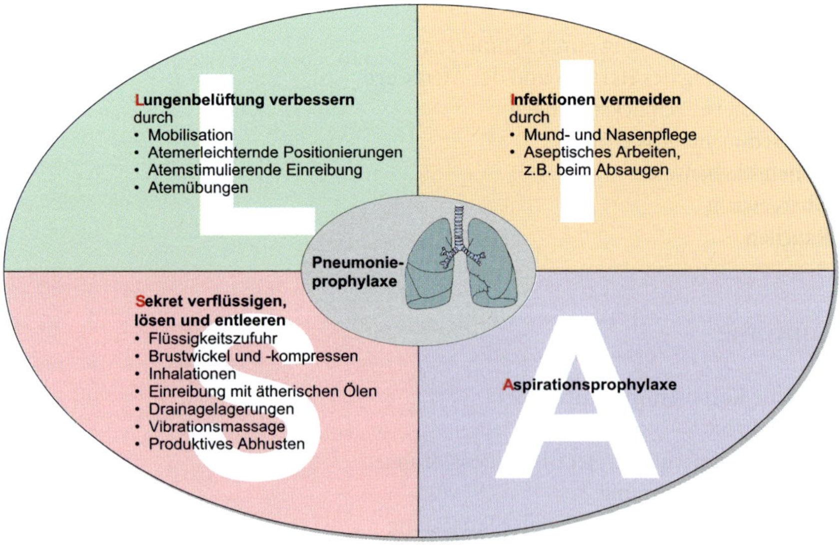

Abb. 17.7 „LISA" – Ziele und Maßnahmen zur Pneumonieprophylaxe im Überblick [A400]

VON DER AUTORIN VERWENDETE LITERATUR

[1] Al-Abtah, J.: I care Pflege. 2. überarbeitete Auflage. Stuttgart; New York: Georg Thieme Verlag 2020. ISBN 978-3-13-241832-5.

[2] Bierbach, E.: Naturheilpraxis Heute kompakt. 4. Auflage, auf der Grundlage von „Naturheilpraxis heute", 6. Auflage. München: Elsevier 2020. ISBN 978-3-437-57615-7.

[3] Menche, N.; Asmussen-Clausen, M.: Repetitorium Pflege heute. Passend zur 6. Auflage Pflege heute. 4. Aufl. München: Elsevier, Urban & Fischer 2015. ISBN 3-437-27843-6.

[4] Schmitz, F.; Schwarz, K.: I care Anatomie Physiologie. 2. aktualisierte Auflage, 3. korrigierter Nachdruck. Stuttgart; New York: Georg Thieme Verlag 2020. ISBN 978-3-13-241820-2.

[5] Schraut, V.; Trögner J.: PflegeHeute geriatrische Pflege. München: Elsevier 2020. ISBN 978-3-437-26701-7.

WEITERFÜHRENDE LITERATUR

Kurz, A.; Rey, J. (Hrsg.): Pflege konkret Innere Medizin. Elsevier/Urban & Fischer Verlag, 7. Auflage, München 2018.

Palesch, A. (Hrsg.): Leitfaden Häusliche Pflege, Elsevier/Urban & Fischer Verlag, 4. Auflage, München 2016.

17

KAPITEL

18 Notfall/Erste Hilfe

Janina Danz-Volmer

DEFINITION

Ein **Notfall** ist eine akute und potenziell lebensbedrohliche Situation. Die lebenswichtigen Funktionen des Körpers sind gestört oder ihre Störung ist zu erwarten.

Pflegekräfte können einer ganzen Reihe von Situationen begegnen, die als Notfall einzustufen sind. In der Pflege ist nicht jeder Notfall akut lebensbedrohlich, kann aber schnell dazu werden. Deshalb ist es wichtig, auf Notfallsituationen schnell zu reagieren.

18.1 Rechtliche Grundlagen

In unserem Gesetz ist verankert, dass jeder Mensch dazu verpflichtet ist, im Notfall Hilfe zu leisten. Dies steht im § 323c des Strafgesetzbuches (StGB):

„Unterlassene Hilfeleistung

Wer bei Unglücksfällen oder gemeiner Gefahr oder Not nicht Hilfe leistet, obwohl dies erforderlich und ihm den Umständen nach zuzumuten, insbesondere ohne erhebliche eigene Gefahr und ohne Verletzung anderer wichtiger Pflichten möglich ist, wird mit Freiheitsstrafe bis zu einem Jahr oder mit Geldstrafe bestraft."

Doch beinhaltet der Paragraph auch Einschränkungen der Pflicht zur Hilfe. Es muss den Helfenden *„den Umständen nach zuzumuten"* sein. Der Eigenschutz der Helfenden geht immer vor. Das bedeutet, dass man sich als Helfer/Helferin nicht selbst in Gefahr bringen muss, um einem anderen Menschen im Notfall zu helfen. Man muss also beispielsweise nicht zwingend auf einer viel befahrenen Autobahn anhalten, um zu helfen. Eine andere wichtige Pflicht ist die Aufsichtspflicht für minderjährige Kinder.

Trotzdem ist man verpflichtet, dafür zu sorgen, dass der Notruf abgesetzt und professionelle Hilfe angefordert wird. Auch besteht die Möglichkeit, einen anderen Menschen schrittweise dazu anzuleiten, Hilfe zu leisten, wenn man zwar das Wissen um die Maßnahmen hat, diese aber selbst nicht durchführen kann. Dieses Mindestmaß an Hilfe sollte immer geleistet werden, da wir gesetzlich verpflichtet sind und sich jeder für sich und seine Angehörigen wünscht, dass im Notfall jemand hilft.

18.2 Überblick über wichtige Maßnahmen der Ersten Hilfe

Eine der wichtigsten Regeln der Ersten Hilfe lautet: Wer auf dem Boden liegt, kann nicht mehr fallen. Um dies zu beherzigen, sollte ein Notfallpatient auf den Boden gebracht werden. So können weitere Verletzungen vermieden werden und der Helfer ist für eventuelle Bewusstlosigkeit oder einen Herz-Kreislauf-Stillstand vorbereitet. Eine weitere wichtige Regel ist, dass der Helfende immer auf seinen eigenen Schutz achten soll. Das bedeutet beispielsweise, Handschuhe zu tragen.

In Institutionen und Einrichtungen gibt es Standards für das Verhalten in einer Notfallsituation. Diese müssen den Mitarbeitenden bekannt sein und sind im Notfall zu befolgen.

Regeln der Ersten Hilfe:
- Wer auf dem Boden liegt, kann nicht mehr fallen.
- Eigenschutz geht vor.

Notruf

Die europaweite Notrufnummer ist die **112.** Folgende Inhalte sollte ein Notruf haben:

Notruf: 112
- **Was** ist passiert?
- **Wo** ist es passiert? (Adresse und Stadt, ggf. Etage, Wohnung, Zimmer-Nummer)
- **Wie viele** Menschen sind betroffen?
- **Welche** Art der Verletzung?
- **Warten** auf Rückfragen! – Falls in der Aufregung Angaben vergessen wurden, kann die Rettungsleitstelle so noch Informationen erfragen.

Es ist sinnvoll, eine helfende Person, die nicht direkt am betroffenen Menschen Hilfe leisten muss, zum Einweisen des Rettungsdienstes an eine zentrale Stelle zu schicken. So können die professionellen Rettungskräfte schneller vor Ort sein und müssen nicht etwa noch die richtige Wohnung suchen.

Bewusstseinskontrolle

Ein Mensch, der auf laute Ansprache und leichte Berührung keine Reaktion mehr zeigt und dessen Muskulatur keine Spannung mehr aufweist, ist bewusstlos.

In der Bewusstlosigkeit sind zwar Reaktionsfähigkeit und die Funktion der Muskulatur ausgeschaltet, das Herz-Kreislauf-System jedoch funktioniert noch. Das heißt, dass das Herz schlägt und die Atmung stattfindet. Dies wird anhand einer Atemkontrolle festgestellt.

Atemkontrolle

In Folge der Bewusstlosigkeit erschlafft auch die Zunge, die aus Muskelgewebe besteht. Sie rutscht nach hinten in den Rachen und verlegt die Atemwege. Es kann keine Atmung mehr stattfinden.

Bei der Atemkontrolle wird der Kopf des Bewusstlosen in Richtung Nacken überstreckt, sodass die Zunge durch ihre anatomischen Zusammenhänge die Atemwege frei gibt und Luft in die Lungen gelangen kann.

Das Überstrecken des Kopfes funktioniert, indem der/die Helfende mit der einen Hand an die Stirn und mit der anderen Hand an das Kinn des Bewusstlosen fasst und den Kopf vorsichtig in Richtung Nacken schiebt.

Nun wird festgestellt, ob die Atmung vorhanden ist. Dies geschieht, indem der/die Helfende das eigene Gesicht über das Gesicht der bewusstlosen Person hält (Kopf weiterhin überstreckt). Hierbei ist der Blick in Richtung des Brustkorbes gerichtet. Auf diese Weise kann gleich auf mehreren Wegen festgestellt werden, ob die Atmung vorhanden ist. Helfer können den Atemzug im Gesicht spüren, ihn mit dem Ohr hören und mit den Augen anhand der Bewegung des Brustkorbes sehen. Dies gibt Sicherheit, da so in Situationen, in denen eine der Möglichkeiten, die Atmung zu überprüfen, ausgeschaltet ist, noch die anderen Möglichkeiten (sehen, hören oder fühlen) bestehen.

Diese Position sollte der/die Helfende einige Sekunden beibehalten. Da ein Mensch etwa 12- bis 14-mal in der Minute atmet, wird so sichergestellt, dass kein Atemzug verpasst wurde. Auch eine veränderte, unnormale Atmung kann auf diese Weise festgestellt werden. Im Falle einer veränderten Atmung muss davon ausgegangen werden, dass diese den Körper unzureichend mit Sauerstoff versorgt bzw. zeitnah ganz aussetzen kann.

Seitenlage

Ist eine Atmung festzustellen, wird die bewusstlose Person in die Seitenlage gebracht. Da unsere Zunge und unser Magen aus Muskulatur bestehen, erschlaffen auch diese in der Bewusstlosigkeit. Der Mageneingang ist nicht mehr verschlossen und Mageninhalt kann in Richtung des Mundes und damit auch in die Luftröhre und von dort aus in die Lunge fließen.

Der bewusstlose Mensch wird also so in eine seitliche Position gebracht, dass der Magen über dem Niveau des Mundes liegt. Es soll eine Art Rutsche geschaffen werden, auf der der Mageninhalt in Richtung des Mundes abfließen kann, ohne in die Lunge zu gelangen.

Wichtig ist außerdem, auch bei einem Menschen, der in die Seitenlage gebracht wurde, den Kopf zu überstrecken, um die Zunge so zu positionieren, dass Atmung möglich ist. Der Mund wird leicht geöffnet, damit Mageninhalt einfach aus dem Mund herausfließen kann.

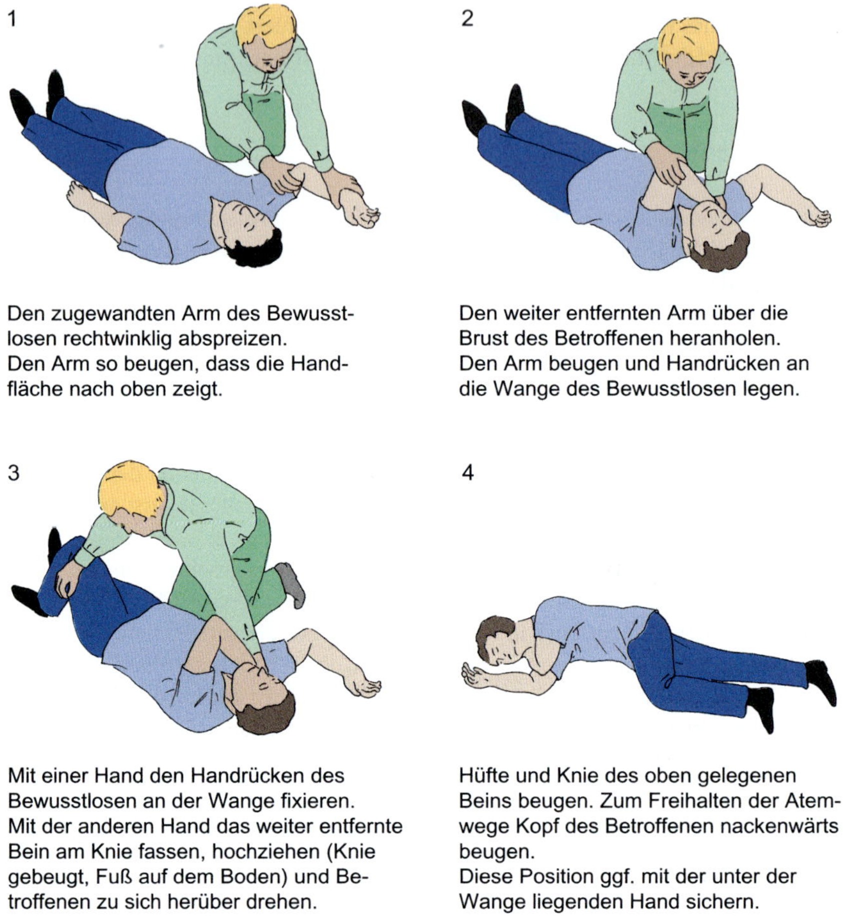

Abb. 18.1 Seitenlage bei Bewusstlosigkeit [L190]

Nun bleibt der/die Helfende bei dem bewusstlosen Menschen, spendet durch Körperkontakt (z. B. die Hand halten) Sicherheit und kontrolliert auch beim in die Seitenlage gebrachten Menschen regelmäßig die Atemtätigkeit. Der Kopf bleibt weiterhin überstreckt. Der Notruf wird abgesetzt. Setzt die Atmung aus, muss der bewusstlose Mensch in Rückenlage gebracht und die Herz-Lungen-Wiederbelebung begonnen werden.

In ➤ Abb. 18.1 wird der korrekte Ablauf gezeigt. Im Notfall zählt jedoch nur das Ergebnis!

Herz-Lungen-Wiederbelebung

Wird bei der Atemkontrolle keine Atemtätigkeit oder eine veränderte, nicht normale Atemtätigkeit (z. B. Schnappatmung) festgestellt, so muss der/die Helfende **schnellstmöglich** mit der Herzkompression bzw. Herz-Lungen-Wiederbelebung beginnen, um die Chancen des Notfallpatienten zu erhöhen. Bevor er/sie dies tut, sollten jedoch einige Dinge erledigt werden. **Der Notruf muss spätestens jetzt abgesetzt werden.** Außerdem ist es wichtig, dass die betroffene Person auf einem harten Untergrund liegt, der/die Helfende Platz zum Arbeiten hat und der Brustkorb **komplett frei von Kleidung** ist. Das bedeutet, dass Kleidungsstücke ggf. aufgeschnitten werden müssen, ein einfaches Hochschieben reicht nicht aus.

Die helfende Person positioniert sich etwa in Höhe der Schultern des betroffenen Menschen, um Herzkompression und Atemspende aus ein und derselben Position heraus durchführen zu können. Es ist wichtig, möglichst früh nach Aussetzen der Atmung mit der Herz-Lungen-Wiederbelebung zu beginnen, da das Gehirn schon nach 2 Minuten ohne Sauerstoff Schäden davonträgt.

Dann wird mit 30 Herzkompressionen begonnen. Hierfür legt der/die Helfende seine/ihre Hände so übereinander, dass mit dem Handballen der unteren Hand gezielt Druck auf einen bestimmten Punkt ausgeübt werden kann. Die Herzdruckmassage soll mittig im unteren Drittel des Brustkorbes auf dem Brustbein angesetzt werden. Die helfende Person beugt ihren Oberkörper über die liegende Person und nutzt das Eigengewicht ihres Körpers aus, um Druck zu erzeugen. Die Arme sind hierbei dauerhaft gestreckt. Die Bewegung der Herzkompression geschieht nur aus den Hüften heraus. Die Kompressionen sollten mit einer Häufigkeit von 100- bis 120-mal pro Minute und einer Drucktiefe von etwa 5 cm erfolgen, das entspricht etwa ⅓ der Tiefe des Brustkorbs.

Nach den 30 Herzkompressionen folgen zwei Beatmungen. Zur Beatmung muss der Kopf der betroffenen Person überstreckt werden, um die Atemwege frei zu machen. Die helfende Person legt nun ihren Mund über Mund oder Nase des/der Betroffenen. Die jeweils andere Öffnung, also Mund oder Nase, müssen mit der Hand verschlossen werden. Dies dient dazu, dass die Luft, die durch die Beatmung zugeführt wird, nicht sofort wieder entweicht ohne in die Lunge gelangt zu sein. Zur Beatmung genügt es, ganz normal auszuatmen, da unsere Ausatemluft noch ausreichend Sauerstoff enthält. Die Beatmung sollte etwa 1 Sekunde dauern und den Brustkorb sichtbar heben. Ist diese Hebung nicht ersichtlich, so muss dennoch nahtlos mit Herzkompressionen fortgefahren werden. Ziel ist eine möglichst kurze Zeitspanne ohne Kompression während der Beatmung.

Bei der Herz-Lungen-Wiederbelebung von Säuglingen und kleinen Kindern gibt es ein paar Unterschiede im Vorgehen im Vergleich zu Erwachsenen. Diese sind in ➤ Abb. 18.2 auf der rechten Seite dargestellt. Unterschiede finden sich beispielsweise hinsichtlich der Atemspenden zu Beginn der Herz-Lungen-Wiederbelebung oder der Druckausübung auf den Brustkorb mit den Fingern.

An die 2 Beatmungen schließen sich wieder 30 Herzkompressionen an, dann wieder 2 Beatmungen und so weiter. Um den größtmöglichen Nutzen für den Patienten bzw. die Patientin zu erreichen, sollte die helfende Person nach 2 Minuten abgelöst werden. Beendet werden darf eine Herz-Lungen-Wiederbelebung nur, wenn

- der Rettungsdienst übernimmt,
- der Helfer Gefahr läuft, selbst bewusstlos zu werden (dann ablösen lassen) oder
- die betroffene Person wieder selbstständig in einem normalen Rhythmus atmet.

In allen anderen Fällen sollte die Herz-Lungen-Wiederbelebung nicht unterbrochen werden.

Herz-Lungen-Wiederbelebung: 30 Herzkompressionen, 2 Beatmungen, 30 Herzkompressionen, 2 Beatmungen und so weiter

Die jeweils aktuellen Leitlinien zur Reanimation des Deutschen Rates für Wiederbelebung – German Resuscitation Council – können unter www.grc-org.de eingesehen werden.

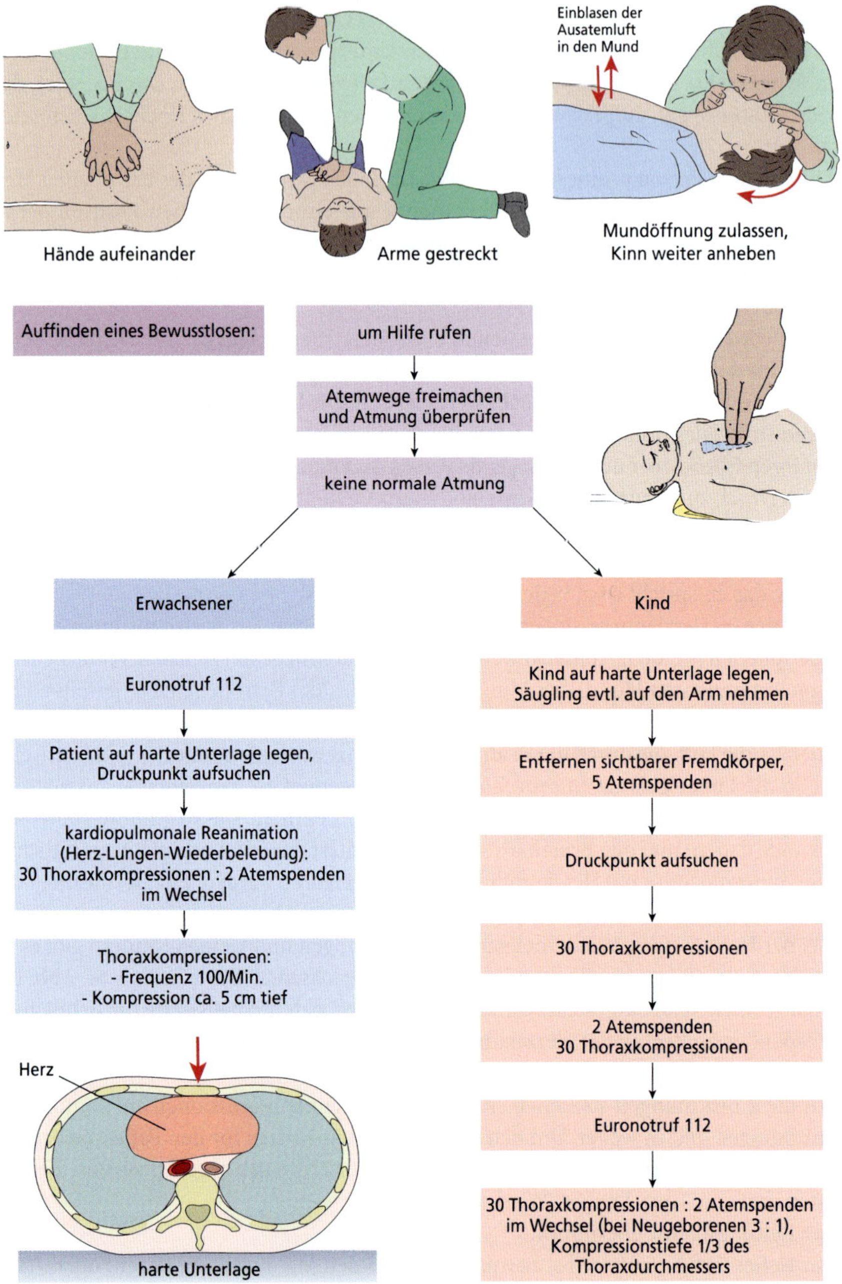

Abb. 18.2 Herz-Lungen-Wiederbelebung [L190]

Die derzeit gültige Fassung stammt aus dem Jahr 2021 und wird regelmäßig aktualisiert. Hier können auch Vorgehensweisen in speziellen Situationen nachgelesen werden.

Die aktuelle Empfehlung sieht vor, dass **mindestens** die Herzdruckmassage durchgeführt werden muss.

18.3 Notfälle in der Pflege

Im Folgenden werden einige häufige Notfälle im Pflegealltag beschrieben. Es werden die Notfälle, einige typische Symptome, die einzuleitenden Maßnahmen und weitere Gefahren genannt. Es zeigt sich, dass bei vielen Notfällen ähnliche Maßnahmen erforderlich sind.

Es müssen immer die individuelle Situation eingeschätzt und adäquate Maßnahmen ergriffen bzw. eingeleitet werden.

Die aufgeführten Punkte sind als Hinweise und Hilfe zu verstehen und erheben keinen Anspruch auf Vollständigkeit.

Herzinfarkt/Angina Pectoris

Ein Herzinfarkt ist der Verschluss eines Herzkranzgefäßes. Dadurch kann das nachfolgende Gewebe nicht mehr mit Sauerstoff versorgt werden und stirbt ab.

Bei einem Angina Pectoris-Anfall besteht eine akute Verengung eines Herzkranzgefäßes, in dessen Folge das nachfolgende Gewebe nicht ausreichend mit Sauerstoff versorgt wird. Herzinfarkt und Angina Pectoris verursachen die gleichen Beschwerden (➤ Kap. 5.3.2).

Symptome

- Schmerzen, z. B. an folgenden Stellen:
  - Kiefer
  - Schulter
  - Arm
  - Brustkorb
  - Rücken
- Engegefühl in der Brust
- Luftnot
- (Todes-)Angst, Panik

ACHTUNG!
Bei Frauen und Männern unterscheiden sich die Symptome manchmal voneinander.

- *Männer:* typische Symptome mit plötzlichen, heftigen Schmerzen hinter dem Brustbein, die ausstrahlen (Arme, Bauch, Schulter, Unterkiefer, zwischen die Schulterblätter)
- *Frauen:* eher untypische Beschwerden, die schnell mit einer anderen Erkrankung verwechselt werden können (Schmerzen im Oberbauch, Schweißausbrüche, extreme Kurzatmigkeit)

Maßnahmen

- Notruf
- Oberkörper hochlagern/Sitzen
- Überwachung des Bewusstseins und der Atmung
- Beengende Kleidung öffnen

- Ggf. Fenster öffnen und Sauerstoff hereinlassen
- Beruhigen, Beistand leisten

Gefahren
- Schock
- Bewusstlosigkeit
- Herz-Kreislauf-Stillstand

Schlaganfall

Wenn ein Blutgefäß im Gehirn reißt oder sich, wie beim Herzinfarkt, verschließt, kommt es zu einem Schlaganfall. In beiden Fällen werden die hinter dem Ereignis liegenden Gehirnareale nicht mehr mit ausreichend Sauerstoff versorgt (➤ Kap. 5.3.5).

Symptome
- Herabhängendes Augenlid, herabhängender Mundwinkel, evtl. mit Speichelfluss
- Gefühlsstörungen oder Lähmung einer Körperhälfte mit Fallneigung zu dieser Seite
- Sprachstörungen
- Störungen des Sprachverständnisses
- Schluckstörungen
- Harn- und Stuhlinkontinenz
- Luftnot, Angst, Panik
- Desorientiertheit, Verwirrtheit

Maßnahmen
- Notruf
- Oberkörper hochlagern/Sitzen
- Überwachung des Bewusstseins und der Atmung
- Beengende Kleidung öffnen
- Ggf. Fenster öffnen und Sauerstoff hereinlassen
- Beruhigen, Beistand leisten

Gefahren
- Bewusstlosigkeit
- Herz-Kreislauf-Stillstand

Thrombose

Eine Thrombose ist der komplette oder teilweise Verschluss eines Blutgefäßes (➤ Kap. 6.2).

Symptome
- Schmerzen im betroffenen Körperteil
- Rötung und Schwellung des Körperteils, marmorierte Hautfarbe (venöse Thrombose → Abfluss ist gestört)
- Blässe und Kälte des Körperteils (arterielle Thrombose → Zufluss ist gestört)

Maßnahmen

- Notruf
- Betroffene Person möglichst wenig bewegen
- Betroffenes Körperteil hochlagern (venöse Thrombose)
- Betroffenes Körperteil tieflagern (arterielle Thrombose)
- Überwachung des Bewusstseins und der Atmung
- Beruhigen, Beistand leisten

Gefahren

- Embolie
- Herz-Kreislauf-Stillstand

Lungenembolie

Bei einer Lungenembolie hat sich im venösen Gefäßsystem ein Thrombus gelöst und in den Gefäßen der Lunge festgesetzt (➤ Kap. 6.2).

Symptome

- Keine bis extreme Luftnot bei beschleunigter Atmung
- Husten, evtl. Blut im Auswurf
- Tachykardie und Hypotonie
- Herzrhythmusstörungen
- Blässe der Haut, insbesondere der Schleimhäute
- Schmerzen im Brustkorb, vorzugsweise bei der Einatmung
- Angst, Panik

Maßnahmen

- Notruf
- Oberkörper hochlagern/Sitzen
- Überwachung des Bewusstseins und der Atmung
- Beengende Kleidung öffnen
- Ggf. Fenster öffnen und Sauerstoff hereinlassen
- Beruhigen, Beistand leisten

Gefahren

- Schock
- Herz-Kreislauf-Stillstand

Hypertensive Krise

Eine hypertensive Krise ist eine Blutdruckentgleisung mit hohen Blutdruckwerten. Sie kann völlig symptomlos verlaufen, aber auch extreme Beschwerden hervorrufen (➤ Kap. 5.2.1).

Symptome
- **Extrem hohe RR-Werte** (230/120 mmHg und höher)
- Keine Symptome
- Roter Kopf
- Nasenbluten
- Schwindel
- Kopfschmerzen
- Unruhe, Angst

Maßnahmen
- Notruf
- Überwachung des Bewusstseins und der Atmung
- Ruhe bewahren, Beistand leisten
- Betroffene Person möglichst wenig bewegen

Gefahren
- Herzinfarkt
- Schlaganfall
- Embolie
- Herz-Kreislauf-Stillstand

Herzrhythmusstörungen

Unregelmäßigkeiten des Herzschlages sind Herzrhythmusstörungen. Sie können neu auftreten oder eine Veränderung der „üblichen" Herzrhythmusstörungen eines Menschen darstellen (➤ Kap. 5.3.4).

Symptome
- Unregelmäßiger, vom „normalen" abweichender Herzschlag
- Gefühl des Herzstolperns
- Unwohlsein, Unruhe
- Luftnot
- Schmerzen
- Angst

Maßnahmen
- Notruf
- Oberkörper hochlagern/Sitzen
- Überwachung des Bewusstseins und der Atmung
- Beengende Kleidung öffnen
- Ggf. Fenster öffnen und Sauerstoff hereinlassen
- Beruhigen, Beistand leisten

Gefahren
- Embolie
- Schock

- Bewusstlosigkeit
- Herz-Kreislauf-Stillstand

Atemnot

Auch Luftnot oder Dyspnoe genannt. Erschwerte und unangenehme Atmung. Das subjektive Gefühl, durch die Atemtätigkeit nicht genug Sauerstoff zu bekommen.

Symptome
- Luftnot, nach Luft schnappen
- Unwohlsein, Unruhe
- Schmerzen
- Angst

Maßnahmen
- Notruf
- Oberkörper hochlagern/Sitzen
- Kutschersitz
- Überwachung des Bewusstseins und der Atmung
- Beengende Kleidung öffnen
- Ggf. Fenster öffnen und Sauerstoff hereinlassen
- Beruhigen, Beistand leisten

Gefahren
- Schock
- Bewusstlosigkeit
- Herz-Kreislauf-Stillstand

Aspiration

Das Einatmen flüssiger oder fester Stoffe wird Aspiration genannt. Die Stoffe können Lebensmittel oder jegliche andere Stoffe und Gegenstände sein, die fälschlicherweise in die Lunge gelangen. Aspiration wird umgangssprachlich auch Verschlucken genannt.

Symptome
- Luftnot
- Husten
- Pfeifendes Atemgeräusch
- Angst, Panik

Maßnahmen
- Versuchen, den verschluckten Gegenstand oder Stoff zu entfernen:
  - Patienten/Patientin in eine Kopftieflage bringen
  - Fünfmal mit der flachen Hand kräftig zwischen die Schulterblätter schlagen
  - Fünfmal Heimlich-Handgriff (➤ Abb. 18.3)

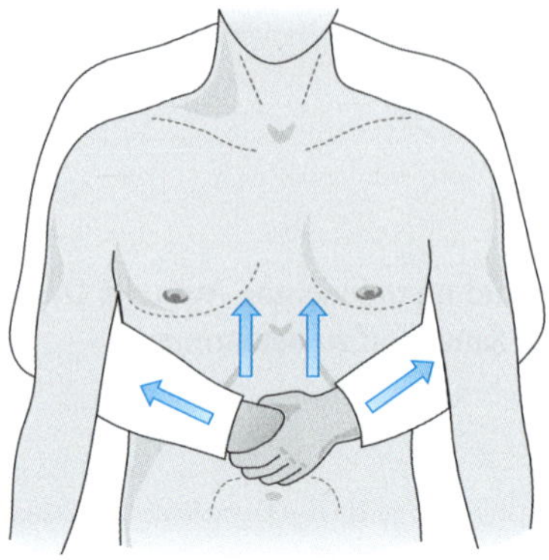

Abb. 18.3 Heimlich-Handgriff [L157]

Wenn das nicht hilft:
- Notruf
- Oberkörper hochlagern/Sitzen
- Kutschersitz
- Überwachung des Bewusstseins und der Atmung
- Beengende Kleidung öffnen
- Ggf. Fenster öffnen und Sauerstoff hereinlassen
- Beruhigen, Beistand leisten

Gefahren
- Bewusstlosigkeit
- Herz-Kreislauf-Stillstand
- Als spätere Folge: Lungenentzündung

Krampfanfall

Ein Krampfanfall ist eine Art Gewitter im Gehirn, bei dem der ganze Körper in Mitleidenschaft gezogen wird. Im Vorfeld eines Krampfanfalls kann es sein, dass die betroffene Person verschiedene ungewöhnliche Sinneswahrnehmungen hat. In diesem Fall kann man schon frühzeitig präventive Maßnahmen ergreifen.

Symptome
- Versteifung des Körpers
- Zuckende und überschießende Bewegungen
- Schaum vor dem Mund, evtl. rosafarben (blutig)
- Nicht ansprechbar

Maßnahmen
- Notruf
- Dauer des Krampfanfalls notieren
- Gegenstände, an denen sich der Krampfende verletzen könnte, wegräumen
- Auskrampfen lassen!

Danach:
- Seitenlage
- Überwachung des Bewusstseins und der Atmung

Gefahren
- Bewusstlosigkeit
- Herz-Kreislauf-Stillstand

Knochenbruch

Bei einem Sturz können besonders bei älteren Menschen häufig Knochenbrüche (Frakturen) entstehen. Dies hängt mit der veränderten Zusammensetzung der Knochensubstanz zusammen.

Symptome
- Veränderte, unphysiologische Stellung eines Körperteils
- Schmerzen
- Ausbeulungen der Haut aufgrund der Knochen darunter
- Sichtbare Knochen, welche die Haut durchstoßen haben
- Blutung/Hämatom

Maßnahmen
- Notruf
- Betroffenes Körperteil nicht bewegen
- Betroffene Person allenfalls vorsichtig in bequeme Position bringen
- Überwachung des Bewusstseins und der Atmung
- Beruhigen, Beistand leisten

Gefahren
- Schock
- Hoher Blutverlust
- Embolie

Blutung

Durch Stürze oder Verletzungen können starke Blutungen entstehen. Besonders bei Personen, die Antikoagulanzien (z. B. Marcumar®) einnehmen, kann es zu sehr starken und nur schwer zu stillenden Blutungen kommen. Auch innere Blutungen sind möglich und können oftmals durch eine sorgfältige Krankenbeobachtung erkannt werden.

Symptome
- Starke Blutung, großer Blutverlust
- Blässe
- Schwäche
- Ggf. Kopfschmerzen, Übelkeit
- Sich schnell ausdehnendes Hämatom
- Zunehmende Bewusstseinseintrübung

Maßnahmen
- Blutungsquelle ausfindig machen
- Sauberes Tuch aufpressen
- Ggf. Druckverband anlegen
- Notruf
- Überwachung des Bewusstseins und der Atmung
- Beruhigen, Beistand leisten

Gefahren
- Schock
- Bewusstlosigkeit
- Herz-Kreislauf-Stillstand

Schock

Ein Schock ist lebensbedrohlich. Der Körper zentralisiert, das heißt, er versorgt hauptsächlich die lebensnotwendigen Organe (Gehirn, Herz, Lungen) mit Sauerstoff. In den weiter entfernten Körperregionen wird die Durchblutung auf ein Minimum reduziert.

Gründe für einen Schock können ein großer Blut- oder Flüssigkeitsverlust (Durchfall, Exsikkose) oder eine Vergiftung bzw. eine allergische Reaktion sein. Aber auch Herzerkrankungen und eine ganze Reihe weiterer Ursachen können einen Schock auslösen. In der Medizin werden die verschiedenen Formen des Schocks anhand ihrer Ursache unterschieden. Aufgrund der Vielzahl an möglichen Ursachen, sind im Folgenden allgemeine Symptome eines Schocks aufgeführt.

Symptome
- Blasse Haut
- Kalter, klebriger Schweiß
- Frieren, Zittern
- Getrübtes Bewusstsein
- Tachykardie, Hypotonie
- Flache, beschleunigte Atmung

Maßnahmen
- Körperwärme erhalten, betroffene Person vor Unterkühlung schützen:
  - Rettungsdecke
  - Wolldecke etc.
- Schocklage:
  - Betroffene Person flach hinlegen
  - Beine hochlagern (Kniehöhe)
  - Ausnahme: Ursache ist eine Herzerkrankung oder Verletzung des Gehirns, dann sitzend lagern
- Überwachung des Bewusstseins und der Atmung
- Beruhigen, Beistand leisten

Gefahren
- Bewusstlosigkeit
- Herz-Kreislauf-Stillstand

Hypoglykämischer Schock

Der *hypo*glykämische Schock, auch diabetischer Schock genannt, ist eine Sonderform des Schocks. Ursache ist ein zu niedriger Blutzuckerspiegel (**BZ < 40 mg/dl**). Dieser kann durch eine zu hohe Zufuhr von Insulin oder eine zu geringe Zufuhr von Kohlenhydraten entstehen (➢ Kap. 7.3).

Symptome
- Heißhunger
- Übelkeit, Erbrechen
- Unruhe, Nervosität
- Konzentrationsschwäche, Reizbarkeit, Depression
- Sprachstörungen
- Koordinationsstörungen
- Schwitzen, Kopfschmerzen
- Tachykardie, Hypertonie
- Tremor, Krampfanfälle, Lähmungen

Maßnahmen
- **Wachen Personen** zuckerhaltige Lebensmittel zuführen, z. B. Traubenzuckerplättchen
- BZ-Kontrollen
- Notruf
- Überwachung des Bewusstseins und der Atmung

Gefahren
- Bewusstlosigkeit
- Herz-Kreislauf-Stillstand
- Gehirnschäden

Diabetisches Koma

Das diabetisches Koma, auch *hyper*glykämisches Koma genannt, entsteht durch Entgleisungen des Blutzuckerwertes mit enorm hohen Werten (**BZ > 400 mg/dl**). Ursache können eine fehlende oder eine zu niedrige Insulinzufuhr oder ein erhöhter Insulinbedarf sein (➢ Kap. 7.3).

Symptome
- Azetongeruch
- Kussmaul-Atmung (langsame und vertiefte Atmung)
- Durst, vermehrtes Trinken
- Vermehrte Urinausscheidung
- Müdigkeit
- Schwindendes Bewusstsein bis hin zur Bewusstlosigkeit
- Übelkeit, Erbrechen, Bauchschmerzen

Maßnahmen
- Notruf
- Atemkontrolle
- Seitenlage
- Überwachung des Bewusstseins und der Atmung

Gefahren

- Herzrhythmusstörungen durch Elektrolytentgleisungen
- Nierenversagen
- Herz-Kreislauf-Stillstand
- Spätschäden des Diabetes mellitus

Vergiftung

Eine Vergiftung kann unterschiedliche Ursachen haben. Verdorbene Lebensmittel, die Aufnahme giftiger Substanzen (Putzmittel etc.) oder eine Überdosierung von Medikamenten können Vergiftungen auslösen. Eine Vergiftung kann versehentlich geschehen oder mit Absicht herbeigeführt werden. Auch können Substanzen auf unterschiedlichen Wegen in den Organismus gelangen. Dies sind die Aufnahme über die Atemwege, die Haut, den Magen-Darm-Trakt oder auch direkt in den Blutkreislauf (z. B. Injektion, Tierbiss).

Symptome

- Übelkeit, Erbrechen
- Magen-Darm-Krämpfe
- Kopfschmerzen
- Evtl. Luftnot
- Zunehmende Bewusstseinseintrübung

Maßnahmen

- Bewusstseins- und Atemkontrolle
- Notruf (Zeitpunkt und Ursache der Vergiftung nennen, wenn bekannt)
- **Nicht** zum Erbrechen bringen (giftige Substanz kann durch Aspiration in die Lunge gelangen, Mund und Speiseröhre werden durch Erbrechen mehrmals geschädigt)
- Ggf. kleine Schlucke Wasser anbieten (Verdünnungseffekt)
- Herumliegende Tablettenschachteln, Behältnisse mit Putzmittel etc. zusammenstellen und dem Rettungsdienst mitgeben (wenn diese die Ursache sein könnten)

Gefahren

- Bewusstlosigkeit
- Herz-Kreislauf-Stillstand

Bewusstseinsstörungen

Bewusstseinsstörungen können sich beispielsweise aufgrund einer Exsikkose entwickeln. Aber auch Entgleisungen des Blutzuckerwertes sind eine mögliche Ursache. Plötzlich und unerwartet auftretende Bewusstseinsveränderungen müssen immer ärztlich abgeklärt werden.

Symptome

- Veränderte Stimmungslage, Reizbarkeit
- Verwirrtheit, Desorientiertheit

- Bewusstseinseintrübungen

Maßnahmen
- In akuten Fällen: Notruf
- In jedem Fall: Abklärung durch den Arzt
- Betroffene Person beruhigen, nicht auf Aggressionen eingehen

Gefahren
- Unerkannte und unbehandelte Ursachen können zu Schäden führen, deren Auswirkungen nicht abzuschätzen sind

Angst

Angst kann ganz individuelle Ursachen haben. Und genau so muss auch mit ihr umgegangen werden. Außerdem muss die Angst eines Menschen immer ernst genommen werden.

Symptome
- Unruhe, Nervosität
- Apathie
- Weit aufgerissene Augen
- Schreckhaftigkeit
- Defensives Verhalten, Vorsicht, Misstrauen
- Überreaktionen, Reizbarkeit
- Gebeugte Körperhaltung

Maßnahmen
- Beruhigendes und vertrauensvolles Gespräch
- Ruhe ausstrahlen
- Psychotherapeutische Hilfe anbieten, ggf. Telefonseelsorge als Sofortmaßnahme
- Im Notfall: Notruf

Gefahren
- Unbedachte Verhaltensweisen, die die betroffene Person und/oder ihr Umfeld in Gefahr bringen
- Soziale Isolation

Depression

Eine Depression kann unterschiedliche Ursachen haben. In jedem Fall muss die depressive Stimmung eines Menschen ernst genommen werden.

Symptome
- Rückzug, Isolation
- Trauer, weinen
- Aggression, Reizbarkeit

- Sich Gedanken um die immer gleichen Themen machen
- Veränderter Tag-Wach-Rhythmus mit erhöhtem Schlafbedürfnis
- Müdigkeit, Pessimismus
- Antriebslosigkeit
- Gewichtsabnahme, geringe Nahrungszufuhr

Maßnahmen

- Beruhigendes und vertrauensvolles Gespräch
- Ruhe ausstrahlen
- Psychotherapeutische Hilfe anbieten, ggf. Telefonseelsorge als Sofortmaßnahme
- Im Notfall: Notruf

Gefahren

- Selbstmordgefahr bei **steigendem** Antrieb und Besserung der Symptome!
- Vernachlässigung von Schutzbefohlenen

VON DER AUTORIN VERWENDETE LITERATUR

[1] Bundesministerium der Justiz: Strafgesetzbuch (StGB), www.gesetze-im-internet.de/stgb (letzter Zugriff 16.01.2023).

[2] German Rescusitation Council. Deutscher Rat für Wiederbelebung (Hrsg.): Reanimation 2021. Leitlinien kompakt. Überarbeitete Version 2022, Deutscher Rat für Wiederbelebung – German Resuscitation Council e.V. (GRC) Geschäftsstelle, c/o Universitätsklinikum Ulm, Sektion Notfallmedizin.

[3] Herold, G. (Hrsg.): Innere Medizin 2022 Eine vorlesungsorientierte Darstellung Gerd Herold, Köln 2022.

Register